MDCTの基本
パワーテキスト

CTの基礎から
デュアルソース・320列CTまで

監訳　**陣崎 雅弘**　慶應義塾大学医学部放射線診断科 准教授
訳　　**百島 祐貴**　慶應義塾大学医学部放射線診断科 講師

MDCT Physics
The Basics
Technology, Image Quality and Radiation Dose

Mahadevappa Mahesh, MS, PhD, FAAPM
Associate Professor and Chief Physicist
The Russell H. Morgan Department of Radiology and Radiological Science
Johns Hopkins University School of Medicine
Baltimore, MD

メディカル・サイエンス・インターナショナル

本書を私の最愛の妻 Vasantha と，可愛い子供たち Ajay と
Smitha に捧げる！

Authorized translation of the original English edition,
"MDCT Physics：The Basics：Technology, Image Quality and Radiation dose",
First Edition
by Mahadevappa Mahesh

Copyright © 2009 by Lippincott Williams & Wilkins, a Wolters Kluwer business
All rights reserved.

This translation is published by arrangement with Lippincott
Williams & Wilkins, Inc., 530 Walnut Street, Philadelphia, PA 19106 U. S. A.

Lippincott Williams & Wilkins/Wolters Kluwer Health did not participate in
the translation of this title.

© First Japanese Edition 2010 by Medical Sciences International, Ltd., Tokyo

Printed and Bound in Japan

訳者序文

　1970年代に臨床の場に華々しく登場して脚光を浴びたCTであるが，1980年代後半，MRIの登場により主役の座を奪われたかにみえた．本書の中で著者も述べているように"CTは死んだ（CT is dead）"とまで囁かれたのである．当時を振り返ってみると，いろいろな種類の画像を撮像でき，それも縦横斜め自在な断面を映し出すMRIの前に，通り一遍の画像しか撮像できないCTは確かに精彩を欠いていた．しかし，数年を経ずしてヘリカルCT，そしてMDCTが登場して事情は一変した．MDCTに備わる優れた空間分解能，時間分解能から得られる情報は，MRIに比肩し，これを凌駕するものであった．
　しかしそれと同時に，従来以上にCTの構造，撮像原理に対する理解が必要とされるようになった．それまでのCTでは，設定可能な条件は，せいぜい管電圧，管電流，スライス幅程度で，逆に言えばそれさえ決めれば他には何も考えなくても診断に供する画像を撮像できた．しかしMDCTでは，このほかに非常に多くの撮像条件，撮像プロトコルを吟味，選択する必要がある．それを誤るとまったく役に立たない画像が撮れてしまうばかりか，時にはX線被曝事故にもつながりかねず，事は重大である．
　その一方で，このようなMDCTに関する基礎知識を学ぶことができる教科書が，国内外ともに意外に少ない．画像診断書の冒頭にある形ばかりの解説では物足りず，かといって数式で埋め尽くされた専門技術者・研究者向けの工学書は荷が重い．本書は，このような実践的な教科書を求める臨床医，画像診断医，放射線技師などに最適な，MDCTの基礎解説書である．
　基礎といっても，あくまで実際にMDCTを使って，そこから最適な臨床情報を引き出すために必要な，すなわちMDCTを上手に使いこなすために必要とされる知識が，わかりやすく説明されている．特にMDCTの活躍の場である心臓CTについての説明は詳しい．デュアルソースCT，320列MDCTなど，ここ2～3年のうちに登場した最新の技術についても解説が加えられている．また，全章を通じて放射線被曝への配慮が前面に押しだされていることも，第一線の現場でMDCTに携わる読者には嬉しいことである．また8章は，主要CTメーカー4社の技術者による，被曝低減のためのハードウェア，ソフトウェアの詳解で，共通する技術，各社固有の技術を一望の下に把握できる点で非常に興味深い．できれば，ヘルカル画像再構成法，コーンビーム画像再構成法についての各社の対応がわかる記述があればと思われるが，今後の改訂に期待したい．
　本書邦訳の打診を受けた際，本書のこのような特色を知って，日本の読者にも必ずや有用と考えて翻訳を引き受けたが，日本の現状とは異なる点，本書出版後の最新のデータについては，できる限り訳注を加えた．また，8章の各メーカーの被曝低減技術については，対比表を付記し，読者の便宜をはかった．最後になったが，企画から最終校正まで，綿密かつ迅速に編集に当たっていただいたメディカル・サイエンス・インターナショナル社の正路　修氏に，深甚の謝意を表すものである．

2010年8月

陣崎雅弘，百島祐貴

本書に寄せて

Elliot K. Fishman, MD

　シングルスライスヘリカルCTから，4列，16列，64列MDCT，さらにはデュアルソースCTへの発展は，その比類ない病変検出能，診断能によって，放射線医学，臨床医学の様相を大きく塗り替えてきた．腎腫瘍，膵腫瘍の診断といった古典的なアプリケーションの精度が向上するとともに，仮想大腸鏡，心臓CTのような新技術に基づく新たなアプリケーションも登場した．しかし，このような成果も，まもなく256列，320列CTスキャナ，新しい高分解能スキャナ，サブセコンドで瞬時に撮像できる新たなスキャナに凌駕されるに至った．このような状況で，ポイントをおさえた臨床向け教科書への要望が高まったことは当然で，すでに多くの書籍が刊行されている．

　しかし，臨床向けの大きな教科書の多くがCT技術に1～2章を割いているものの，その内容はどうしても稀釈されてしまい，最小限の事項が，最適とはいい難い形式で記載されているものが多い．この

ためここ数年，MDCTの基礎に関する包括的，かつ読みやすい最新の教科書が待たれていた．放射線科医，フェロー，レジデント，放射線技師などすべての読者層が，MDCTの基礎から画質の改善方法，放射線被曝まで，新しい情報を求めているのである．

　Mahadevappa Maheshの手になる本書は，まさにこの期待に応えるもので，今日のCTの最も重要な基礎的問題の解答を示している．「MDCTの基礎―技術，画質，被曝」というタイトルがその全貌をよく表しているが，本書は今日のCT技術の現状のみならず，デュアルエネルギーCT，CT灌流画像，PET-CTなどハイブリッドCTなどについてもわかりやすく解説している．

　本書は読者にとって読みやすいと同時に，その内容は包括的である．CT入門者にも，最新の知識をアップデートしたいベテランにも最適である．Maheshのすばらしい仕事にあらためて讃辞をおくりたい．

本書に寄せて

William Hendee, PhD

　1970年代初頭，EMI（Electro-Musical Instruments）社によるX線CTの開発は，その後わずか数年間で4世代もの急速なCT技術の進歩をもたらすこととなった．すなわち，70年代半ばまでにX線管球と検出器がセットになって回転する第3世代．リング状の固定検出器の周囲を管球が回転する第4世代が登場した．さらに数年のうちには電子線を回転して被写体の周囲を照射する第5世代の電子ビームCTが出現した．CTは，気脳写，脳シンチグラムといった従来の撮影方法にとってかわり，医用画像の主流の座を占めるに至った．また，放射線治療にもきわめて有用であることがわかり，治療計画用CTシミュレータは小規模の放射線治療施設にも急速に導入された．

　80年代，90年代には，新しいアプリケーションや新しい技術が開発されたが，その進歩はゆっくりと，着実なものであった．そして世紀の変わり目に至って，CTの用途を格段に拡大する飛躍的進歩が訪れた．スリップリング技術である．これは第3世代CTのX線管球を一方向に連続的に回転するもので，同時に患者テーブルを移動しながら撮像する方法である[†]．この方法は「ヘリカルCT」あるいは「スパイラルCT」とよばれるが，その後まもなく，さらなる技術的飛躍，すなわち同時に複数枚（64枚あるいはそれ以上）の撮像を可能とする多列検出器技術が加わった．こうして登場したMDCTは，診断学におけるCTの価値を著しく向上させるものであった．

　CTの進歩，特にMDCTの広範な普及は，CT撮像件数と同時に，医用X線による国民被曝線量の指数関数的増大を生む結果となった．1996～2006年の10年間で，米国内のCT撮像件数は2200万件から6200万件と3倍に増加した．1980～2006年における年間国民の医用X線による被曝線量は7倍に増加し，他の画像検査に比べてCTの寄与が最も大きなものとなっている．現在，米国における個人被曝線量の50％は医療被曝であり，その多くがCTによるものである．

　CT技術というものは，なかなか手強い相手である．これは特に，X線撮影の部分と，複雑な数学的操作を要する画像再構成の部分とが，それぞれ分離していることによる．その背景にある技術を理解しなくても，CTで得られる画像はとりあえず常に正しいものである，と考えたいのはやまやまである．しかしながら，基礎の理解がないと，画像に異常を見た場合に，それが病変なのか技術的な問題によるものかさえ判断できないことがある．また，放射線被曝やコストの問題などを考慮に入れてCTを上手に使うためにも，CTの基礎を知ることはやはり必要である．

　CTの基礎理解の必要性を自覚するユーザにとって，本書は最適である．本書の各章を見ていただければわかるように，著者Dr. Maheshは世界的に知られるCT技術のエキスパートである．本書を読め

[†] 訳注：実際にはスリップリングは80年代の第4世代CTとともに登場した技術であり，ここで述べている90年代後半の進歩はヘリカル撮像技術のことである．

ば，CTの基礎を理解するだけでなく，将来の技術的進歩に後れをとらないだけの基礎力を身につけることもできる．どのような進歩が起こるかを現時点で予測することはできないが，CT誕生以来の歴史に照らして考えれば，さらなる革新があることは間違いのないところである．

本書に寄せて

João A. C. Lima, MD

　霊長類，特に人類にあっては，3次元的にものを見る能力が認知能の発達に重要な役割を果たしたという事実は，科学者，哲学者ともに唱えるところである．人間は目で見たことを信じ，それをもとに知識を増やしてゆく．医学もその例外ではない．ルネサンス期以降，屍体解剖を通じて人体の機能を理解しようとするアプローチが，近代医学への途を切り拓いた．そして，X線の発見，X線検査の発展，その後の超音波検査，MRI，核医学など画像医学の進歩が，臨床医学を現在の水準に押し上げてきたといえる．現在の画像検査は，診断，治療いずれの領域においても，先進国，発展途上国において等しく最新医療の根幹をなすに至っている．動脈硬化，癌，神経疾患など，現在最大の難題とされている領域についても，将来は画像によってこれを理解し，治療できるようになるであろう．近年，臨床診断において，CTは数ある画像診断装置のなかでも最も重要な役割を果している．

　CTの原理の明解さ，その多機能性とパワーは，画像検査のなかでも比類ないものである．日常診療におけるその重要性は，医療を大きく変革し，近い将来にはさらに大きなパラダイムシフトをもたらすものと予想される．CT技術の進歩は，デジタル技術，ハードウェアの進歩のうえに築かれてきたが，未来の医学のパラダイムシフトは，強力なハードウェアとソフトウェアの統合から生まれるであろう．高精度の画像収集，再構成アルゴリズムなどソフトウェア面と，強力な検出器，ガントリ機構，造影剤などハード面の新たな出会いが期待される．過去に蓄積された技術の全貌，将来への見通しを把握することは，CTの基礎を徹底的かつ総合的に理解して初めて可能となる．本書の役割は，まさにこの点にあるといえよう．

　本書の前半は，CT，MDCTの原理が直截かつ実践的な方法で解説されており，これに加えて放射線被曝とその低減法に関する重要な視点が補われている．後半の数章は，MDCTの現在と未来の境界領域にターゲットが置かれている．ハイブリッドCT，CT灌流画像，CT透視，さらには発展しつつあるデュアルソースCT，全身フラットパネルCTなどの技術は未来を指向するものであり，MDCTは診断学のみならずイメージガイド，治療計画，予防医学の領域でも中心的な役割を果たすことになるであろう．

　最後に，本書のランドマークとしての意義に言及することを忘れてはならない．本書は，実践的なアプローチと総合的な記述の大きなギャップを埋める役割を果している．このようなCT技術の原理と実際に関する知識と詳細な情報をまとめ上げることは，CTの臨床と技術革新の最中に身を置く者以外には為しえない仕事である．著者のDr. Maheshは，CT検査の実際，学生，レジデント，スタッフの教育，さらに撮像法の開発，画質の改善，被曝低減など最先端の研究を通じて蓄積した膨大なノウハウを語ることができる，まさに適任者である．CT技術の飛躍的発展と，その開発，臨床応用における著者のめざましい貢献を目の当たりにすることができたことは評者にとっても大いなる幸いであった．

　本書は，人類の生活の向上，疾病，死亡の低減をめざす医学，科学の枢軸的なツールであるMDCT

の最新の姿(state of the art)を記録するとともに，輝かしい未来への指針となろう．

序　文

Mahadevappa Mahesh, MS, PhD

　X線CTは，多くの調査において過去40年における医学の発明トップ5にあげられる技術である．さらにMDCTの登場は，CTのみならず診断の全領域における飛躍的進化と考えられ，この結果，米国をはじめ地球上のすべての国々でCT検査件数は指数関数的に増加している．

　MDCTのもつ数々の利点は，従来のCTユーザにとどまらず，他の領域の医師，研究者をも魅了し，多くのアプリケーションを生み出すと同時に，その可能性，限界を知るためにMDCTの基礎理論を知りたいという要求が生まれている．臨床医を含む多くのCTユーザにとって，MDCTの基礎を平易な言葉で解説した本が1冊もないという不満はしばしば聞かれるところである．MDCTに関する本は少なくないが，大きな教科書の一部の簡略な記載にとどまるものであったり，あるいは逆に画像再構成法やアーチファクトに関する必要以上に詳しすぎる解説であったりする．

　本書はこのギャップを埋めるべく，MDCTの技術について読みやすく，しかし包括的に解説することをめざしている．本書の目標は，MDCT技術の基礎原理を概観し，さまざまなパラメータが画質，放射線被曝に及ぼす影響を解説することである．

　本書は12章からなり，150葉以上の図表，画像でMDCTの基礎原理を解説している．各章の記述は直截かつ，多くの図表を使ってわかりやすいものとしている．

　1章，2章は，CTの基礎，他のX線検査との比較，CTの世代（従来型，ヘリカルCT，MDCT）について解説している．

　3章は，MDCTの基礎，従来型CTとの違いを述べた．4スライスから64スライスに至るX線検出器の設計もここで解説し，いろいろな撮像プロトコルに使われる検出器の組み合わせについて例示している．画像再構成の基礎にも触れている．4章は，MDCTの構成要素，すなわちガントリ，X線管球，コリメータ，フィルタなどを扱っている．

　5章では，画質，被曝線量を左右するさまざまなパラメータについて検討する．各パラメータを解説し，その画質，被曝との関係について説明している．読者自らパラメータを最適化して画質の改善，被曝の低減をはかることができるようになるべく，各パラメータを詳しく分析して解説した．

　6章は，心臓CTの原理の解説にすべてあてられている．心臓CTはMDCTの登場によって初めて可能となり，現在も急速に発展しつつある技術である．高速，高画質の撮像を要求するその特性がゆえに，MDCT技術の発達の原動力ともなっている．ここでは，心臓CTのさまざまなデータ収集法，画像再構成法，画質を左右するパラメータについて解説している

　放射線被曝の問題は，X線検査とは切り離すことができない．CT検査件数の急速な増加に伴い，その被曝が大きな関心を集めている．放射線被曝の基礎を理解することは，MDCTを最大限に利用するためにも，CTに関わるすべての人にとって必要なことである．7章はCTの被曝を扱っている．CTDI，DLP，実効線量など，いろいろな被曝の示標を詳述するとともに，被曝に影響するパラメータを，図表，実際の画像を使って解説する．

8章は，主要MDCTメーカー4社の，被曝低減技術について解説する．公平を期して，各社それぞれに一節を設けて，それぞれの被曝低減技術が解説されている．

9章は，ハイブリッドシステムの利点，原理を扱っている．CTとPET，SPECTの画像の融合，PET-CT，SPECT-CTの撮像パラメータ，アーチファクト，被曝について解説した．

MDCTの技術は現在も急速に変貌しつつある．これについて本を書くことは，あたかも走る弾丸を手で捉えるようなものであるが，それでも，MDCT技術の概要を伝えるべく，可能な限り努力を惜しまなかったつもりである．10章では，デュアルソースCT（DSCT），256列あるいは320列MDCTを含む，最新の技術に触れた．MDCTによるCT透視，CT灌流画像についても，画質，被曝の問題を含めて解説した．被曝に関する法的規制，一般の関心が高まる現在，放射線防護について理解することは，放射線医療従事者にとって何にもまして大切である．11章では，CTに関連する品質管理，認定，規制，放射線防護，遮蔽を扱った．

最後に，12章では，MDCTの将来を占っている．ガントリ1回転当たりの撮像スライス枚数を競ういわゆる"スライス戦争（slice wars）"はまもなく頭打ちになる．そして，被曝への関心の高まりが線量低減への努力を促し"線量戦争（dose wars）"が始まるであろう．これに加えて，デュアルエネルギーCT，フラットパネルCT，さまざまなニッチ市場のCTについても触れる．巻末にはさらに知識を深める読者のための参考文献一覧を付した．

本書のおもな読者対象としては，放射線科や循環器内科の専門医，レジデント，フェロー，診療放射線技師，医学物理士を念頭においているが，MDCTに関わる他科の臨床医，医学生，大学院生，研究者，専門技術者にも役立つものである．放射線科レジデントの専門医試験，診療放射線技師の資格試験の準備にも好適である．本書を通読することによりMDCTの全貌を知ることができるが，特定の分野に興味を持つ読者は，適宜取捨選択して読むこともできる．たとえば，心臓CTについて知りたい場合は3～7章と10章を，ハイブリッドCTに関心がある読者は3, 4, 5, 7, 9章を読まれるとよい．本書が医療の場でMDCTに携わる多くの方々に利用され，その基礎の理解に役立つことを願っている．

謝　辞

　筆者がMDCT技術を理解するにあたって，直接的あるいは間接的にお世話になった方々に，この場で謝意を表したい．すべての方のお名前をあげることはできないが，本書を世に出すにあたって大きな力を貸してくださった皆様に御礼申し上げる次第である．

　まず初めに，筆者はよい時期に，よい場所に居合わせたことを大変幸せに思っている．大学卒業後，最初に就職したのがジョンス・ホプキンス大学であった．以来すでに15年以上，このすばらしい職場にあるが，現在に至るまで，熱意溢れる同僚とスタッフと毎日を共に過ごすことができた．MDCT技術の誕生，発展を目にする機会を与えてくれたジョンス・ホプキンス大学に，心から感謝している．ここでは，おもなメーカーのさまざまなMDCT機種，初期の4列から，16列，32列，64列，256列，そして320列，さらに最初のPET-CT，SPECT-CT，デュアルソースCTなどを次々と扱うことができるまれな機会に恵まれ，MDCTの技術，プロトコルの開発に関する知識を深めることができた．

　筆者は病院の医学物理士の責任者として，多くの臨床医と接し，また彼らから学ぶ機会をもつことができた．その中でも特にDr. Richard Wahl, Dr. Bob Gayler, Dr. David Yousem, Dr. Stanley Siegelman, Dr. David Bluemke, Dr. Ihab Kamel, Dr. John Carrino, Dr. Karen Horton, Dr. Frank Bengal, Dr. Jane Benson, Dr. Hugh Calkins, Dr. Edward Shapiro, and Dr. David Bushの各位に深く御礼申し上げる．また，同僚の医学物理士Dr. Thomas Beck, Dr. Paul Bottomley, Dr. Benjamin Tsui, Mr. Michael Harrisからも，多くの助言と励ましを戴いた．さらに主任教授のDr. Jonathan Lewin，放射線科のProf. Martin Donnerにも，助言をいただいたこと，ならびにすばらしい環境を提供していただいたことに深謝する次第である．

　ジョンス・ホプキンスの放射線技師Beatrice Mudge, Jorge Guzman, William Van Daniker, Cassandra Synder, Jefferson Graves, Jaime Franklinの各位，その他すべての技師諸氏には，本書をはじめ数々の研究のためのデータ，画像撮影にご協力いただいた．また，品質管理を担当するDeborah Kearney，筆者の助手のAmelia Dimaano, LaVahn Oteyにもここに謝意を表する．

　Dr. William R Hendee, Dr. Elliot Fishman, Dr. João Limaに，本書の序文を戴いたことは望外の喜びである．いずれもこれまで筆者をさまざまな場面で指導していただいた方々である．医学物理士でありウィスコンシン医科大学バイオメディカル大学院前学長で，多くの医用物理学書の著者でもあるDr William R. Hendeeは，私の長年にわたる師であり，序文も寄せていただいた．体部CT部門の責任者であり，世界的に有名な放射線科医，CTのエキスパートであるDr. Elliot Fishmanは，本書の企画をいくつもの出版社と交渉する労をとられたと同時に，数々の助言と励ましをいただいたが，さらにCTについて多くを教えて戴いたことは筆者にとって大きな幸運であった．最後になったが，ジョンス・ホプキンス大学の心臓CT部門の責任者である循環器病専門医Dr. João Limaには，多彩な心臓CT研究に携わる機会を与えていただいた．医学物理学士が，

MDCTのこれほど多くの面に初期から触れることができるのはまれなことである．実際，心臓CTの研究，教育を通じて得た知識と経験があってこそ，自信をもって本書を著すことができた．本書の価値をおおいに高める序文を寄せていただいたこの3名の方々に御礼申し上げる．

出版社のLipponcott Williams & Wilkinsにも謝意を述べたい．本書の執筆を任せられたことは，筆者にとって大きな自信につながるものであった．厳しい締切り期日を控えての作業であったが，担当編集者のRyan Shaw氏のたゆまざる的確な指示の下に本書の完成を見ることができた．出版にあたっては，Lisa McAllister, Brian Brown, Kerry Barrett, Angela Panetta, そしてRuth Einsteinの各位にも大変お世話になった．

被曝低減技術の章に快く寄稿していただいたMDCT四大メーカー各社にも謝意を捧げるものである．特に，GEヘルスケアのDr. Sholom Acklesberg, Dr. Uri Shreter, シーメンスのDr. Christopher Suess, Dr. Thomas Flohr, 東芝のDr. Richard Mather, フィリップスのDr. Abraham Cohnに御礼申し上げる．

最後に，妻のVasanthaの理解と励ましに感謝する．筆者が本書に多くの時間を割く間も子供たちと私の面倒をみてくれた彼女は，私の最大の友人であると同時に批評家でもあり，常に私を目標に向かって後押ししてくれた．彼女が自らの時間を犠牲にして私の仕事を優先してくれたことを大変ありがたく思っている．二人の子供たち，AjayとSmithaが，私と遊ぶ時間を減らして協力してくれたことも付け加えておこう．子供たちが見ているテレビのチャンネルを私が見たいショー番組に変えようとすると，彼らが本書の執筆を持ち出しては私を思いとどまらせようとしたことも，懐かしい想い出である．

私がMDCTについて楽しく学んだように，読者も本書から多くを学ばれることを願うものである．

目次

1章 はじめに ... 1

2章 従来型CT，ヘリカルCT，電子ビームCT：その背景 ... 5
 CT ... 5
 CTの基本原理 ... 5
 CTの歴史 ... 8
 ヘリカルCTの原理 ... 11
 単列ヘリカルCTの性能 ... 14
 電子ビームCT ... 15

3章 多列検出器型CT（MDCT） ... 17
 MDCTの検出器構成 ... 17
 MDCTの画像再構成 ... 30

4章 MDCTのハードウェア構成 ... 35
 ガントリとスリップリング ... 35
 X線管球 ... 35
 コリメータ ... 40
 フィルタ ... 41
 X線検出器 ... 42
 テーブル ... 43
 まとめ ... 43

5章 MDCTの撮像パラメータと画質 ... 45
 スキャンモード（scan mode） ... 45
 一次的スキャンパラメータ ... 46
 二次的スキャンパラメータ ... 55
 画質に関係するパラメータ ... 65
 まとめ ... 74

6章 MDCTによる心臓イメージング ... 77
 心臓イメージングの要点 ... 77
 心臓イメージングの原理 ... 77

	時間分解能	78
	放射線被曝	88
	アーチファクト	88
	心臓CTの将来展望	91
	まとめ	91

7章　放射線被曝　93
　　CTの線量表示　93
　　照射線量と画質に影響するパラメータ　101
　　まとめ　109

8章　放射線被曝対策　111
　　はじめに　111
GEヘルスケア　111
　　ハードウェアの設計と実装　111
　　画質最適化アルゴリズム　113
　　ソフトウェアによる管電流制御　116
　　心臓CTにおける線量低減　118
　　まとめ　120
フィリップス・メディカル・システム　120
　　ハードウェア設計と画質最適化アルゴリズム（線量効率の向上）　120
　　管電流選択技術　122
　　心臓CTにおける被曝低減　124
　　まとめ　125
シーメンス　125
　　ハードウェア設計と画質最適化アルゴリズム　125
　　管電流制御　128
　　心臓CTの被曝低減　131
　　今後の展望　133
東芝メディカルシステムズ　133
　　ハードウェアの設計　133
　　管電流制御　134
　　画質最適化アルゴリズム　134
　　心臓CTの被曝低減　136
　　可変ヘリカルピッチ　136
　　64スライスMDCTを超えて　137
　　まとめ　138
　　結論　138

9章　ハイブリッドCT：PET-CTとSPECT-CT … 141
- PET-CT … 141
- SPECT-CT … 148
- まとめ … 150

10章　デュアルソースCT，320列MDCTと特殊な撮像法：CT透視とCT灌流画像 … 151
- デュアルソースCT … 151
- 64スライスCTを超えて：256スライスCTと320スライスCT … 153
- CT透視（CTフルオロスコピー） … 153
- CT灌流検査法 … 156
- まとめ … 157

11章　品質管理と放射線防護 … 159
- 品質管理 … 159
- 受入れ検査 … 160
- 定期的な品質管理 … 160
- 放射線安全性 … 161
- 放射線遮蔽 … 163
- まとめ … 166

12章　MDCTの将来動向 … 167
- デュアルエネルギーCT … 167
- 放射線被曝 … 168
- CTによる全身スクリーニング … 169
- フラットパネルCT … 170
- 特殊なニッチ市場のCT … 170
- まとめ … 170

付録I　参考文献 … 173
付録II … 181

索引
- 和文索引 … 183
- 欧文索引 … 186

1 はじめに

　過去40年間の医学技術の発達の筆頭にCTをあげる調査は多い．CTはさまざまな臨床分野の診断技術としてかけがえのないものであることは自明であり，1972年に登場して以来，その応用分野を拡大し，必要不可欠な診断技術としてその地歩を固めてきた．1979年，ハウンズフィールド（Sir Godfrey N. Hounsfield）とコーマック（Alan M. Cormack）が，そのCT開発の業績に対してノーベル医学賞を受賞して以来，ヘリカルCT，そしてさらに最近では多列検出器型CT（multidetector-row CT[†]：MDCT）が登場し，CTの画質，検査時間，検査効率は格段に進歩している．90年代初頭のヘリカルCT（スパイラルCT）の登場は，大きなブレークスルーであったが，その後90年代半ばまでに，CTの進歩は頭打ちになるものと予測された．しかしながらこの予測は裏切られ，その後，新たなMDCTの登場とともにCTはさらなる飛躍的発展を遂げつつある．

　MDCTの登場は，米国を初めとする先進国のみならず，地球上のあらゆる国で等しく，CT検査件数の指数関数的増加をもたらしている．2007年，米国内では1万台のCTスキャナで，6900万件の検査が行われている（図1-1）．MDCT導入以来，米国内だけでも，CT検査件数は毎年10%ずつ増加しており，新たな応用が開発されるに伴い，将来の発展はさらに確実なものと考えられる．MDCT技術がますます優位を占めつつある現状を考えれば，MDCTスキャナの爆発的な普及は当然のことと言えよう（図1-2，表1-1）．2007年の調査では，米国内に新たに設置されたCTの80%以上がMDCTであった（図1-3）．これは，世紀の変わり目に登場したばかりの技術としては，破格に急速な成長である（4列MDCTが市場に出たのは1998年頃である）．

　CT技術の進歩を，医用画像がもつ情報の最適化，3次元化へ向けての進歩，ひいては医用画像の至高の目標ともいえる等方向性分解能の達成であると捉えるならば，1 mm以下の空間分解能と，短時間撮像による時間分解能を兼ね備えるMDCTの特性は，まさに真の3次元画像のためにあるといえよう．MDCT技術は数多くの臨床応用，臨床プロトコルの発展を促し，さまざまな分野で新たなユーザーを生み出している．MDCTは，簡便に撮像でき，高画質が得られることから，放射線部門に限らず，医療施設全体にその技術が及んでいる．とどまるところを知らない応用技術や放射線被曝の問題を考えれば，その技術を確実に理解し，さまざまなパラメータが画質，被曝量に及ぼす影響を知ることが求められるのは当然のことと言えよう．

　本書では，多列検出器の構造（4〜64列MDCT），撮像パラメータ，心臓CT，ハイブリッドCT（PET-CT, SPECT-CT），そして最先端のdual-source CTや320列MDCT，放射線被曝など，MDCT技術のさまざまな側面について詳述する．

[†]訳注：原著ではmultiple-row detector CTと表記されているが，日本語版では本邦の慣用に倣い，multidetector-row CTと表記する．

1章 はじめに

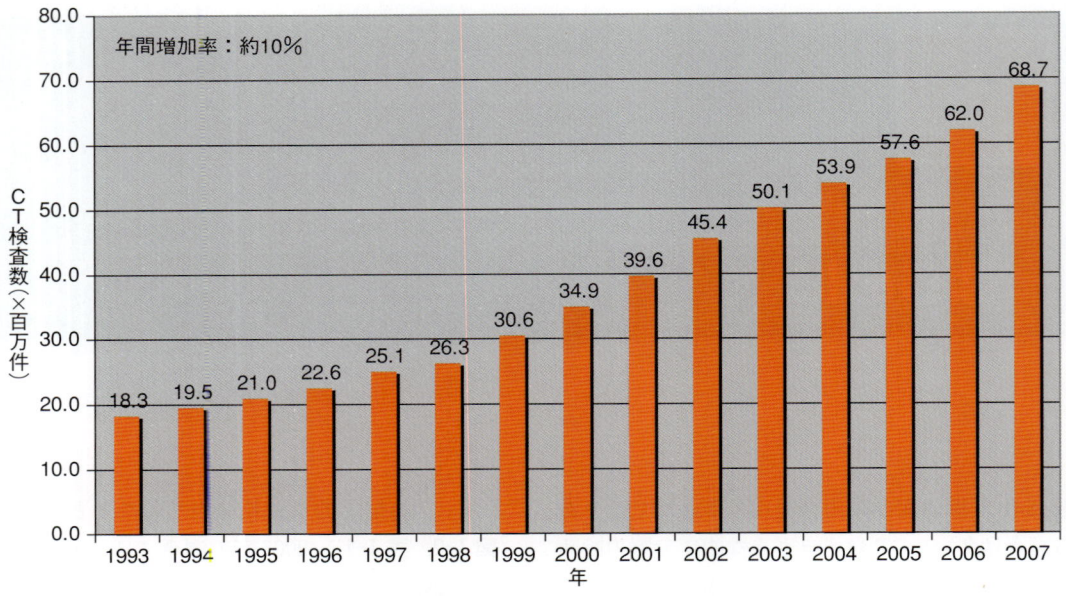

図1-1 米国内のCT検査数の推移（1993〜2007） 年間約10％増加している．

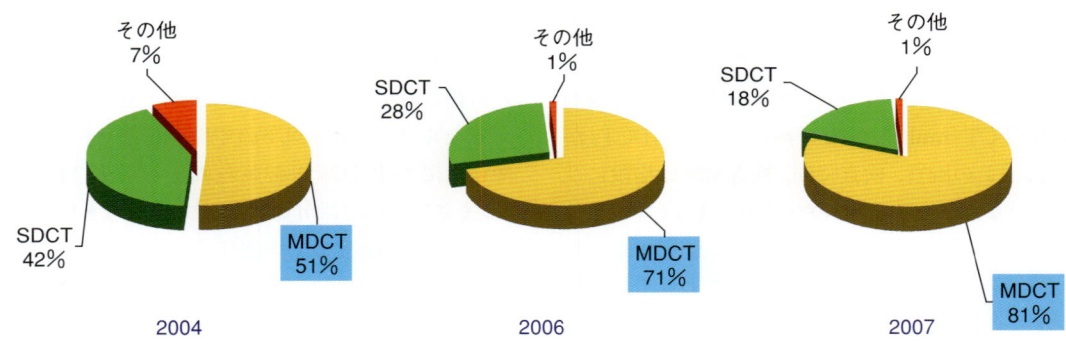

図1-2 米国内の臨床用CTスキャナの内訳　SDCT：single detector-row CT, MDCT：multidetector-row CT.

■ 表1-1 米国内の臨床用MDCTの増加

調査年	2004	2006	2007
米国内の総スキャナ数	9,380	10,110	10,300
MDCT（%）	51	71	81
SDCT（%）	42	28	18
その他（%）	7	1	1

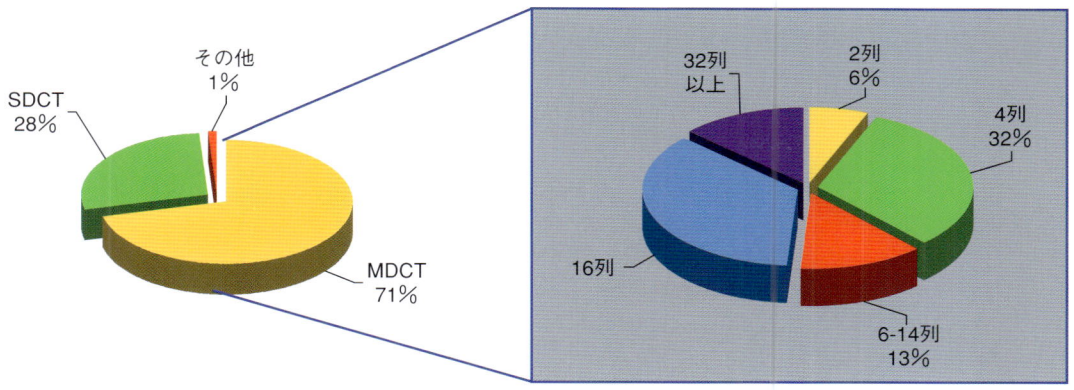

図 1-3　米国内の MDCT スキャナの内訳（2006 年）

2 従来型CT，ヘリカルCT，電子ビームCT：その背景

通常のX線撮影は，被写体に入射した均一なX線ビームが被写体の反対側から出てくる際に，その通過経路の状態を反映して減衰していることを利用し，このX線強度の変化を2次元平面上（＝受像装置）に記録する方法である．このシステムは数々の技術的発展を遂げた結果，現在では空間分解能5 lp（line-pairs）/mm，撮影時間1/100～1/10秒の域に達している．しかしながら，その画質にはいくつかの限界がある．フィルムベースのシステムは非線形であり，散乱線の問題により小さな物体の識別能力に制約がある．また臨床上大きな問題は，X線画像では3次元的な構造が2次元平面の上に重なり合って投影されている点である（図2-1）．歴史的にみても，放射線科医のトレーニングの多くの部分が，複数方向から撮影した投影画像から頭の中で3次元構造を構築し，病変による画像の変化を捉えることに費やされてきたといえよう．

理想的なX線画像システムは，このような通常のX線撮影の特徴を備え，なおかつその限界を打破するものといえる．すなわち，5 lp/mmの空間分解能，生理的体動の影響を克服するに足る数百ミリ秒以下の撮影時間に加え，散乱線の影響を排除しうる広範囲にわたる線形性を備え，重なりなくすべての方向について均等な（等方向性分解能をもつ）3次元情報を提供するものである．この理想に向けてまず第一歩を踏み出したのが最初期のCTスキャナである．初期のCTは，人体の水平断面を撮像することにより，臓器の重なりの問題を解決した．さらに細いX線ビームやコリメーションの技術により散乱線を効率的に除去し，従来法に比してコントラスト分解能を大きく向上することもできた．しかしながら，空間分解能と撮像時間については，3次元すべての方向で従来のX線撮影に匹敵する性能を獲得するまでに，長い道のりが必要であった．

CT

CT（computed tomography）は，基本的には被写体の薄い断面を撮像，再構築する方法である．CTは従来のX線撮影と，2つの点で大きく異なっている．第一に，CTは断層画像であり，3次元的な構造を2次元画像に圧縮する従来のX線撮影のような臓器，組織の重なりがない．第二に，散乱線を実質的に除去できるため，X線強度のわずかな差異に対する感度が，従来のX線撮影の10倍以上高い（図2-2）．これは，以下に述べるように多方向からのX線減衰を計測することにより可能となっている．

CTの基本原理

CTの基本は，人体の一定の厚さについて，X線減衰の程度を何回も計測することにある．そこから断面像のデジタル画像を再構成するが，画像を構成する個々の画素（ピクセル）は，断面の厚さをもつ箱状のボクセル（voxel）内のX線減衰係数（attenuation coefficient）の平均値をその値としてもつ（図2-3）．X線減衰係数は，一定の厚さの物質を通過する際にX線強度が減少する割合を定量するもので，

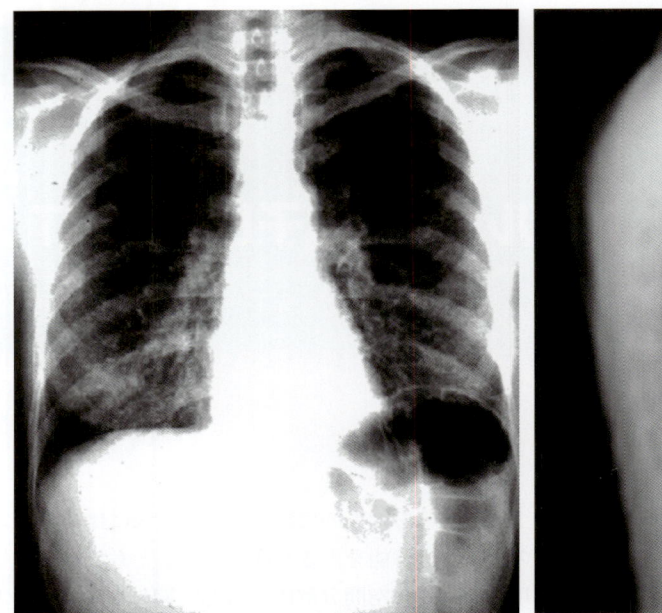
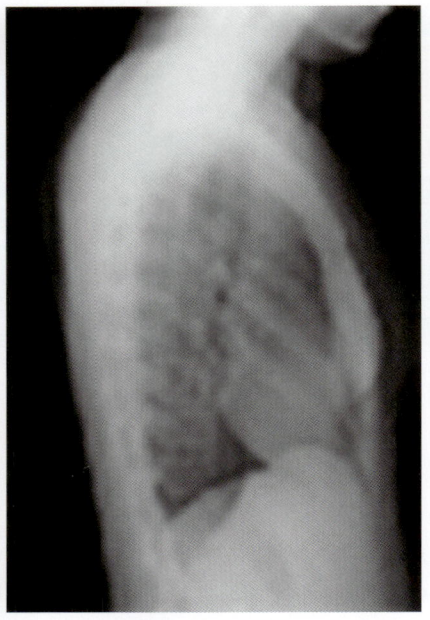

図 2-1　胸部 X 線写真　臓器，組織の重なりによる診断の限界を示している．通常の X 線写真は，3次元構造を2次元に投影した像である．

厚さを Δx とするとき，次の式で与えられる (図 2-4)．

$$I_t = I_o e^{-\mu \Delta x} \quad (式1)$$

ここで，I_t, I_o はそれぞれ，X 線ビームの経路上にその物体が存在する場合，存在しない場合の X 線強度であり，μ はその物質の線形減衰係数である．どんな物体も，そのX線ビームの経路上のボクセルを積み上げた総和として考えることができる (図 2-

4 B)．減衰係数の計測値は，**総和値投影** (ray sum) といわれるように，X 線管球から被写体，X 線検出器を結ぶ X 線ビーム (ray) の経路上にあるすべての物体について，それぞれの減衰係数の総和となる．被写体から出る X 線経路を，厚さ Δx のボクセルに分解すると，X 線強度は次の式で与えられる．

$$I_t = I_o e^{-\sum_{i=1}^{k} \mu_i \Delta x} \quad (式2)$$

これを自然対数で表せば，

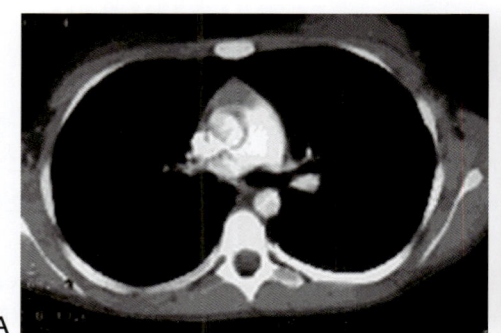
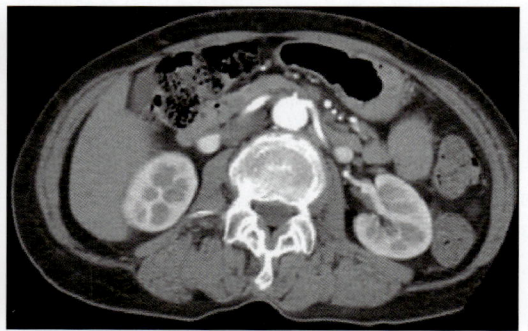

図 2-2　CT では，多方向から撮像することにより，人体の2次元断面像を得ることができる．A：胸部 CT 像，B：腹部 CT 像．

CTの基本原理

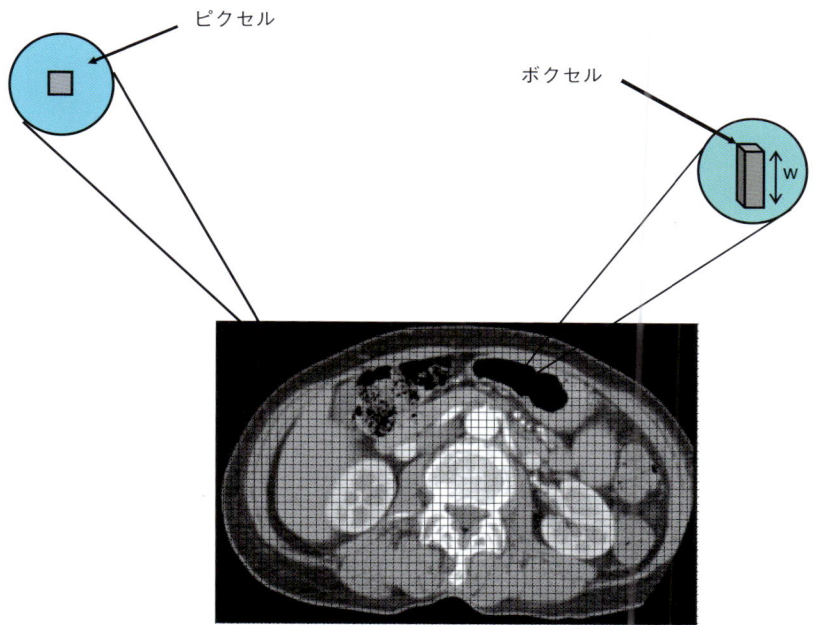

図 2-3 CTの画像はピクセル(pixel 画素)からなる．各ピクセルは，スライスの厚さの容積をもつボクセル(voxel)内に含まれる物質のX線減衰係数の平均値を値としてもつ．この図ではピクセルの大きさは実際より大きく描いてある．また実際のピクセルは，その内部に同一のグレースケール濃度をもつ．(Mahesh M：Search for isotropic resolution in CT from conventional through multiple-row detector. RadioGraphics 2002；22：949-962 より許可を得て転載)

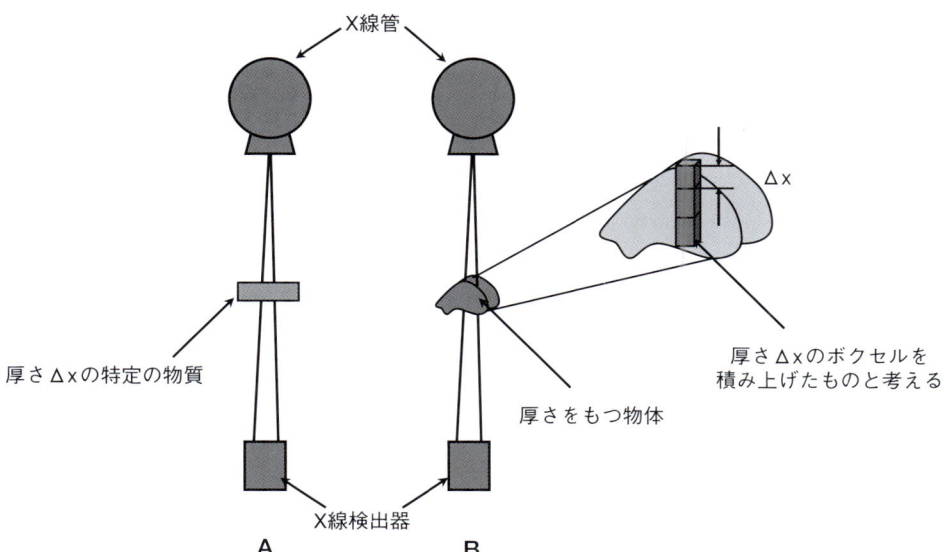

図 2-4 CTの原理　A：一定の厚さ(Δx)をもつ特定の物質のX線減衰係数は(式1)で与えられる．B：実際の物体は，厚さ Δx のボクセルを積み上げたものの総和と考えられる(式2)．(Mahesh M：Search for isotropic resolution in CT from conventional through multiple-row detector. RadioGraphics 2002；22：949-962 より許可を得て転載)

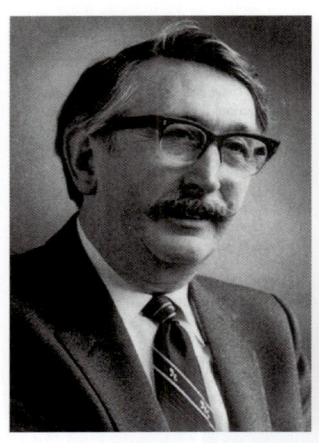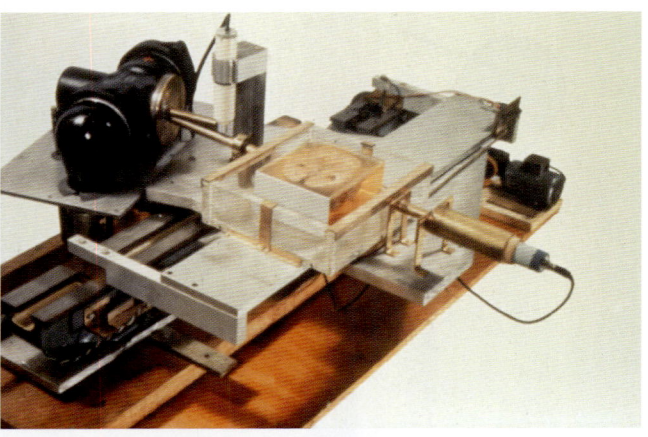

図 2-5 CT の発明者ハウンズフィールド（Sir Godfrey N. Hounsfield）と旋盤の上に組み立てた初期の CT 実験装置

$$\ln\left[\frac{I_o}{I_t}\right] = \sum_{i=1}^{k} \mu_i \Delta x \qquad (式3)$$

画像再構成とは，異なる角度の多方向から X 線強度を計測して，断面内のすべてのボクセルについて平均減衰係数 μ を求めることである．ボクセルの減衰係数 μ は，そのボクセル内の組織の平均密度，原子番号が大きくなると増大し，X 線エネルギーが大きくなると減少する．

各ボクセルの減衰係数 μ は，数学的には，そのボクセルを通過するすべての総和値投影について膨大な数の連立方程式を解くことにより求めることができる．しかし，よりエレガントで簡便な**フィルタ補正逆投影法**（filtered back-projection）が，CT の初期から現在に至るまで用いられている．まず，1 つの断面に対して，ある 1 つの方向から X 線ビームを照射し，1 組のプロジェクション（投影）とよばれるデータを収集する．1 つのプロジェクションは，500〜1000 本の X 線ビームからなる．画像を再構成するためには，1°刻みあるいはそれ以下の角度で細かくプロジェクションを回転し，異なる角度から多数のプロジェクションを収集する必要がある．逆投影法は，各プロジェクションの各 X 線経路について減衰係数を加算して，減衰過程を効率的に逆算し，マトリックス状の再構成像を得る方法である．しかし，これだけでは画像には「ぼけ」があるので，逆投影する前に各プロジェクションデータに数学的なフィルタ処理を施し，内在するぼけを除去する．このほかにも，後述するようにいくつかの新しい技術が知られている．

最後に，各ボクセルの減衰係数を，水の減衰係数（μ_w）を基準とする，より簡便な整数値に換算する．これが CT 値である．

$$\text{CT 値} = K\left[\frac{\mu_m - \mu_w}{\mu_w}\right] \qquad (式4)$$

ここで μ_m はボクセル内の物質の減衰係数，K（=1000）は比例定数である．水の減衰係数は，CT スキャナをキャリブレーション（較正）することにより求められる．筋，肝，骨など水より大きな減衰係数をもつボクセルは正の CT 値を示し，肺，脂肪など水より小さい減衰係数のボクセルは負の CT 値を示す．水と空気以外の CT 値は，X 線管の性質に依存するため，装置毎に多少ばらつきがある．

CT の歴史

1979 年，ハウンズフィールド（Godfrey N. Hounsfield，図 2-5）とコーマック（Alan M. Cormack）は，CT 開発の功績に対してノーベル医学賞を受賞した．画像再構成の数学的原理については，1917 年のラドン（Radon）に遡る．以来，X 線から画像再構成のデータを収集するための内部機構（ジオメトリ）はさまざまな変遷を遂げてきた．このジオメトリの変

CT の歴史

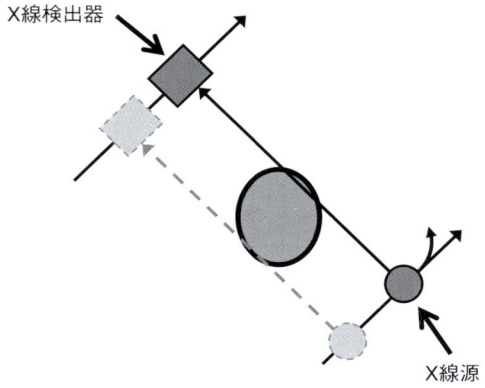

図 2-6 第 1 世代 CT　平行な X 線ビームが，平行移動と回転移動を繰り返してデータを収集する（translate-rotate 方式）(Mahesh M：Search for isotropic resolution in CT from conventional through multiple-row detector. RadioGraphics 2002；22：949-962 より許可を得て転載)

遷は"世代"(generation)とよばれ，現在でも CT の設計を論ずるうえで有用である．

装　置

第 1 世代 CT

1973 年，ハウンズフィールドが発明した最初の商用 CT スキャナ(EMI Mark I)が登場した．この CT は，ペンシルビーム(pencil beam)ともいわれる非常に細くコリメートされた X 線ビームを，被写体の反対側に対向して置かれる 1 個の X 線検出器に向けて照射し，データを収集するものであった．検出器と X 線管は直線状のフレームに固定されており，管球と検出器を患者の両側で直線的に平行移動(translation)させることにより 1 つのプロジェクションを収集し(図 2-6)，フレームを角度 1° だけ回転移動(rotation)させて，また次のプロジェクションを収集する．この平行移動-回転移動(translate-rotate 方式)を繰り返して 180 個のプロジェクションを収集したが，最初期の CT では 1 回のスキャンに 4 分半を要した．このため，撮像部位は体動のないところ，つまり頭部に限られていた．この一連のスキャンを繰り返すことにより検査を行うが，検出器を 2 つ並べることにより，1 回のスキャンで平行する 2 枚の画像を同時に撮像し，検査時間を半減す

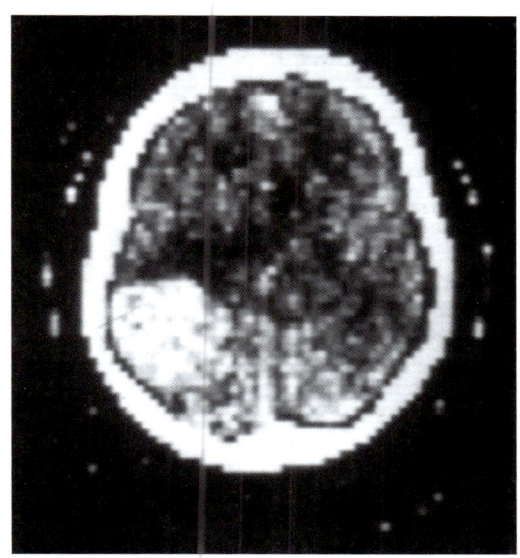

図 2-7 初期のスキャナで撮像された頭部 CT　空間分解能は撮像面内で 3 mm 程度（撮像視野 25 cm，マトリックス数 80×80），z 軸方向は約 13 mm.

ることができた．コントラスト分解能は，従前の X 線撮影に比べると格段に向上したが，空間分解能は撮像面内でも 3 mm 程度に過ぎず（撮像視野 25 cm，マトリックス数 80×80），z 軸方向についてはさらに劣ってスライス幅 13 mm であった（図 2-7）．

第 2 世代 CT

躯幹部も撮像できる程度にスキャン時間を短縮することが，当時の技術開発の目標であった．まず，複数の X 線検出器を配列することにより，1 回の平行移動で複数のプロジェクションを収集できるようになった．たとえば，初期のスキャナでは，角度 1° の間隔で 3 つの検出器が配置された．個々の検出器から見ると，異なる角度からの X 線を受光するので，1 回の平行移動で 3 つ分のプロジェクションを得ることができる．すると次のプロジェクションに移るときには，1° ではなく 3° 回転させることができるので，180 回ではなく 60 回の平行移動ですべてのデータを取得することができ，スキャン時間は 1/3 となる（図 2-8）．この方式は，最終的に X 線検出器数 53 個まで開発され，息止め可能な 10 秒程度でスキャンを完了できるようになり，躯幹部を撮像可能な最初の CT となった[†1]．しかしこの方式では，回

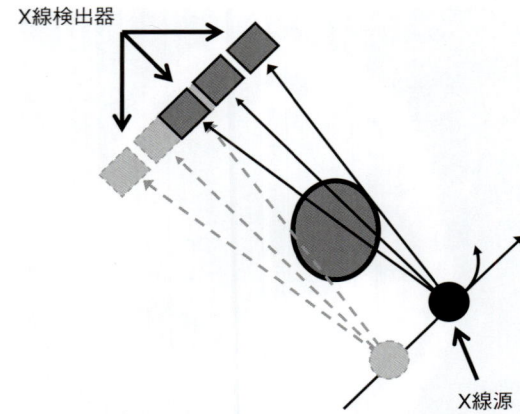

図2-8 **第2世代CT** 平行移動-回転移動を繰り返してデータを収集する（translate-rotate方式）．第1世代と異なり複数の検出器が配置されている．(Mahesh M：Search for isotropic resolution in CT from conventional through multiple-row detector. RadioGraphics 2002；22：949-962 より許可を得て転載)

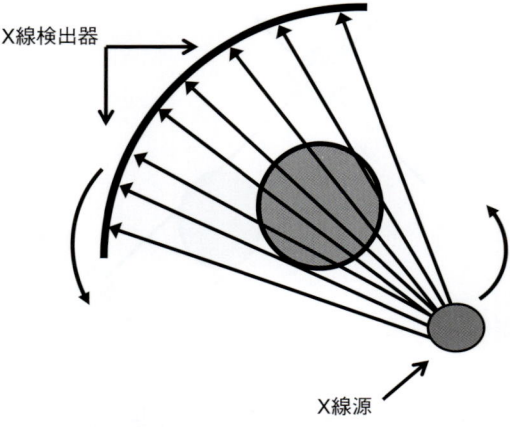

図2-9 **第3世代CT** 幅広い扇状X線ビームを照射するX線源とX線検出器が，被写体の周囲を回転する（rotate-rotate方式）．(Mahesh M：Search for isotropic resolution in CT from conventional through multiple-row detector. RadioGraphics 2002；22：949-962 より許可を得て転載)

転陽極X線管が回転運動-平行移動に耐えられなかったため，比較的低出力の固定陽極X線管を使用せざるをえなかった．固定陽極X線管の容量の限界は，熱放散効率に優れる（z軸方向よりx-y方向のサイズが小さい）非対称焦点の採用である程度改良されたが，この方式は撮像平面内のX線収束が不良なため，被曝線量が増加した．また，大きな被写体や体の厚い部分を撮像する場合は，十分なX線量を確保するために，スキャン速度を遅くする必要があった．

第3世代CT

管球の平行移動を廃して回転移動だけにすれば，大容量の回転陽極が使用可能となり，厚い被写体でも高速にスキャンすることが可能である．この方向で設計された最初のスキャナが，第3世代の rotate-rotate 方式である[†2]．X線はファンビーム（fan beam）とよばれるように，幅広い扇型にコリメートされ，弧状に配置された検出器に向けて照射される．そして，X線管球と検出器が被写体の周囲を回転してスキャンし（図2-9），X線をパルス状に発生したり，あるいは検出器側を高速にオン/オフして多数のプロジェクションを収集する．検出器の数は，初期には300個程度，その後700個程度まで増加している．ギクシャクした平行移動がスムーズな回転運動に置き換えられたため，大容量の回転陽極を使用できるようになってスキャン時間は大幅に短縮した．この方式の特徴のひとつは，1つのプロジェクションに含まれるX線ビームが初期の方式のように平行ではなく，放射状に開散していることである．このために，新たな画像再構成アルゴリズムが必要となると同時に，180°を超えて扇型の中心角の分だけ余分に回転させる必要が生じる．ただし，実際のスキャナでは大部分が360°回転である．現在のスキャナもすべてこの方式に基づいて設計されているが，この方式によりスキャン時間は数秒以下となり，現在の最新スキャナは1秒以下を実現している．

第4世代CT

第3世代とほぼ同時に開発され，同じく平行移動を廃する方法である．この方式では，検出器リングは固定されており，その内側をX線管球だけが回

[†1] 訳注：第2世代CTは Georgetown University が開発し，Pfizer 社が ACTA Scanner として販売した．
[†2] 訳注：第3世代CTの試作機は1975年にGE，バリアン，アートトロニクスの3社から発表された．その後，1977年にGEが全身用臨床機を出し，現在のCTの基本形になっている．

転する(**図2-10**).X線管球は,外側の検出器リングと被写体の間に置かれている[†3].一方,X線管球を検出器リングの外側に置き,検出器の回転とともにリングを前後にぐらぐら傾斜させる章動運動(nutation)を加えて,管球を検出器リングの平面から外す巧妙なスキャナもあったが,現在は製造されていない[†4].この方式は,検出器リングを小さくして検出器数を減らしても,同等の性能を維持できる利点があった.初期の第4世代CTの検出器数は当初の600程度から,後期は4800まで増加した.この間,第4世代のスキャン時間も第3世代と同程度であった.第4世代CTの制約のひとつは,スキャン中の各時点で実際に使用されているX線検出器が全体の1/4以下にとどまり,X線検出器の利用効率が悪い点にある.また,散乱防止コリメータを使用できないため,第3世代よりも散乱線の影響を受けやすいという問題もあった.第4世代CTは,現在では生産されていない.

1990年頃までに,撮像面内の空間分解能は1～2 lp/mmにまでなったが,z軸方向の分解能は不十分であった.また,スキャンのたびにテーブルを移動する必要があり,またガントリ内のケーブルが絡まないように管球を反転させる必要性から,スキャン間遅延(interscan delay)が存在し,これが検査時間を延長させていた.z軸方向の空間分解能はスライス幅で決まり,1～10 mmであった.厚いスライスでは,スライス内の異なる組織の混在による部分容積効果や,部分容積アーチファクトが発生するが,このような現象は,薄いスライスを撮像することである程度低減できる.さらに,スライスを1枚ずつ撮像する古典的な方法では,息止めスキャン間の動きによる画像のズレがスライス毎に発生する.1回の息止めで複数の画像を撮像することができれば,生理学的に動きのある部位でも相応の画質の改善が得られると考えられたが,その実現にはさらなる技術的進歩が必要とされ,これがヘリカルCTスキャナの開発へとつながっていく.

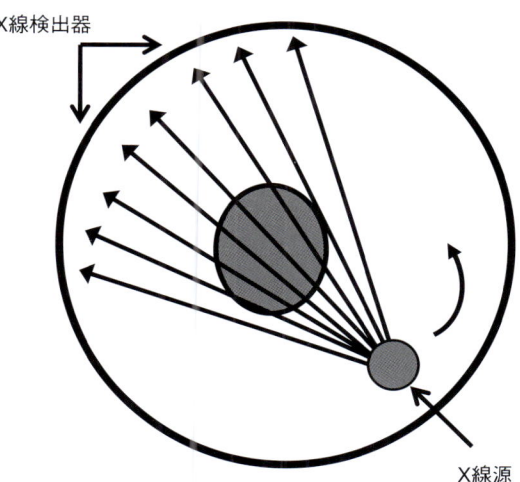

図2-10 第4世代CT 検出器リングは被写体の回りに固定されており,幅広い扇状ビームを照射するX線源だけが回転する(rotate-stationary方式).(Mahesh M: Search for isotropic resolution in CT from conventional through multiple-row detector. RadioGraphics 2002;22:949-962より許可を得て転載)

ヘリカルCTの原理

1990年前後に開発されたヘリカルCT(helical CT,スパイラルCT spiral CT)は,まさに革命的な進歩で,ついに1回の息止め下に真の3次元データを収集することが可能となった.この方式は,X線管球と検出器を連続的に回転させると同時にガントリ内の被写体を移動することにより,3次元のプロジェクションデータを連続的に収集するものである(**図2-11**).これを実現するに当たっては,次の3つの技術的発展を待つ必要があった.すなわち,スリップリング機構,大容量X線管球,同一平面上にないプロジェクションデータの補間アルゴリズム(interpolation algorithm)である.

スリップリング機構

スリップリング(slip ring)は,環状電路(circular electrical conductive)と摺動子(ブラシ brushes)からなり,回転する接触面を通じて電気エネルギーを

[†3] 訳注:この方式の代表は,EMIが製造したCT-7070で,これを最後にEMIは市場から撤退する.
[†4] 訳注:この方式を採用したのが,東芝TCT-900Sである.大口径高速回転スリップリングを既に備えており,高速連続回転が可能で後のヘリカルCT開発の礎になった.

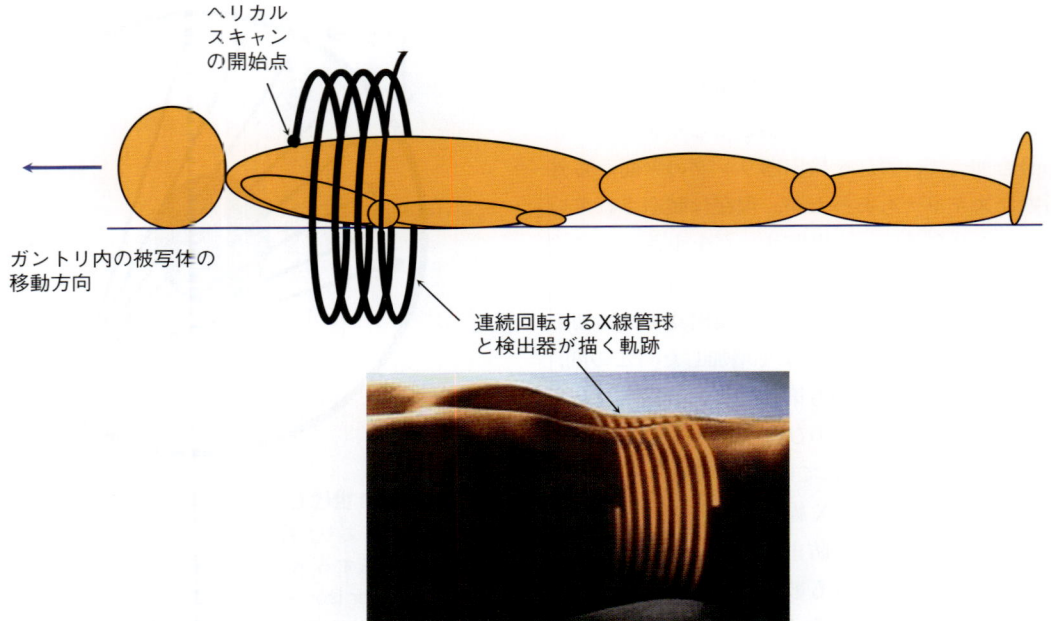

図 2-11　ヘリカル CT の原理　被写体がガントリ内を移動すると同時に，X 線管球がその周囲にらせん状の軌跡を描いて回転しながらデータを収集する．

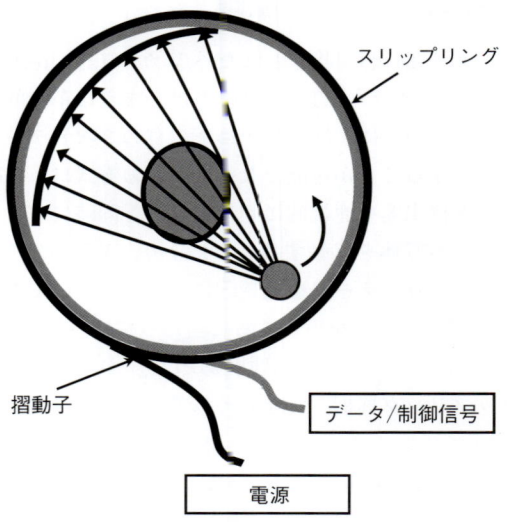

図 2-12　スリップリング機構　摺動子によって，静止部分との電気的接触を維持しながら，X 線管球，検出器を連続回転することが可能となった．(Mahesh M：Search for isotropic resolution in CT from conventional through multiple-row detector. RadioGraphics 2002；22：949-962 より許可を得て転載)

連続的に伝達する装置である．スキャナの静止部分から供給される電力および制御信号は，スリップリングを介して回転部分に伝えられる．スリップリングは，ガントリと共通軸をもつ平行な複数の電導環から構成され，X 線管球，検出器，制御回路は，摺動子で結ばれている（**図 2-12**）．この摺動子により，ケーブルの絡みを解くための交互反転が不要となり，連続回転が可能となる．もともとはスキャン間遅延（interscan delay）を短縮して，スループットを向上させる目的で開発された技術であった．しかし，スキャン間遅延の短縮は X 線管球に厳しい熱的条件を課す結果となり，連続回転に耐える大熱容量をもつ管球の開発が必要となった．

大容量 X 線管球

　他の X 線診断装置と比較して，CT の X 線管球にははるかに大きな熱負荷がかかる．第 1 世代，第 2 世代といった初期の CT では，スキャン時間が長くピーク出力が小さかったため，固定陽極管が用いられた．またスキャン時間が長いことは熱放散の面でも有利であった．その後の CT は，スキャン時間の短縮とともに，大容量管球が必要となり，熱放散効

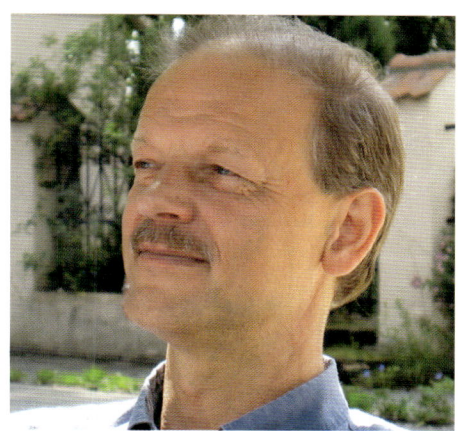

図 2-13　ヘリカル CT の開発者カレンダー教授（Willi Kalender）

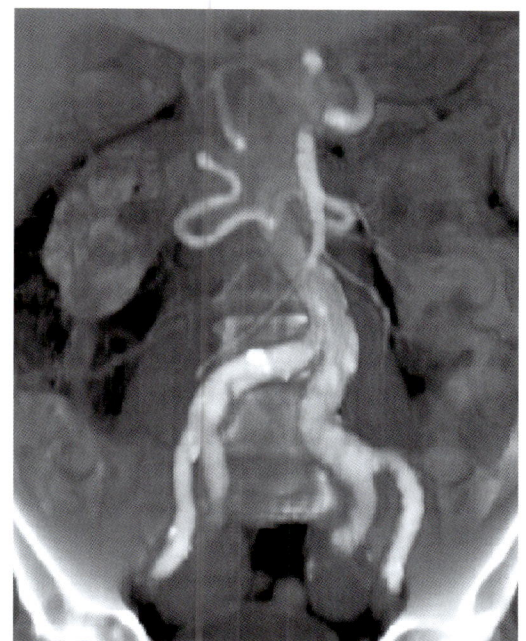

図 2-14　単列ヘリカル CT のデータから再構成した 3 次元画像　（Fishman E, MD, Johns Hopkins Hospital, Baltimore, MD より許可を得て転載）

率に優れた油冷式回転陽極が用いられるようになった．初期の第3世代CTの熱容量は，100〜300万ヒートユニット（HU）であったが，連続回転するヘリカル CT の導入は，管球熱容量にさらなる要求を突きつけることとなる．この要求に応え，ターゲットの温度上昇，蓄熱，熱放散の問題を解決するためには，設計上のさまざまな技術的進歩が必要であった．この結果，管球の質量が増加したため，高速回転に耐えられる回転部品の軽量化にも努力が払われるようになった．現在の CT 管球は，熱容量 500〜800 万 HU を備え，冷却のために停止することなく連続回転が可能である．

補間アルゴリズム

　従来の CT は，被写体をガントリ内でスキャンのたびに移動して撮像していたが，テーブルを連続的に移動させながらスキャンすることができれば，多くの利点が生れると考えられるようになった．しかし，管球，テーブルともに連続的に運動する場合の問題点は，プロジェクションが被写体の周囲をらせん状に回転し，一平面に収らないため，従来の再構成アルゴリズムでは対応できないことにある．カレンダー教授（Willi Kalender）（図 2-13）は，従来の逆投影法を流用できるように一平面内にプロジェクションを収めるような補間法を開発して，この問題を解決したことで知られている[†5]．これによりいくつかの利点が生れる．まず第一に，管球の連続回転とテーブル移動によってカバーされる撮像領域の任意の位置に，再構成平面を設定することができる．この結果，z 軸にそってオーバーラップのある断面を再構成し，3 次元画像を実現することができる．第二に，1 回の息止めで撮像可能なので，従来の CT につきものだった体動によるアーチファクトのない，3 次元再構成が可能となる．この結果，どのような方向からも観察できる，真の意味での 3 次元画像を臨床における現実のものとすることができる．そして最後に，実際に X 線ビームをオーバーラップさせることなく，数学的にオーバーラップ画像を

[†5] 訳注：欧米でのヘリカル CT 開発は，1989 年の Kalender ら（シーメンス社）による北米放射線学会（RSNA）での発表（WIP）をもって嚆矢とされる．しかし，日本ではこれに先行して片田和廣（藤田保健衛生大学）らが東芝と共同開発を進めており，1989 年の RSNA 以前に国内の学会で発表していた．Kalender らも論文のなかで，日本の先行実績について明言している．ヘリカル機能を搭載した実機は 1990 年に東芝，シーメンスからほぼ同時に発売された．

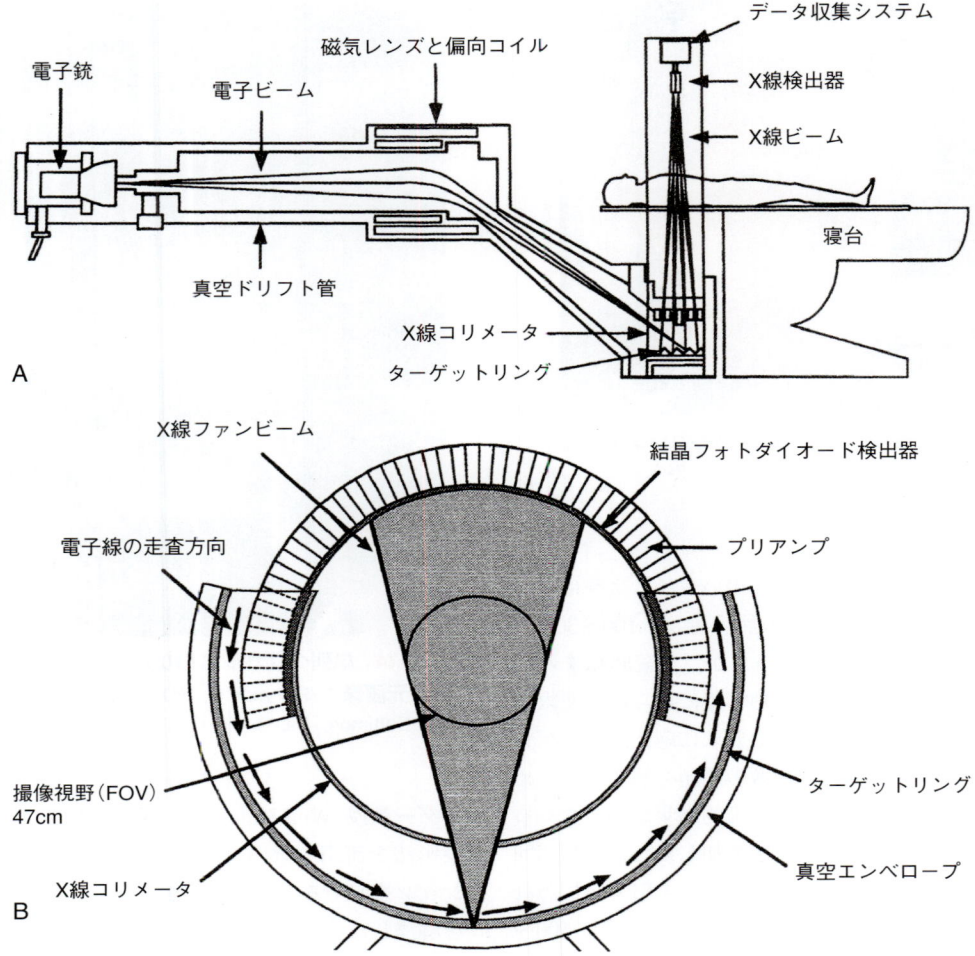

図 2-15　電子ビーム CT の構造　(McCollough RL：The technical design and performance of ultrafast computer tomography. Radiol Clin North Am 1994；21：521 より許可を得て転載).

作り出せることから，被曝を増やすことなく z 軸方向のデータ数を増やすことができる．それぞれに特徴をもつ多くの補間アルゴリズム (interpolation algorithm) が開発されているが，詳細は画像再構成の専門書を参照されたい．

単列ヘリカル CT の性能

ヘリカル CT の登場により，3 次元画像に向けて技術は大きく進歩した．図 2-14 に，単列ヘリカル CT (single detector-row CT：SDCT) による 3 次元再構成画像を示す．撮像時間は約 30〜40 秒である．体動や不随意運動によるズレがほとんど除去されている．さらに，撮像範囲内の任意の断面を再構成することが可能である．

スライス幅よりも狭い間隔で画像再構成できるので，z 軸方向の分解能は格段に向上した．ピッチ (pitch) 1 で最も薄いスライス (〜1 mm) を撮像すれば，ほぼ等方向性の分解能が得られるが，このような画像は管球容量や息止め時間の制約により狭い範囲しか撮像できない．より大容量の管球を，より長時間，より高速に回転すれば，広い範囲の高分解能画像を撮像することが可能である．

しかし，このような力づくの方法をもってしても，実際には疾患をもつ患者の息止め可能時間により検査時間は制約され，せいぜい 30 秒が限度である．

ヘリカルスキャンでは，テーブルが移動するためにファンビームによるプロジェクションは，z軸上の位置が次第にズレていく．このズレの程度は，テーブル移動距離とX線ビーム幅に依存する．管球が360°回転する間のテーブル移動距離とスライス幅の比を**ピッチ**(pitch)という．ピッチは無次元の数値で，被曝，画質を左右する重要な値である（→5章，p.52に詳述）．ヘリカルスキャンのz軸方向の分解能は，従来のCTに比較して格段に優れているが，全体の画質は補間アルゴリズムやピッチに左右される．ヘリカルCTのスライス感度プロファイルは従来のCTと異なり，補間アルゴリズム，ピッチの影響を受ける．ガントリ1回転でカバーできる範囲は，1スライスの厚さが限度である．3次元画像に向けての技術開発は，さらに多列検出器型CT（multidetector-row CT：MDCT）の開発に連なっていく．

電子ビームCT

1980年代初頭までに，第3世代，第4世代CTが普及したが，多くの研究者が最大の難関，心臓のイメージングに取り組んだ．しかし当時のCTの性能では，ほとんどが成功には至らなかった．心臓のイメージングは，動きが速いだけでなく，心拍数，心臓の位置そのものなどが一定せず，血管径もさまざまであるなど，多くの難題を抱えている．スキャン時間の長さ，X線管球の熱容量などの問題から，心臓の動きによるアーチファクトは不可避であった．1980年代の前半，ボイド（Douglas Boyd）らは超高速CTを設計，製作した．これは**電子ビームCT**（electron beam CT：EBCT）といわれるもので，これによって心臓や冠動脈のイメージングが現実のものとなった．EBCTの技術は従来のCTとはまったく異なり，X線源は固定されており，50～100ミリ秒（ms）のオーダーで高速なデータ収集が可能である．MDCTの登場によりEBCTが使われることはまれとなり，2003年以降は商用機の製造が中止されている．しかし，CT技術の背景を理解するために，ここでEBCTについて簡単に解説を加えることにする．

電子ビームCTの原理

EBCTは，X線源として通常のX線管球のかわりに，電子銃，および固定リング上のタングステンターゲットを使用することにより，非常に高速なスキャンを可能としている（**図2-15**）．高度に収束した電子線を，半円状に配列したタングステンターゲットに照射してX線を発生させる[†6]．タングステンターゲットは，被写体を取り囲む，半径90 cmの固定ターゲットリング上，210°の範囲に配置されており，これがX線源となる．このターゲットリングの反対側に，固定検出器が216°の弧状に配置され，タングステンターゲットで発生したX線をこの検出器リングで受光し，コンピュータで画像を再構成する．検出器リングは，2列の検出器列からなり，その一方には他方の約半数の検出器が配置されている．電子線を1つあるいは複数のターゲットリングに照射することにより，1枚あるいは複数枚のスライスを撮像できる．50～100ミリ秒で，厚さ3～6 mmの横断（軸位断）を得ることができ，心電図のR-R間隔を使って拡張末期にトリガーをかけて，30～40枚の連続横断（軸位断）を1回ないし2回の息止め下に撮像できる．非常に高速なため，心臓の動きによるアーチファクトは事実上除去できる．

EBCTの最大の利点は，50～100ミリ秒という短時間で断層像を得られることで，これは現在の最新のCTも及ばない数字である．しかし，EBCTは構造が複雑で，心臓イメージング専用機であった．その一方で，より簡単な構造で幅広い領域に活用できるMDCT上で，多くの心臓用プロトコルが開発されるに至り，EBCTは終焉を迎えることとなった．

[†6] 訳注：EBCTはImatron社から1980～90年代に発売されたものが唯一の商用機である．電子銃から発射された電子線は，偏向コイルによってターゲットリング上に弧状に配置されたタングステンターゲットを走査しながら照射する．ターゲットリングは4列，検出器リングは2列で，これを組み合わせて最速で8スライスを216ミリ秒で撮像できた．検出器はBGOで，1列目に420個，2列目に210個が配置された．スライス幅は6 mm，3 mm，1.5 mmを選択できた．

なお，放医研の飯沼，舘野らは，1977年にEBCTの原型ともいえる電子走査式超高速CT（Ultrafast Computed Tomography）を提唱しており，ボイドらのEBCT作成に影響を与えている．

3 多列検出器型 CT（MDCT）

　1990年代初頭に登場したヘリカルCTは，CT技術史上の大飛躍であったが，同時に90年代半ばにはその技術と応用分野はプラトーに達するものと予想された．しかしながら，その後の多列検出器型CT（MDCT）の開発はCT技術のさらなる進化を告げるものであった．MDCTは，90年代半ば，エルシント社（Elscint-Picker-Philips）が2列ヘリカルCTを開発したことに端を発している．エルシント社は，X線管が1回転することにより2枚の画像を撮像できる**ツインCT**（twin CT）を開発した．このツインCTは，X線検出器が2列に分かれており，同時に2スライスのスキャンが可能であったが，実は1974年にハウンズフィールド（Hounsfield）が作った世界初のCTは，これと同じように2枚同時に撮像できるものであった．1998年後半までに，大部分のCTメーカーが1回転で4スライス以上撮像できる装置を開発した．この方式は，MDCT，マルチスライスCT（multislice CT），マルチディテクタCT（multidetector CT），ボリュームCT（volume CT）など，さまざまな名称で呼ばれているが，本書では**MDCT**（多列検出器型CT，multidetector-row CT）とする．

MDCTの検出器構成

　MDCT以前のCTは，いずれも撮像面（x-y平面）内には多数の検出器を配置していたが，体軸（z軸）方向には1列だけであった．x-y平面内の検出器は一般に700～900個で，これが2章で解説したように"第3世代CT"のX線ファンビームが照射する円弧上に並んでいる．**図3-1**に，SDCT（single detector-row CT）とMDCTの基本的な違いを示す．**図3-1**は検出器の側面像で，検出器列が1列の場合と8列の場合を比較したものである．原則として，x-y平面内の検出器数は変化させずにz軸方向の列数を増やすことにより，X線管球がガントリ内で1回転するときに複数の画像が得られるようになる．

　検出器の総数は，x-y平面内の検出器数（700～900）×検出器列数（2, 4, 6, 8, 16, 64など）で求められ，1400～60,000個に及ぶことになる．検出器をX線管球側から眺めると，マトリックス状にみえる．**図3-2**は，SDCT，MDCTの検出器の実際の写真である．MDCTの重要な構成要素として，データ収集システム（data acquisition system：DAS）がある．実際にデータを収集するために使用される検出器の列数，撮像枚数はDASチャネル数で決まる．

　MDCTの基本的な考え方は，2列の検出器を備え，2スライスを同時に撮像することができた世界初のCT"EMI Mark I スキャナ"に遡ることができる．1990年代半ば，この方法を初めてヘリカルCTに組み込んだのは，エルシント社のツインCTであった．同社はその後買収されたが，現在では2列の装置を製造しているメーカーはほとんどない．この方式が従来の1列のCTに比べて優れていることは明らかで，全メーカーがこのアイデアを取り入れ始め，1998年後半にはほとんどすべてのメーカーから1回転で4枚以上のスライスを撮像できるスキャナが供給されるに至った．z軸方向の検出器の配列

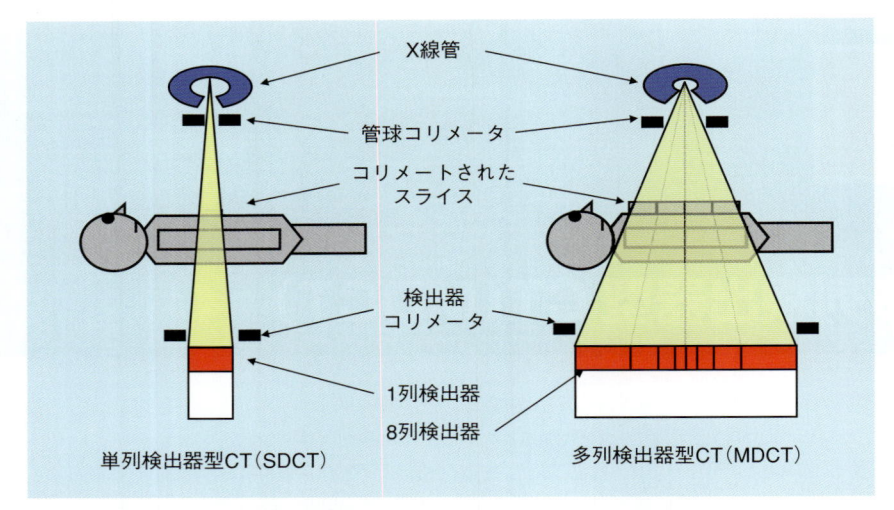

図 3-1　SDCT と MDCT の構造　両者の違いは，MDCT では体軸方向に複数列の検出器が配置されていることで，これによって 1 回のガントリ回転で複数のスライスを撮像できる．

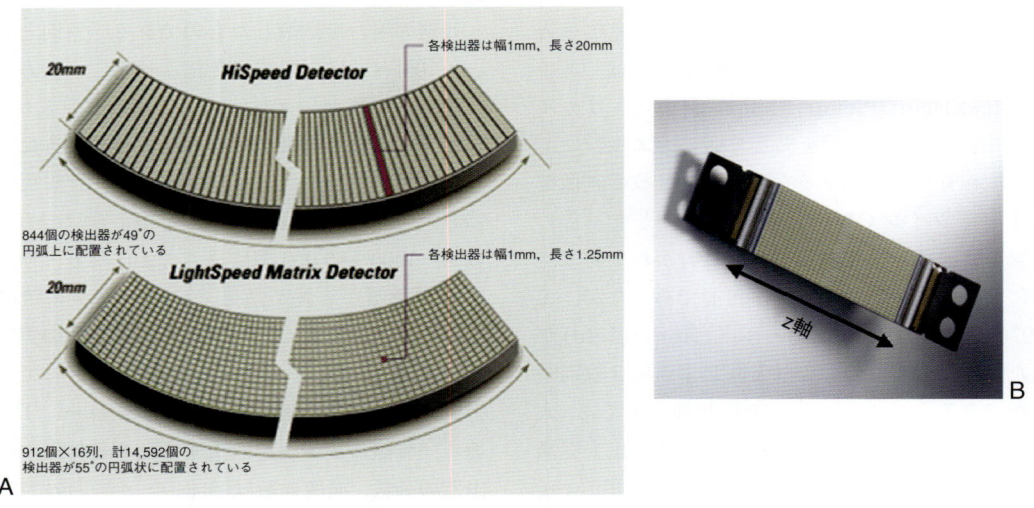

図 3-2　MDCT の X 線検出器　A：SDCT の検出器（GE, HiSpeed）と MDCT の検出器（GE, LightSpeed）．SDCT 検出器の個々のエレメントは 1 mm 幅，体軸方向は 20 mm．MDCT 検出器のエレメントは 1 mm 幅，体軸方向は 1.25 mm．（米国 GE Healthcare 社より許可を得て掲載）．B：MDCT に使われている 1 個の検出器エレメント（東芝，Aquilion 16）．（東芝メディカルシステムズより許可を得て掲載）

方法，幅については，装置によってさまざまである．

図 3-1 に示したように，z 軸方向の検出器列数，X 線ビームの幅を除けば，SDCT と MDCT に大きな違いはない．X 線管球を 1 回転して撮像できるスライス枚数（撮像範囲）は撮像面の中心，すなわちアイソセンター（isocenter）で定義される．SDCT の場合，撮像範囲を広くするにはスライス幅を大きくして z 軸方向の分解能を犠牲にする必要があったが，MDCT では z 軸方向の分解能はそのまま維持され，あるいは場合によっては向上する．たとえば，10 mm 幅にコリメートされた X 線を 4 つの 2.5 mm 幅検出器で受光する場合，検出器 1 列の場合と撮像時間，撮像範囲は同じだが，z 軸方向の分解能は 10 mm から 2.5 mm に向上する（図 3-3）．同様に，1.25

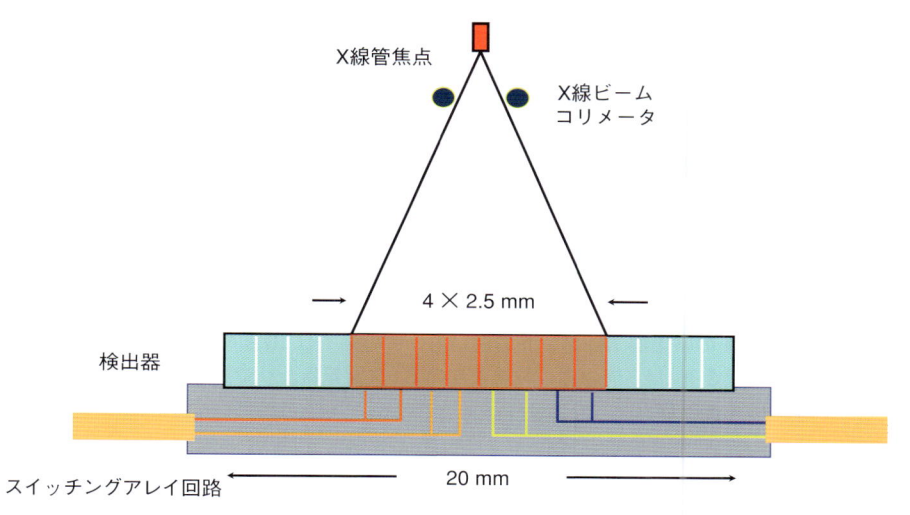

図 3-3 検出器構成 4×2.5 mm の例 2個の検出器エレメントからのデータが1個のDASチャネルに送られる．X線ビームの幅は10 mm（4×2.5 mm）で，4枚のスライスに再構成される．スライスの最小厚は，2.5 mmとなる．

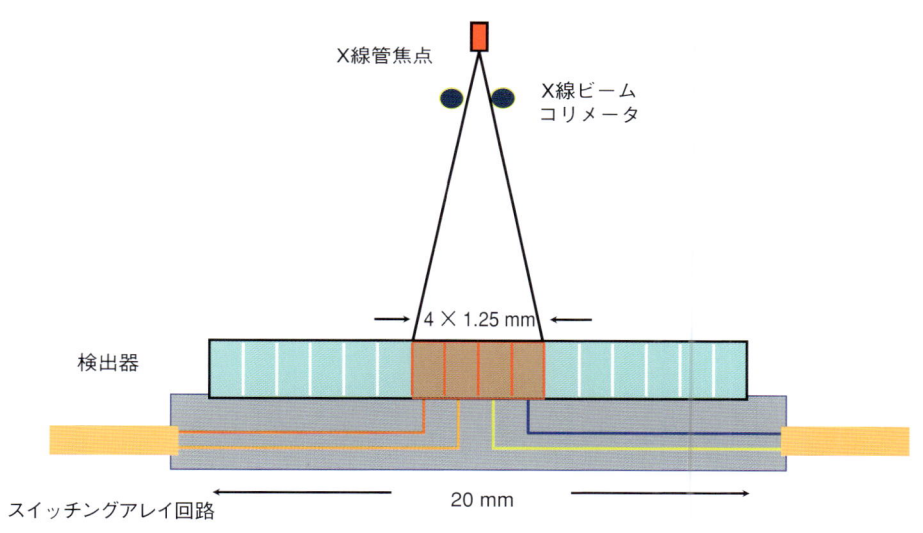

図 3-4 検出器構成 4×1.25 mm の例 4個の検出器エレメントからのデータが4個のDASチャネルに送られる．X線ビームの幅は5 mm（4×1.25 mm）で，他の構成にも変更できる．個々のエレメントからのデータから，それぞれ1スライスが再構成される．スライスの最小幅は，1.25 mmとなる．

mm幅検出器を4つ使って，同じスキャン時間でスキャン範囲を半分にすれば，空間分解能はさらに向上する（**図 3-4**）．さらに例をあげれば，5 mm幅検出器を4つ使えば，X線ビーム幅20 mmで，z軸方向の分解能を維持しながらスキャン時間は1/4となる．検出器列数を増やすことにより，データ収集能力は格段に向上し，X線管球効率も改善する．さらに，ガントリ回転速度が1秒から0.3秒（300 ms）に短縮し，管球出力も大きくなることにより，等方向性分解能（isotropic resolution）が現実のものとなり，さらなる発展が期待できる．

第1世代のMDCTでは，どのメーカーの装置でもガントリ1回転で4スライスが限度であった．検出器の列数は4列より多いものもあったが，撮像で

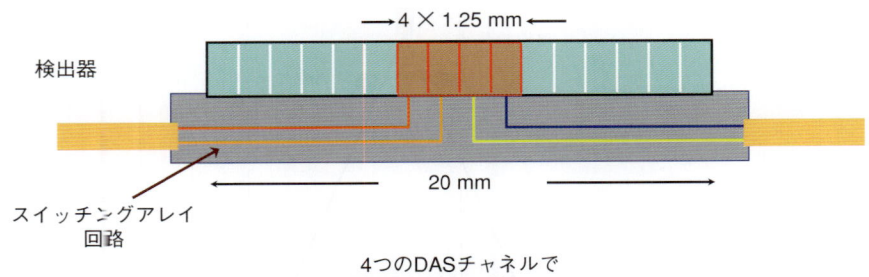

図3-5 MDCTの検出器エレメントの使い方 この図では16個の検出器エレメントがあるが，使用できるDASチャネル数は4なので，1回転当たりで撮像できるスライス枚数は最終的に4となる．

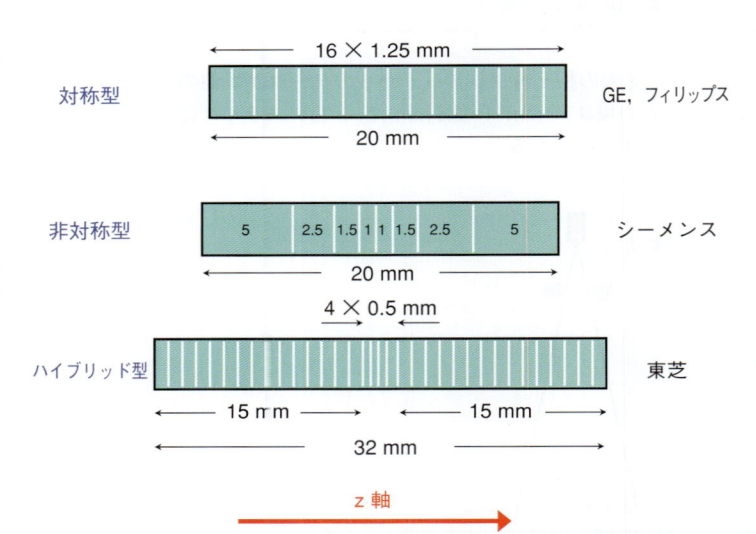

図3-6 第1世代のMDCTに用いられた検出器エレメントの配列方式 いずれもエレメント数は多いが，ガントリ1回転当たり撮像できるスライス枚数は，DASチャネル数の制約によりすべて4枚であった．

きるスライス数はDASチャネル数によって4枚に制限されていた（図3-5）．

MDCTの検出器構成は，3つに大別できる．**対称型検出器**（uniform or matrix array detector），**非対称型検出器**（non-uniform or adaptive array detector），**ハイブリッド型検出器**（hybrid array detector）である．図3-6にそれぞれの例を示す．なお以下の記述で，各検出器列の幅はその実際の大きさではなく，それに対応するX線ビームの撮像視野中心（アイソセンター）における幅である．CTの構造（geometry）や中心から検出器までの距離によっては，実際の幅はその2倍以上になることもある（図3-7）．たとえば，管球と検出器の距離が1035 mm，管球とアイソセンターまでの距離が570 mmの場合，検出器エレメントの幅は被写体の表面で0.5

mmと表わされるが，実際の検出器幅は0.9 mmであり，同じく1 mmの場合は実際には1.82 mmとなる．実際にCTを使ううえで問題となるのは検出器の幅ではなくスライス幅（slice thickness）なので，検出器幅はアイソセンターで表すほうが都合がよい．また，異なるメーカーの異なる構造のCTを論ずる場合も，検出器列の幅をアイソセンターで比較することができる．

対称型検出器

このタイプでは，同じ大きさ，同じ厚さの小さな個体検出器（たとえば1.25 mm×16列）が配列されている（図3-8）．実際に得られる画像は，X線ビームの幅，検出器列の選び方，その両者の組み合わせ方に依存する．1.25 mmのスライスを4枚撮像する

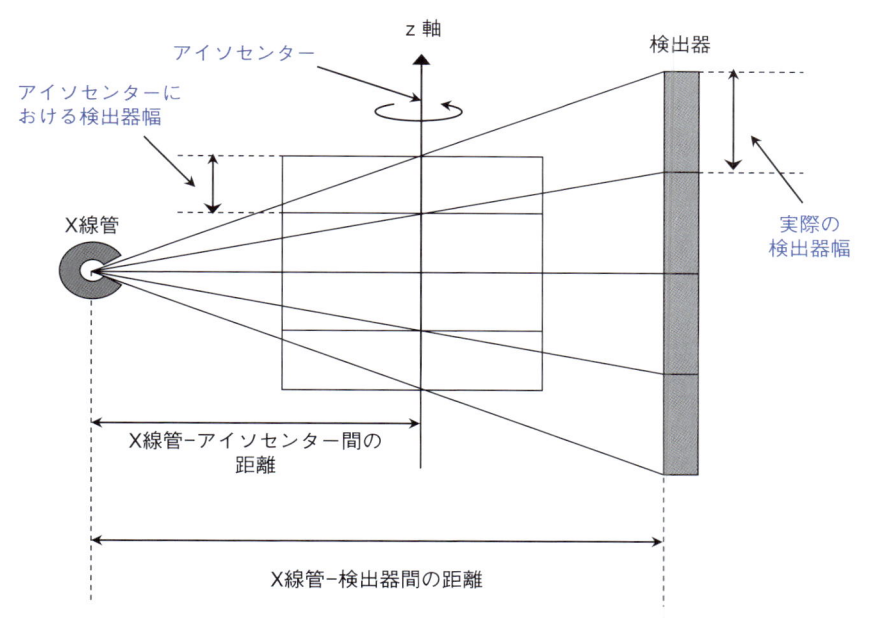

図 3-7 実際の検出器幅とアイソセンターにおける検出器幅の関係　4×1.25 mm, 4×5 mm など，MDCT の検出器幅は，ガントリの中心（アイソセンター）で表示される．実際の検出器幅は，CT の構造（geometry）に応じて異なりこれよりも大きい．

こともできるし，いくつかの検出器を組み合わせてスライスを厚くし，たとえば 2.5 mm, 3.75 mm, 5 mm のスライスを 4 枚撮像することもできる．4×1.25 mm の場合は，4 個の 1.25 mm 幅検出器から 4 本の信号が得られる．4×2.5 mm の場合は，8 個の 1.25 mm 幅検出器から 4 本の信号が得られる．同様に，4×2.5 mm, 4×3.75 mm, 4×5 mm の構成で，2.5 mm, 3.75 mm, 5 mm のスライス幅を撮像することができる．いずれの場合も，複数の検出器を組み合わせて厚いスライスを撮像する（**表 3-1**）．主要 MDCT メーカー 4 社のうち，GE がこの方式を採用している．

非対称型検出器

このタイプでは，アイソセンターから遠ざかるほど検出器幅が厚くなっている（**図 3-9**）．中央 2 個の検出器は 1 mm 幅であるが，その両隣はもう少し大きく，最外側では 5 mm となる．4 列 MDCT において，内側の 2 個の 1 mm 幅検出器の半分にコリメートする場合は，2×0.5 mm のスライスを撮像できる．その外側の一部を使えば 4×1 mm となる．内側の 2 列の検出器を使えば，4×2.5 mm となる（**表 3-2**）．

この方式の利点は，検出器列間の隔壁による X 線吸収を最小限にとどめることができ，幾何学的効率が向上することにある．シーメンスとフィリップスは，4 列 MDCT にのみこの方式を採用していたが，これより列数の多い CT には使用していない．

ハイブリッド型検出器

3 つ目はハイブリッド型である（**図 3-10**）．中央部に薄い検出器（0.5 mm），その両側に厚い検出器が配置されている．4 列 MDCT の例をあげると，中央に 0.5 mm 幅検出器が 4 個，その両側に 1 mm 幅のものが 15 個ずつ配置され，z 軸方向に 32 mm をカバーしている（**表 3-3**）．この方式を導入したのは，日本の東芝である．

検出器幅よりも厚いスライスが必要な場合は，検出器エレメントを z 軸方向にいくつか組み合わせてデジタル信号を取り出す．このような検出器の分類は，次の世代の MDCT を論ずるうえで有用となる．

SDCT の場合と異なり，MDCT では被写体の後方で X 線をコリメーションすることはない〔ただし，x-y 平面上で各検出器エレメント間にあって検

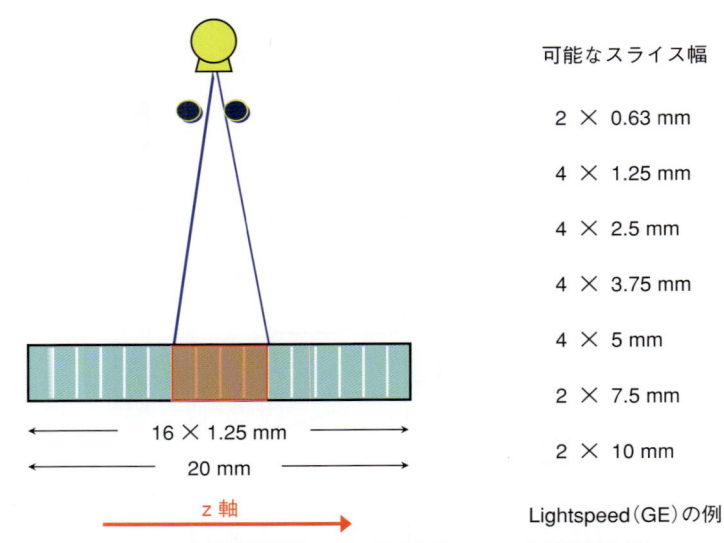

22　3 章　多列検出器型 CT（MDCT）

```
可能なスライス幅

2 × 0.63 mm
4 × 1.25 mm
4 × 2.5 mm
4 × 3.75 mm
4 × 5 mm
2 × 7.5 mm
2 × 10 mm

Lightspeed（GE）の例
```

16 × 1.25 mm
20 mm
z 軸

図 3-8　対称型検出器は，第 1 世代の MDCT に採用された検出器デザインのひとつで，個々の検出器エレメントは同じ大きさである．可能な検出器構成を図の右に示した．検出器幅（T）と検出器エレメント数（N）の積 T×N が，データ収集にあずかる X 線ビーム幅となる．

■ **表 3-1**　対称型検出器をもつ 4 列 MDCT で再構成可能な検出器構成とスライス幅の関係

検出器構成 N×T(mm)	X 線ビーム幅(mm)	再構成可能なスライス幅
2×0.625	1.25	0.63，1.25 mm
4×1.25	5	1.25，2.5 mm
4×2.5	10	2.5，3.75，5.0 mm
4×3.75	15	3.75，5.0，7.5 mm
4×5	20	5.0，7.5，10.0 mm

出器面よりわずかに突出する小さな隔壁があり，これがコリメータの役割を果す（訳注：4 章，p.40 参照）．すべてのコリメーションは，X 線管球の側で行われる．検出器の列間に，隣接する検出器エレメントからのシンチレーションの干渉（クロストーク）を防ぐための隔壁構造があるが，斜め方向から入射する X 線はこれを透過する．このことは，辺縁部の検出器の X 線効率を維持するために重要な点である．しかし，この構造は X 線効率を向上させる一方で，散乱線の影響を受けやすい構造でもある．このため，

スライス幅はデジタル信号の組み合わせで制御し，X 線ビーム幅は X 線管側のコリメータで決める，というアプローチがあらためて重要となる．

MDCT では，再構成されるスライスの厚さは，常に検出器エレメントの幅と等しいか，あるいはそれ以上である．検出器エレメントの幅より薄いスライスを撮像することはできない．たとえば，検出器エレメント幅が 0.5 mm の MDCT では，0.5 mm より薄いスライスを作ることはできず，実際に再構成されるスライスはこれより厚くなる[†]．最小スライス

[†] 訳注：シーメンスの 4 列 CT では最小検出器エレメント幅が 1 mm にもかかわらず 0.5 mm のスライス幅が可能であった（図 3-9）．これは，管球側でコリメートをかけることにより得られていた．

可能なスライス幅

2 × 0.5 mm

4 × 1 mm

4 × 2.5 mm

4 × 5 mm

2 × 8 mm

2 × 10 mm

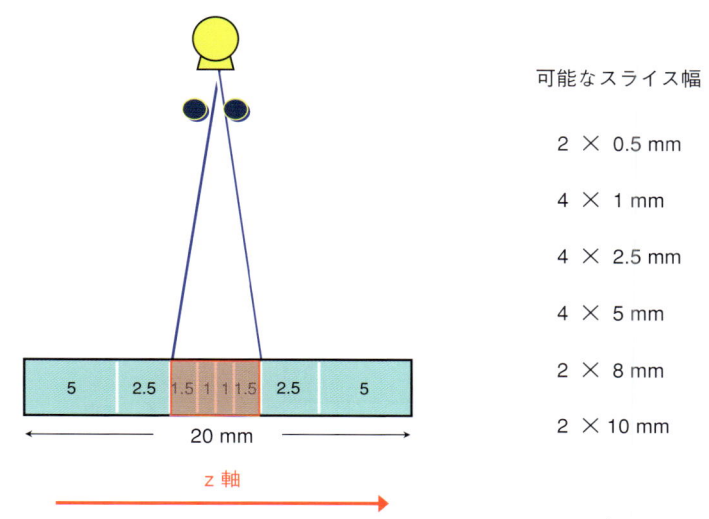

Volume Zoom（シーメンス）の例

図 3-9 非対称型検出器は第 1 世代 MDCT で使われた検出器配列のひとつである．検出器幅は中央では狭く，外側ほど厚い．組み合わせ可能な検出器構成を図の右に示した．

表 3-2 非対称型検出器をもつ 4 スライス MDCT で再構成可能な検出器構成

検出器構成 N×T(mm)	X 線ビーム幅(mm)	再構成可能なスライス幅
2×0.5	1	0.5, 0.75, 1, 1.25, 1.5, 2 mm
4×1.0	4	1, 1.25, 1.5, 2, 3, 4, 5, 6, 7, 8, 10 mm
4×2.5	10	3, 4, 5, 6, 7, 8, 10 mm
4×5	20	6, 7, 8, 10 mm

幅が検出器幅より厚くなる理由はいくつかあり，5 章「MDCT の撮像パラメータと画質」で詳述するように，ヘリカルデータの再構成アルゴリズムはその理由のひとつである．

1 回転で 4 スライス撮像可能な第 1 世代の MDCT が導入されて 3 年を経ずして，CT メーカーは 8 スライス，16 スライスのスキャナを開発した．8 スライス CT の検出器構成は以前と同様だが，DAS チャネル数が 4 から 8 に増えた結果，同時に 8 チャネルのデータを収集できるようになった（図 3-11）．

次なる大きな進歩は 16 スライス MDCT の登場であった（第 2 世代 MDCT）．この時点では，すべてのメーカーがハイブリッド型検出器を採用した（図 3-12）．いずれのスキャナでも同時に使用できるチャネル数は 16 であったが（図 3-13），大部分のスキャナは 0.5 秒で 1 回転可能なため，1 秒間に 32 スライスを収集できた．このように，16 スライス MDCT は，検出器効率の点で著しく改良され，さらにスキャンプロトコルを単純化することができた（図 3-14, 15）．ユーザは，薄いスライスのモード，あるいは厚いスライスのモードのいずれかを選択すればよい．たとえば 16×0.75 mm とすれば，12 mm の範囲をカバーする 0.75 mm の薄いスライスが 16 枚撮像でき（図 3-16），16×1.5 mm とすれば，24 mm の範囲をカバーする 1.5 mm の厚いスライスが

3章 多列検出器型 CT(MDCT)

可能なスライス幅

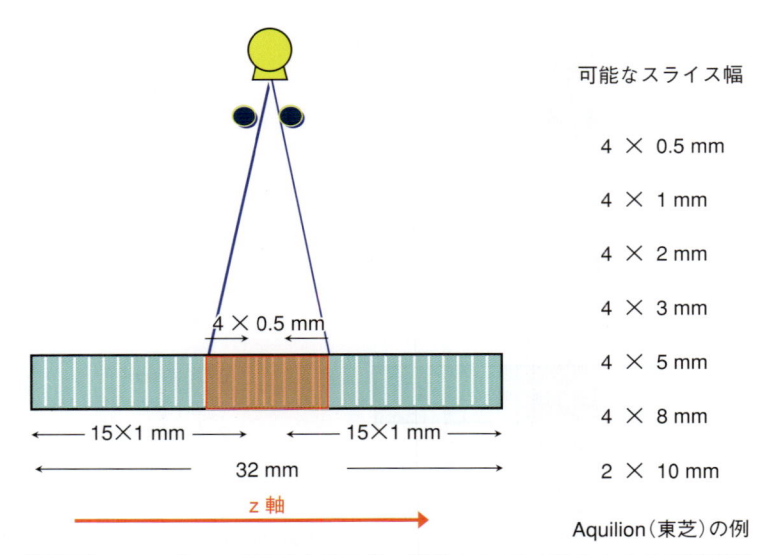

- 4 × 0.5 mm
- 4 × 1 mm
- 4 × 2 mm
- 4 × 3 mm
- 4 × 5 mm
- 4 × 8 mm
- 2 × 10 mm

Aquilion(東芝)の例

図 3-10 ハイブリッド型検出器は第1世代 MDCT で使われた検出器配列のひとつで，異なる幅の検出器が配置されているので，この名前がある．中央部に幅の狭い検出器，その両側に幅の広い検出器が配列されている．組み合わせ可能な検出器構成を図の右に示した．

表 3-3 ハイブリッド型検出器をもつ4スライス MDCT で再構成可能な検出器構成

検出器構成 N×T(mm)	X線ビーム幅(mm)	再構成可能なスライス幅 (カッコ内はスライス送り幅)
4×0.5	2.0	0.5～2.0 mm (0.5 mm)
4×1	4	1～4 mm (1 mm)
4×2	8	2～10 mm (1 mm)
4×3	12	3～12 mm (1 mm)
4×4	16	4～16 mm (1 mm)
4×5	20	5～20 mm (1 mm)
4×8	32	8～32 mm (1 mm)

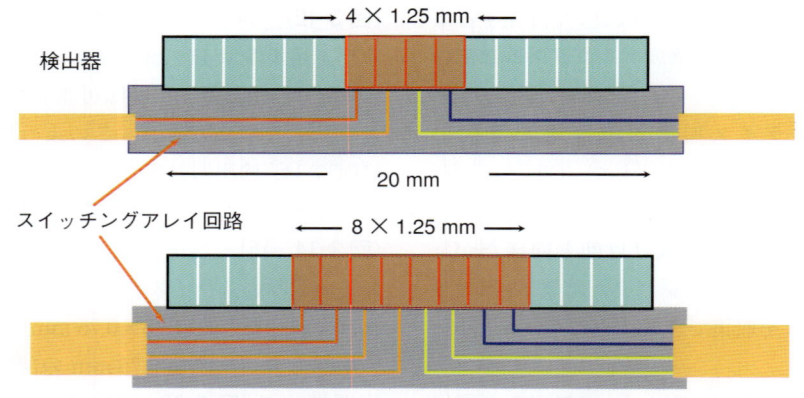

図 3-11 DAS チャネル数 4 と 8 の比較　ガントリ1回転で4スライス撮像できる MDCT，8スライス撮像できる MDCT の違いは，同時に利用できる DAS チャネル数の違いである．

図 3-12

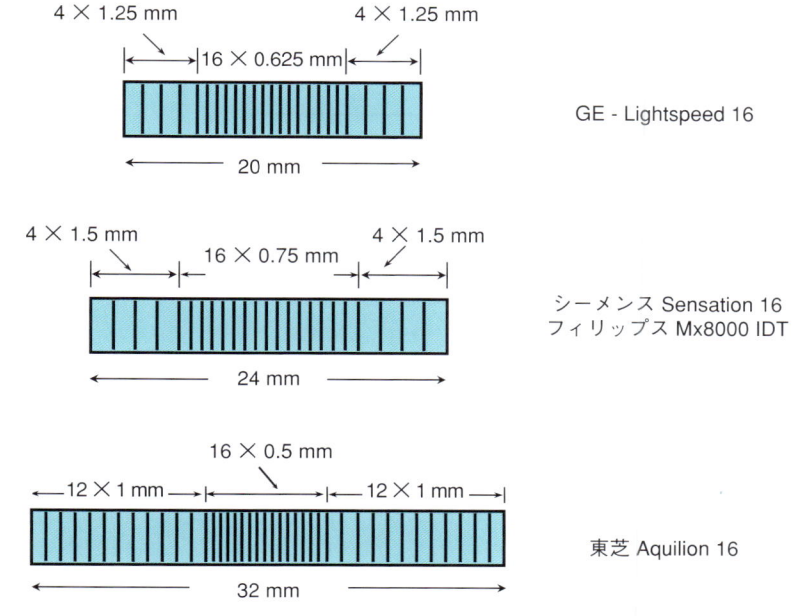

4 × 1.25 mm ／ 16 × 0.625 mm ／ 4 × 1.25 mm
20 mm
GE - Lightspeed 16

4 × 1.5 mm ／ 16 × 0.75 mm ／ 4 × 1.5 mm
24 mm
シーメンス Sensation 16
フィリップス Mx8000 IDT

12 × 1 mm ／ 16 × 0.5 mm ／ 12 × 1 mm
32 mm
東芝 Aquilion 16

図 3-12　16 スライス撮像可能な第 2 世代 MDCT の検出器構成　共通する特徴は，いずれもハイブリッド型検出器が採用されていることで，中央部に薄い幅の検出器，その両側に厚い幅の検出器が配置されている．(Mahesh M：Clini Cardio Vasc Img Textbook. 2004：1-77 より許可を得て転載)

16 × 0.75 mm　検出器
24 mm
スイッチングアレイ回路
16 の DAS チャネルで 16 枚のスライスが得られる

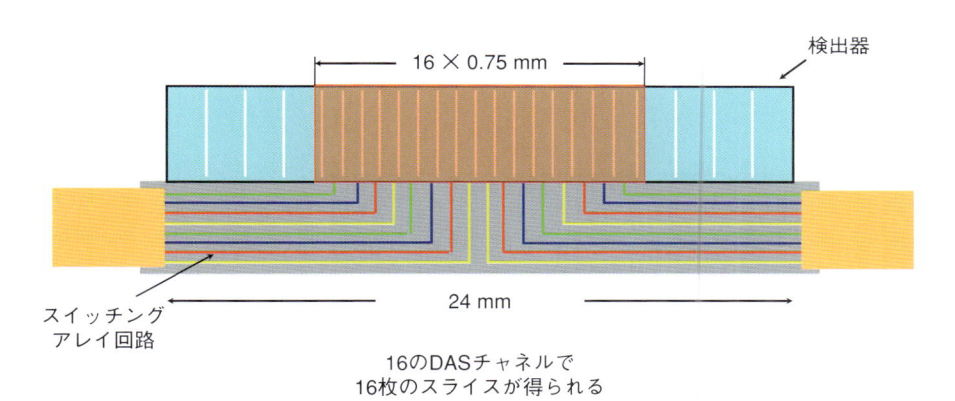

図 3-13　16 スライス MDCT における検出器エレメントの使用法　16 個の DAS チャネルによりガントリ 1 回転で 16 枚のスライスを撮像する．

16 枚撮像できる(**図 3-17**)．

スキャンモードに応じて，さまざまなスライス幅の画像を再構成できるが，スライス幅は常に検出器エレメント幅と等しいかそれ以上である(**図 3-18**)．16 スライス MDCT の登場により，最も撮像が難しかった心臓の撮像が可能となった．事実，心臓イメージングへの挑戦は常に MDCT 技術を進歩させる原動力であった．MDCT はヘリカルスキャンが可能であるが，通常のシーケンシャルスキャンも使用でき，心臓 CT では，特に石灰化スコアリングを目的とする場合には，シーケンシャルスキャンがしばしば行われる(心臓イメージングについては 6 章に詳述する)．

MDCT は SDCT に比較して，撮像時間が同じな

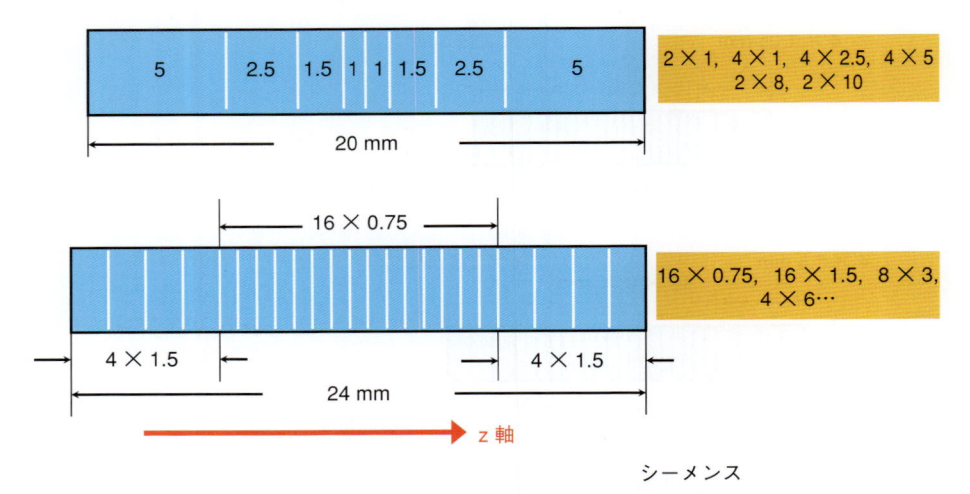

図 3-14　4 スライス MDCT と 16 スライス MDCT の比較　非対称型検出器の 4 スライス MDCT（上）と，ハイブリッド型検出器の 16 スライス MDCT（下）の比較．右側に可能な検出器構成を示した．

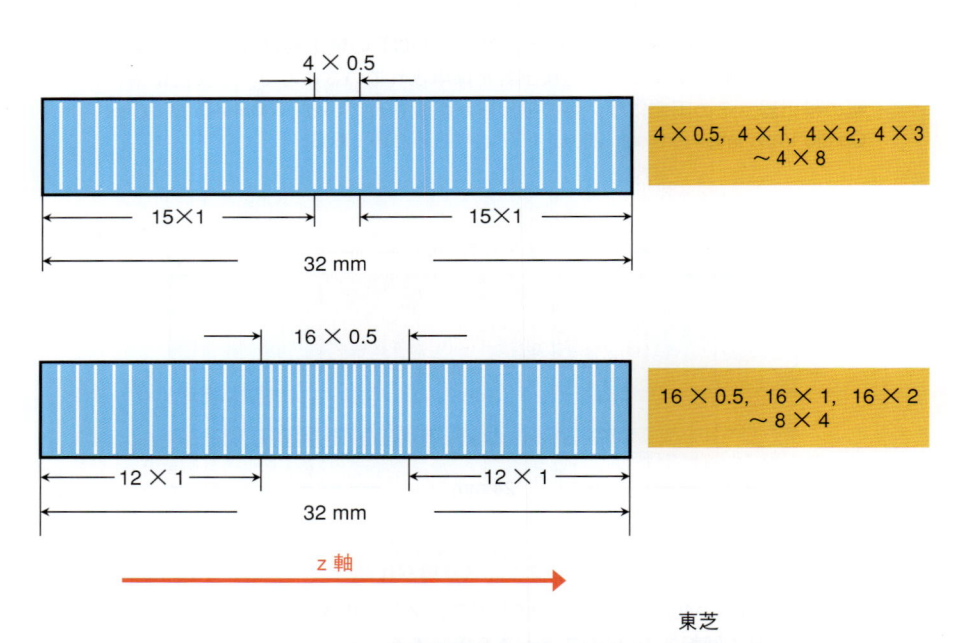

図 3-15　4 スライス MDCT と 16 スライス MDCT の比較　2 つの異なるハイブリッド型検出器の比較．右側に可能な検出器構成を示した．

らより広い範囲を，範囲が同じならより短時間でスキャンできる（**表 3-4**）．**図 3-19** に示すように，SDCT は 150 mm の範囲をスキャンするのに約 30 秒を要するが，4 スライス MDCT では同じ 30 秒間に 1000 mm を，16 スライス MDCT なら 1000 mm を 10 秒以下でスキャンできる（**図 3-20**）．ことに心臓，小児，救急などの領域では，1 回の息止めで広範囲をスキャンできることは大きな利点であり，高速，短時間に広範囲を撮像できる MDCT の活躍の場である．

　心臓 CT における高空間分解能，高時間分解能への挑戦は，MDCT のスライス枚数をさらに増加さ

MDCTの検出器構成

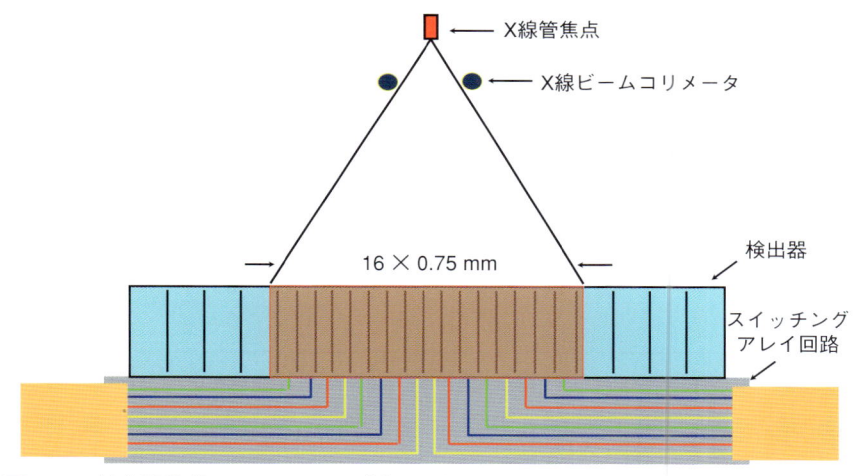

図3-16　検出器構成16×0.75 mmの例　16個のDASチャネルが，16個の検出器エレメントからのデータを収集し，それぞれの画像再構成に使われる．X線ビーム幅は12 mm（16×0.75 mm）であるが，検出器構成によって変化する．最小スライス幅は0.75 mm以上．

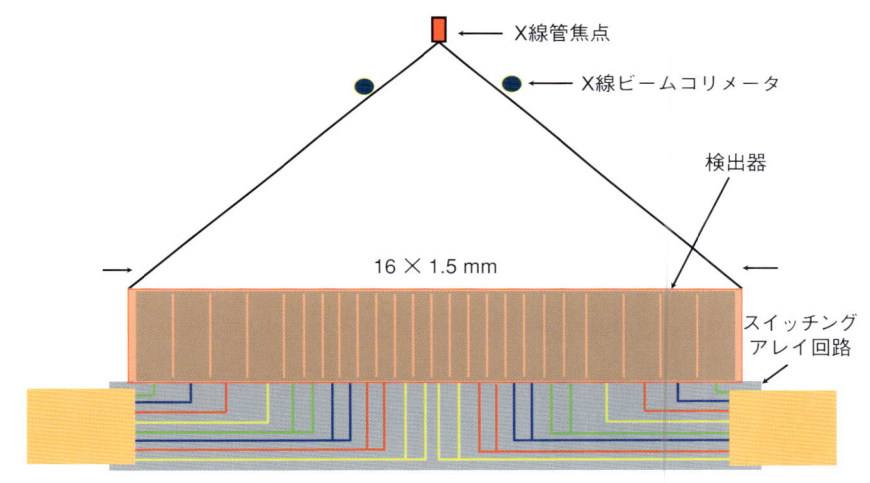

図3-17　検出器構成16×1.5 mmの例　16個のDASチャネルが16個の検出器エレメントからのデータを収集し，それぞれの画像再構成に使われる．X線ビーム幅は24 mm（16×1.5 mm）であるが，検出器構成によって変化する．最小スライス幅は1.5 mm以上．

ヘリカルモード	
0.75 mm	0.75, 1, 1.5, 2〜10 mm
1.5 mm	2, 3, 4〜10 mm

シーケンシャルモード	
0.75 mm	0.75, 1.5, 3, 4.5, 9 mm
1.5 mm	1.5, 3, 2.5, 6, 9 mm
5 mm	5, 10 mm

シーメンス Sensation 16

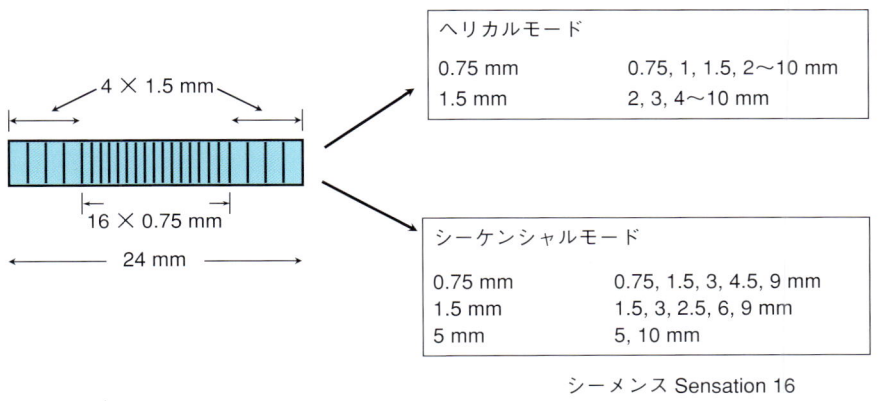

図3-18　16スライスMDCTにおけるスキャンモード，検出器構成，再構成スライス幅の組み合わせ

3章　多列検出器型 CT（MDCT）

■ 表 3-4　SDCT と MDCT のスキャン時間の比較

撮像部位	撮像範囲(cm)	スライス幅(mm)	スキャン時間(秒) SDCT[*1]	スキャン時間(秒) MDCT[*2]
頭部	20	8	16.7	2.1
頸部	15	5	20.0	2.5
胸部	30	8	25.0	3.1
腹部	20	8	16.7	2.1
骨盤	20	8	16.7	2.1
合計			95.1	11.9

*1：1 秒スキャン，ピッチ 1.5．
*2：0.5 秒スキャン，実効ピッチ 1.5．

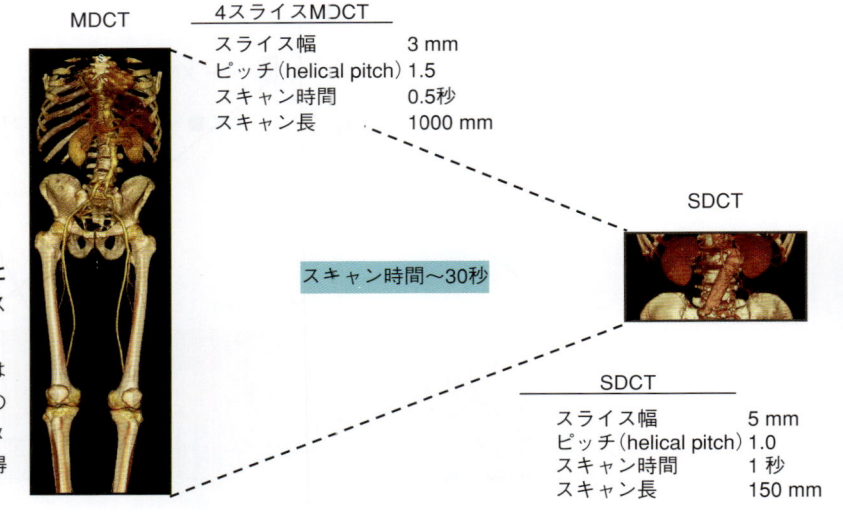

MDCT

4 スライス MDCT
スライス幅　　　　3 mm
ピッチ（helical pitch）1.5
スキャン時間　　　0.5 秒
スキャン長　　　　1000 mm

スキャン時間〜30 秒

SDCT

SDCT
スライス幅　　　　5 mm
ピッチ（helical pitch）1.0
スキャン時間　　　1 秒
スキャン長　　　　150 mm

図 3-19　4 スライス MDCT と SDCT の撮像範囲の比較　スキャン条件を一定にした場合，30 秒間で 4 スライス MDCT は 1000 mm，SDCT は 150 mm の範囲を撮像できる．（東芝メディカルシステムズの許可を得て掲載）

4 スライス MDCT
スライス幅　　　　3 mm
ピッチ（helical pitch）1.5
スキャン時間　　　0.5 秒
スキャン長　　　　1000 mm

スキャン時間〜30 秒

16 スライス MDCT
スライス幅　　　　3 mm
ピッチ（helical pitch）1.5
スキャン時間　　　0.5 秒
スキャン長　　　　1000 mm

スキャン時間〜8 秒

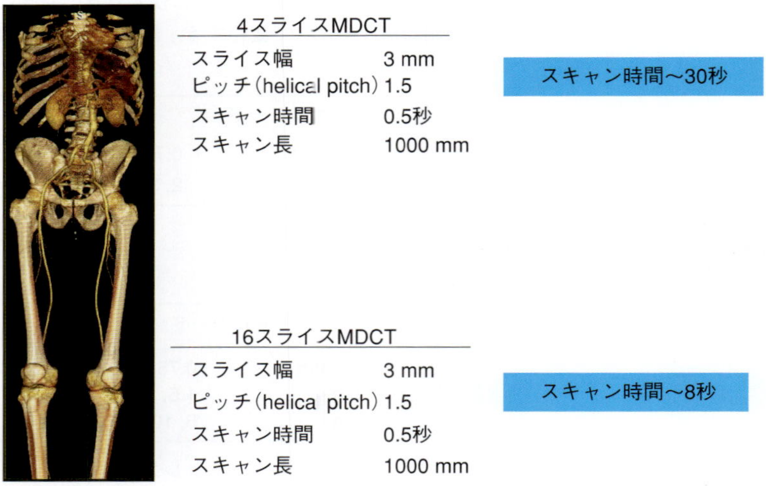

図 3-20　16 スライス MDCT と 4 スライス MDCT の撮像範囲の比較　スキャン条件を一定にした場合，1000 mm の範囲を撮像するのにかかる時間は，16 スライス MDCT では 10 秒以下であるが，4 スライス MDCT では約 30 秒を要する．（東芝メディカルシステムズの許可を得て掲載）

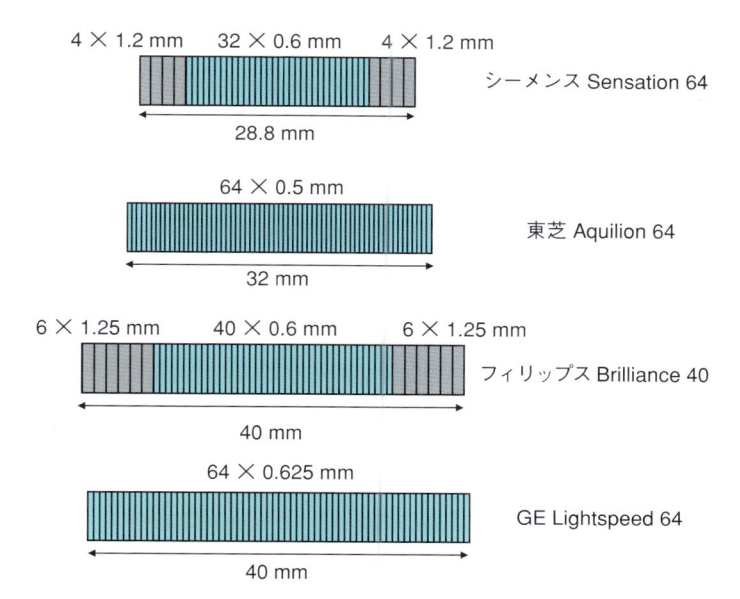

図 3-21 32 スライス以上の MDCT の検出器エレメントの構成

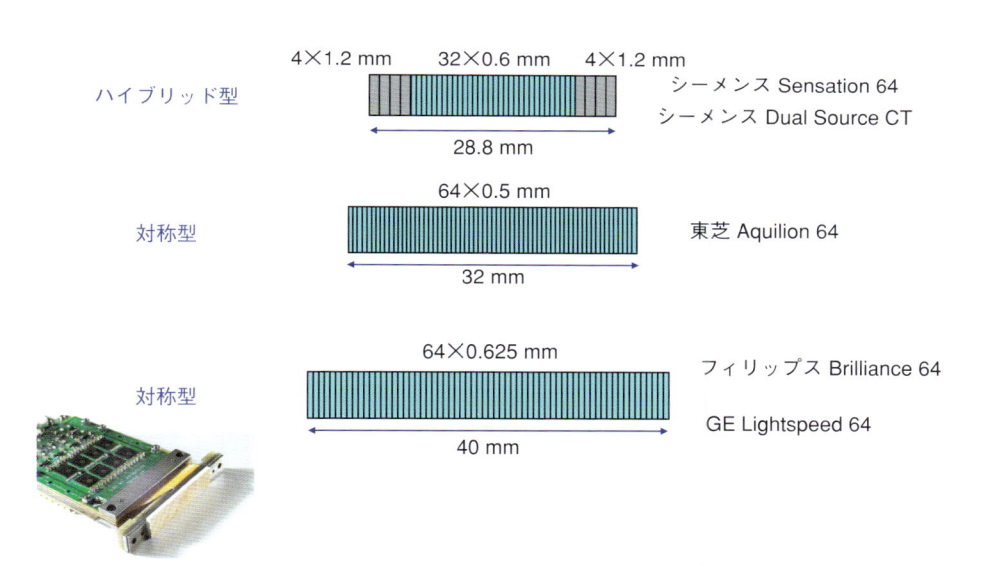

- 4×1.2 mm　32×0.6 mm　4×1.2 mm　28.8 mm　シーメンス Sensation 64
- 64×0.5 mm　32 mm　東芝 Aquilion 64
- 6×1.25 mm　40×0.6 mm　6×1.25 mm　40 mm　フィリップス Brilliance 40
- 64×0.625 mm　40 mm　GE Lightspeed 64

図 3-22 64 スライス MDCT の検出器エレメントの構成　対称型検出器とハイブリッド型検出器の 2 種類がある．

- ハイブリッド型：4×1.2 mm　32×0.6 mm　4×1.2 mm　28.8 mm　シーメンス Sensation 64／シーメンス Dual Source CT
- 対称型：64×0.5 mm　32 mm　東芝 Aquilion 64
- 対称型：64×0.625 mm　40 mm　フィリップス Brilliance 64／GE Lightspeed 64

せることになる．続いて開発された MDCT は，1 回転で 32 枚撮像でき，スキャン時間は 0.5 秒以下で，1 秒で 64 枚を撮像することができた（**図 3-21**）．そして次なる飛躍を迎えて登場した 64 スライス MDCT では，東芝，GE，シーメンスは対称型検出器を，シーメンスはハイブリッド型検出器を採用した（**図 3-22**，**表 3-5**）．検出器数が 16 列と 64 列，各検出器の幅が 1.25 mm と 0.625 mm の場合で比較すると，最大撮像範囲は 16×1.25 mm＝20 mm，および 64×0.625 mm＝40 mm である．ここから 1.25 mm，2.5 mm，5 mm など任意の厚さのスライスを再構成することができるが，最大のスキャン範囲は，やはり X 線ビーム幅（20 mm あるいは 40 mm）を超えることはできない．

■ 表3-5　16スライスおよび64スライスMDCTの検出器構成とX線ビーム幅

検出器構成 N×T(mm)	X線ビーム幅(mm)
16×0.625	10
16×1.25	20
16×0.75	12
16×1.5	24
16×0.5	8
16×1.0	16
16×2	32
64×0.625	40
32×0.6*	19.2
24×1.2*	28.8
64×0.5	32

＊：2つの浮動焦点をもつストラトン管球を使い，各検出器がダブルサンプリングを行うことにより，1回転で64スライスを撮像する（詳細は4章，p.39参照）．

MDCTの画像再構成

　MDCTの画像再構成を論ずるに先立ち，ヘリカルCTのデータからの画像再構成は通常の非ヘリカルCTと比較して複雑であることを認識しておくことが重要である．通常のCTではフィルタ補正逆投影法により画像を再構成し，被写体から得られる減衰係数が画像に投影される．この場合，同一平面上ですべてのデータが利用可能であることが前提条件となる．しかし，SDCTであれMDCTであれヘリカルCTの場合は，ある一点を除いては収集データが同一平面上に存在することはない．したがって，補間アルゴリズムを使用して初めて収集データを再構成することができるようになる．

　さまざまな補間アルゴリズムのなかで最も一般的なものは，360°＋ファンビーム角を用いる線形補間アルゴリズム（linear interpolation algorithm），あるいはより進歩した180°＋ファンビーム角を用いるアルゴリズムである．線形補間アルゴリズムは，ある位置について，その前後のプロジェクション角が等しい位置のデータを平均する方法である（図3-23）．画像再構成に利用するデータは，その位置より360°前から360°後ろの範囲にわたるので，再構成される画像の厚さは実際のコリメータの幅よりも30〜40％以上厚くなる．

　より高度なアルゴリズムでは，360°回転のデータ収集中に正反対の方向から2回ずつデータが収集されることを利用する．すなわち，適切な処理を行って第二のヘリカルデータ（共役データ† conjugated data）を仮想的に作り出し，これを補間に利用することによって，補間間隔を半分にすることができる（図3-23）．この場合，再構成画像の厚さは，実際のコリメータの幅により近いものとなるが，360°のデータをすべて使う場合と異なり，z軸方向のデータ数は少なくなるので，画像ノイズはやや多くなる．この2つの補間アルゴリズムのいずれを選択するかは，空間分解能と画像ノイズのトレードオフ（trade-off）となる（180°線形補間アルゴリズムではスライス幅は薄いがノイズが多く，360°線形補間アルゴリズムではスライス幅が厚いがノイズは少ない）．

　MDCTにおける画像再構成は，1つのヘリカルデータ，共役データのみならず，複数の検出器からのデータを処理する必要があるのでさらに複雑である．SDCTの場合と同様，MDCTでも360°あるいは180°のデータから補間が行われる．さらにMDCTでは，Zフィルタ補間（Z-filter interpolation）という特別な方法が用いられる．Zフィルタ補間は，スキャン平面内に隣接する検出器からのプロジェクションデータのみならず，同一検出器から得られる隣接プロジェクションのデータも利用して補間を行うものである．Zフィルタは，再構成画像のスライス幅に影響を与え（図3-24），Zフィルタの大きさ，形状を選択することにより，実効スライス幅とノイズのトレードオフをユーザが選択することもできる．Zフィルタはメーカーによってさまざまに異なり，このため再構成画像のスライス幅の選択にも差がある．Zフィルタを理解するうえで重要なことは，再構成画像のスライス幅は，DASチャネルの幅以上となり，それより小さくなることはないという点である．たとえば，4×1.25 mmの場合，スラ

---

†訳注：X線管球がちょうど180°反対の位置にあるときに得られるデータ．対向データともいう．

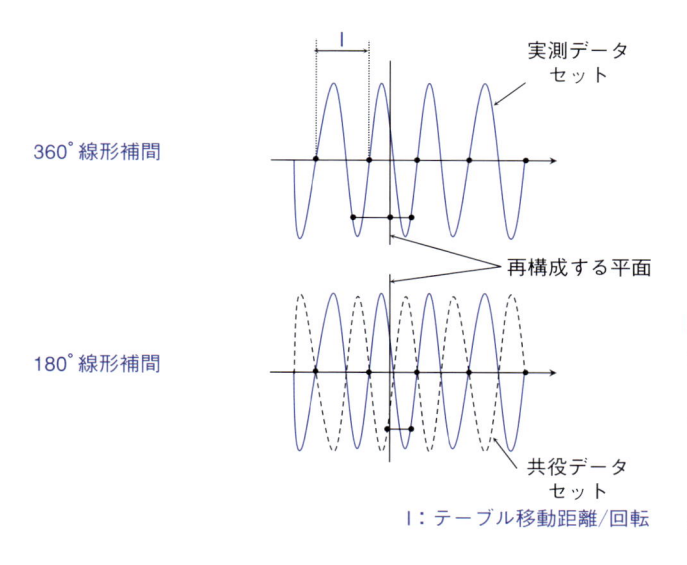

図 3-23 ヘリカル CT データの再構成に利用される補間アルゴリズム　360°補間アルゴリズムは，任意の平面についてその前後に 360°ずれた位置のデータから補間する．180°補間アルゴリズムは，前後 180°の位置のデータ（共役データ）から補間するので，再構成画像のスライス幅の拡大は最小限に抑えられる．

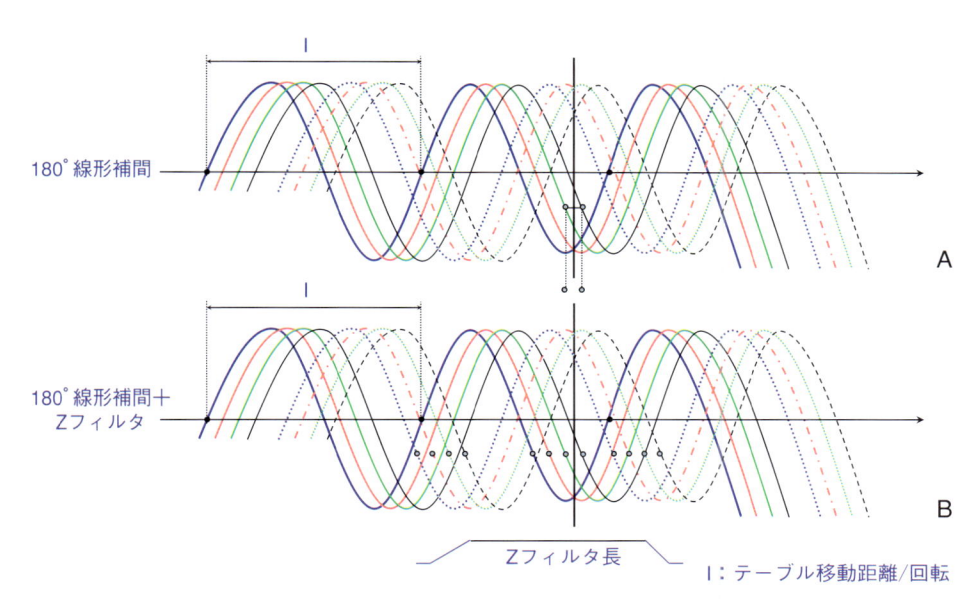

図 3-24 MDCT で利用される補間法　A：180°線形補間．隣接する検出器からのデータの 180°異なるデータから補間する．B：180°線形補間＋Z フィルタ．Z フィルタにより実効スライス幅を変えることができる．

イス幅は 1.25 mm 以上であり，これより薄い画像を得ることはできない．

　検出器列数が増加し，特に 16 以上になると，X 線のコーンビーム角（＝X 線ビームの z 軸方向の角度）が増大し，画像再構成はますます複雑となる．コーンビーム角の増大に応じた画像再構成法にはいろいろな方法があるが，詳細については参考文献に譲る．

デュアルソース CT と 320 列 MDCT

　空間分解能（spatial resolution），時間分解能（temporal resolution）へのさらなる要求の結果生まれたのが，デュアルソース CT（dual-sourse CT：DSCT，シーメンス）と 320 列 MDCT（東芝）である．DSCT は，90°離れた 2 組の X 線管球，検出器を装備し，それぞれが 1 回転当たり 64 スライスを撮像

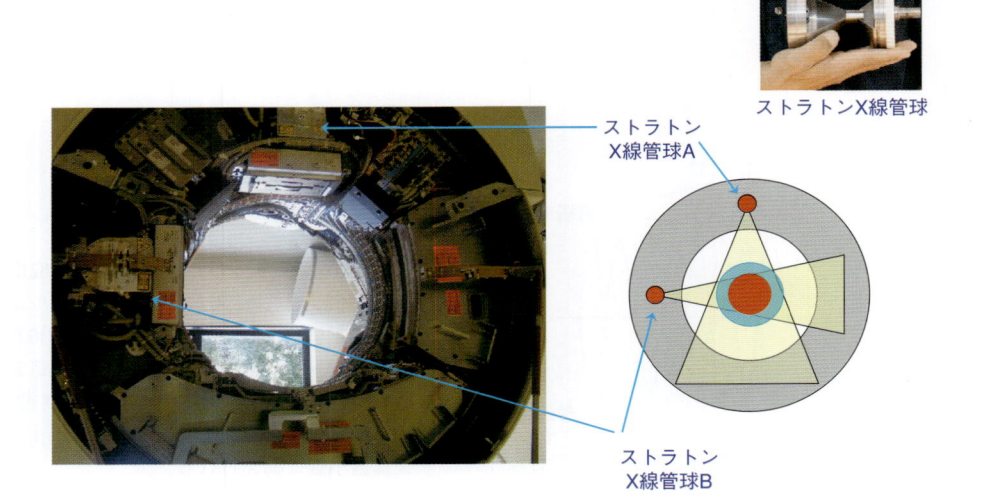

図 3-25　2 組のストラトン(Straton)X 線管球と検出器を備える DSCT のガントリ内部
右図には各 X 線管の撮影視野の大きさを示す．X 線管球 A とその検出器は，SDCT と同程度に大きい．X 線管球 B とその検出器の撮像視野はこれより小さい．

できる．その最大の利点は高時間分解能にある（**図 3-25**）．ただし 2 本の管球を使用する場合は，1 本の場合に比べて撮像視野は小さくなる．DSCT はもっぱら心臓 CT を目的として開発されたもので，その詳細については後述する（10 章参照）．

　256 列 MDCT（東芝）は高空間分解能への要求から生まれ，1 回転で心臓全体をカバーできる．アイソセンターでの X 線ビーム幅は 256×0.5 mm＝12.8 cm である．この方式では，1 心周期ですべてのデータを収集可能であり，被曝，モーションアーチファクトをともに低減することができる．2007 年，東芝は 320 列 MDCT を開発し，1 回転で 16 cm の範囲をカバーできるようになった（**図 3-26**）．256 列 CT，320 列 CT の詳細については後述する（10 章参照）．

MDCT の利点

　MDCT の利点は，3 つに大別することができる．a) 第一に，薄いスライスを大量に撮像することができ，x-y 方向，z 軸方向ともに高空間分解能が得られることである．すなわち，立方体ボクセルによる等方向性分解能を実現し，撮像ボリューム内の任意の断面を分解能を損ねることなく再構成できるようになったという点で重要である．これは，1 mm 以下の薄いスライスを多数撮像することで可能となるが，全範囲にわたって一辺 1 mm 以下の立方体ボクセルを，1 回の息止めで撮像できることが理想である．b) 第二に，広範囲を任意の厚さのスライスで高速に撮像できることである．これは，特に心臓 CT や，外傷，小児など体動が問題となる領域で重要である．0.5 秒スキャンの 4 スライス MDCT は，1 秒スキャンの SDCT の 8 倍高速である．0.5 秒スキャン以下の 16 列，64 列 MDCT は，第 1 世代 MDCT よりもさらに高速である．256 列，320 列 MDCT では，1 回転 0.5 秒以下で心臓全体をスキャンすることが可能となり，1 心拍ですべてのデータを収集できるようになった．c) 第三に，短時間に広範囲を撮像できることである．SDCT と比較して，MDCT は画質を損ねることなく広範囲を短時間で撮像できる．この結果，アーチファクトの少ない多断面再構成画像，3 次元画像が得られるようになり，多くの新しいアプリケーションが開発されている．

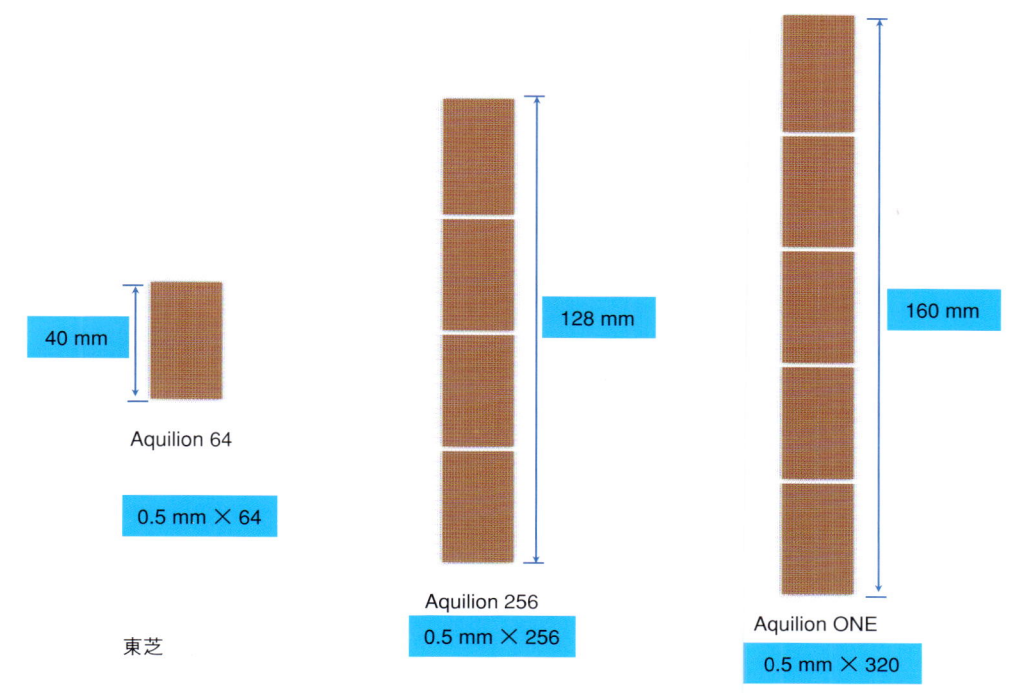

図 3-26 256 列 MDCT，320 列 MDCT の検出器エレメントとスキャン範囲を，同じ東芝の 64 列 MDCT と比較した．320 列 MDCT のアイソセンターでの最大撮像範囲は 160 mm で，1 回転で心臓全体をカバーすることを念頭に開発された．（東芝メディカルシステムズの許可を得て掲載）

　MDCT の問題点のひとつは，放射線被曝（radiation exposure）である．MDCT は少なからぬ被曝を伴い，新しいアプリケーションを開発するうえでは十分な配慮が必要となるが，被曝とその対策については 8 章「放射線被曝対策」にて詳述する．MDCT はここわずか数年間で開発されたもので，これまでの議論も決して完全なものではありえない．毎年，さらに高性能な新しいスキャナが市場に投入され，いわゆる「スライス戦争」（slice wars）が吹き荒れ，320 列 MDCT の登場でその頂点に達した感があるが，心臓 CT，機能画像への挑戦は，さらなる空間分解能，時間分解能を求めて CT 開発を推し進めているのが現状である．

4

MDCT のハードウェア構成

　本章では，MDCT のおもなハードウェア構成について述べる．CT スキャナの2つの重要な構成要素は，ガントリ(gantry)とテーブル(patient table)である．多くの CT 装置でこの2つは概ね似通った設計で，大きさも同程度である(**図 4-1**)．多列検出器については既に3章で述べたので，本章ではガントリ，X 線管球，コリメータ，フィルタ，テーブルを扱う．このほか，電源，電子装置，コンピュータ，制御系，空調なども重要な構成要素である．ガントリ内のおもな構成要素を**図 4-2** に示す．

ガントリとスリップリング

　CT の機械的な設計にあたっては，数々の技術的課題を解決する必要がある．特にガントリ内の部品(**図 4-3**)の重量は 1500 kg～2000 kg に及び，大きな遠心力(2～30 g)を発生する．このような重量物を高速で回転させ，その大きな遠心力に耐えるガントリを設計するうえで考慮すべきことは非常に多い．

　MDCT はすべてスリップリング(slip ring)機構を採用している．従来の CT，非ヘリカル CT では，さまざまな構成要素をつなぐケーブル類が絡まないようにガントリを停止，反転させる必要があり，これが検査上の制約のひとつであったが，スリップリング機構によって X 線管と検出器を被写体の回りに連続回転することが可能となった．

　スリップリングは，環状電路と摺動子(ブラシ)からなり，回転する接触面を通じて電気エネルギーを連続的に伝える装置である．スキャナの静止部分から供給される電力および制御信号は，スリップリングを介して回転部分に伝えられる(**図 4-4**)．スリップリングは，ガントリと共通軸をもつ平行な複数の電導環からなり，X 線管球，検出器，制御回路は，摺動子で結ばれている．この摺動子によってケーブルの絡みを解くための交互反転が不要となり，連続回転が可能となる．スリップリングは，もともとはスキャン間遅延(interscan delay)を短縮して，スループットを向上させる目的で開発された技術であった．検出器のデータは光学的に，あるいは外側のリングに接触する高周波摺動子を介して伝送される．

　標準的な MDCT のガントリ開口径は 70 cm 程度であるが，実際にデータを収集する領域はこれより小さく，通常 50～55 cm である(**図 4-5**)．このように，データ収集領域が物理的なガントリ径よりも小さいために，データ収集領域の外に肩や骨盤がはみ出て撮像できないことがある．ガントリ開口部の平面を x-y 平面〔横断(軸位)面〕，ガントリ内部を前後に移動する体軸方向を z 軸方向と称する．治療計画用の特殊な CT，PET-CT，SPECT などには，ガントリ開口径が 90 cm のものがある．ガントリ開口径に等しい範囲の画像を再構成できる機能(＝仮想再構成)を備えるスキャナもある．

X 線管球

　X 線管球(X-ray tube)は，X 線検査一般の画質を左右する最も重要な構成要素であるが，なかでも

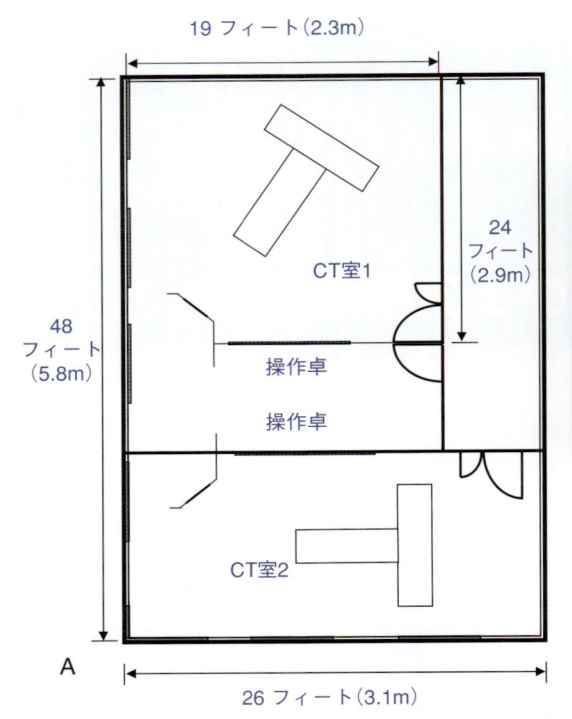

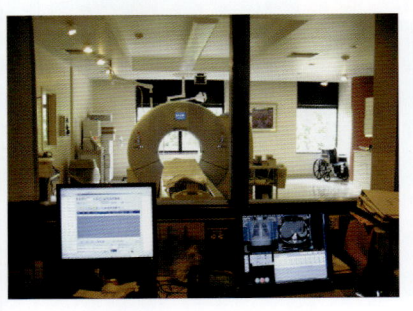

図4-1 MDCT室のレイアウト例　A：共通の操作室，B：検査室

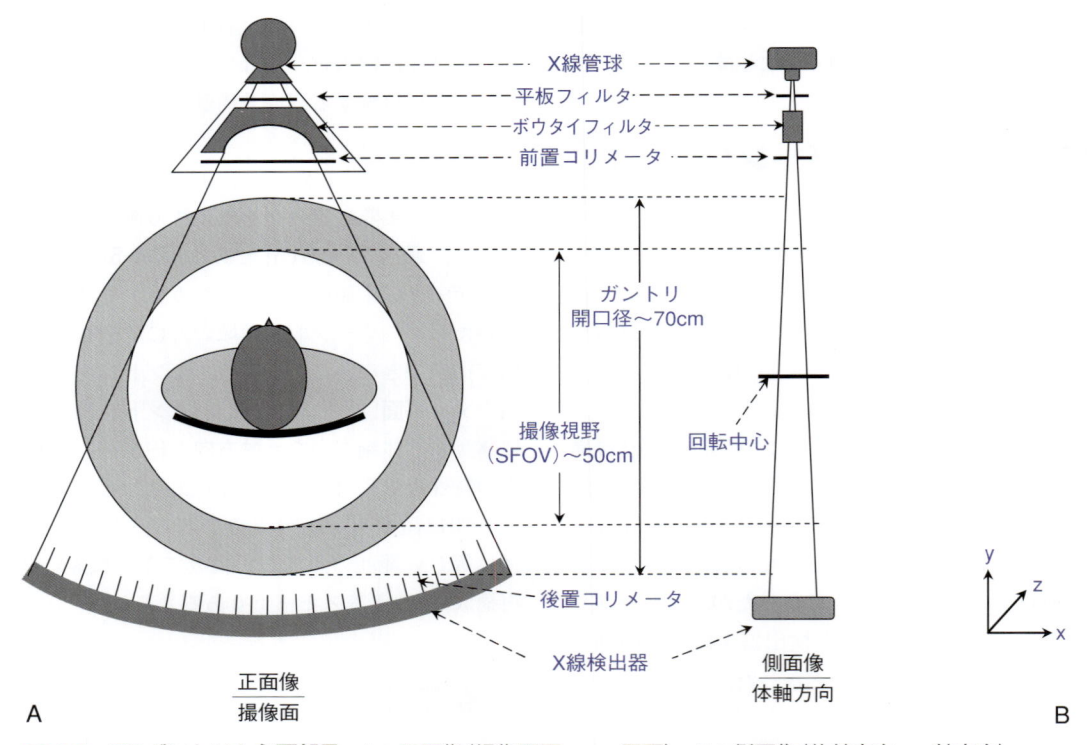

図4-2 CTガントリと主要部品　A：正面像（撮像平面，x-y平面）．B：側面像（体軸方向，z軸方向）．

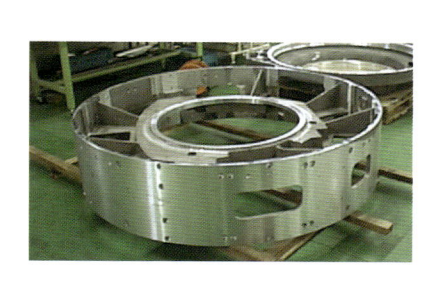

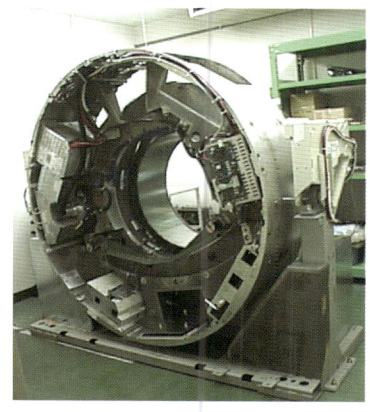

図 4-3　**ガントリ**　円筒状のフレームは，500 ms/回転の高速回転に伴う 5〜20 g の遠心力に耐えるよう設計されている．（東芝の許可を得て掲載）．

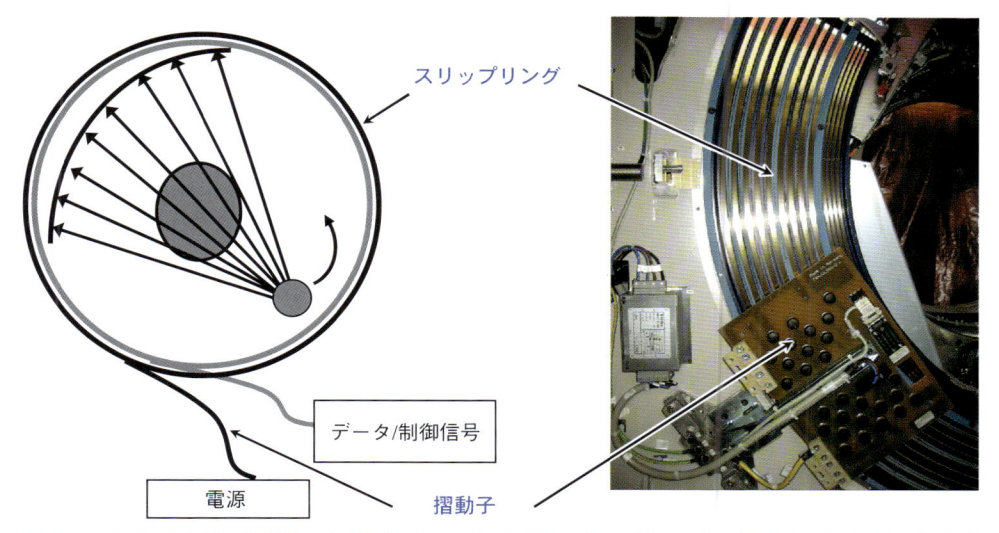

図 4-4　**スリップリング機構**　右の写真は，ガントリの一部とガントリに電源を供給しデータや制御信号を伝送する摺動子を示している．

CT は管球の仕様要求が最も厳しい検査のひとつで，他の検査に比べて CT の管球は著しく大きな熱負荷に耐える必要がある．CT の進歩は X 線管球の進歩であるともいえる．第 1 世代，第 2 世代といった初期の CT では，スキャン時間が長くピーク出力は低かったため，固定陽極管が用いられた．またスキャン時間が長いことは熱放散の面でも有利であった．しかし，MDCT に先立つヘリカル SDCT の登場は，X 線管球に新たな要求を突き付け，引き続く MDCT の進歩は熱放散効率に優れた高容量 X 線管球の開発があって初めて可能となったといえる．

高時間分解能の追求は，すなわちスキャン時間の短縮であり，最短の時間で大量の X 線を照射できる高容量管球が求められる．この要求に応え，ターゲットの温度上昇，蓄熱容量，熱放散などの問題を解決するためには，さまざまな技術的進歩が必要であった．いくつかの例をあげると，管球の筐体，陰極の構造，陽極の構造（回転陽極，ターゲットの形状など）の設計が再検討された．初期の第 3 世代 CT の管球熱容量は 1〜3 メガヒートユニット（MHU）であったが，スキャン時間の短縮とともに陽極の性能は 3 倍にも向上して，ほとんどの臨床スキャンでは

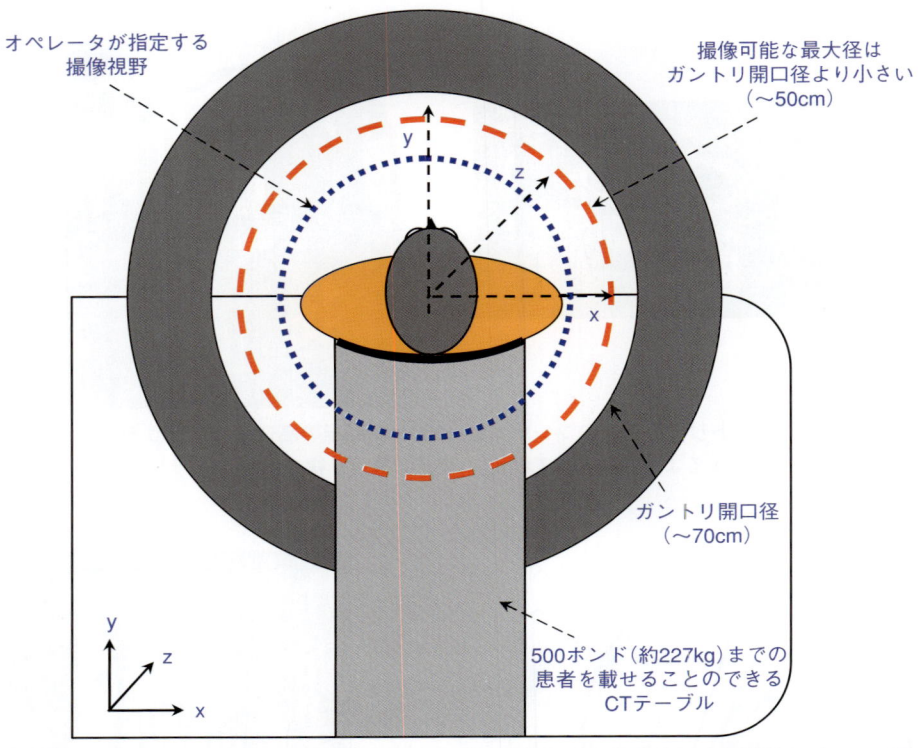

図4-5　ガントリの構造　オペレータが指定できる撮像領域の最大径は，物理的なガントリ開口径(～径70 cm)よりも小さい(～径50 cm)．横断(軸位断)面(x-y平面)，体軸方向(z軸)との関係を合わせて示す．

クーリングの待ち時間を解消できるようになり，現在では5～9 MHUの管球も登場している．さらに，油冷式回転陽極など熱放散率(HU/分)の改良により，管球の蓄熱容量も向上した．

旧来のCT管球の寿命は1000時間程度であったが，最新のX線管球では10,000～40,000時間にも達している．現在では，冷却のためにX線を止めることなく連続撮像可能なスライス数で管球寿命を表すが，50万スライス以上の寿命をもつ管球も珍しくない．管球寿命の延長は，運用経費の低減，スキャナのダウンタイムの短縮にもつながる．円滑な臨床運用のために修理に要する時間の短縮は重要であり，日々の運用への障害を最小限とする迅速な管球交換手順も最重要項目のひとつである．

各種の技術的改良は，管球質量の増加をもたらす結果ともなり，高速回転に耐えられるように部品の軽量化にも努力が払われた．一般的なX線管球の出力は20～150 kWで，管電圧は80～140 kV，管電流は800 mAに達する．最大出力定格は，短時間，非連続的に発揮できる最大出力を意味する．

MDCTメーカー各社は，より薄いスライス，より広い範囲を撮像したいという要求に応えるべく管球の改良を続けている．SDCTに比較して，MDCTではX線ビーム幅が広いため，X線管球効率はより優れている．たとえば，MDCTのビーム幅はN×Tで，MDCTでは64×0.625 mm=40 mm，SDCTのビーム幅はTで，T=1 mmである．

X線管球エネルギーのうちX線発生に使われるのは1％，残り99％は熱となり，非効率的なものであるが，高速に熱を放散し，焦点外X線(off-focal radiation, p.39参照)を吸収して，より効率的，高品質なX線を発生することに努力が傾注されている．たとえば，ターゲットの後ろに厚いグラファイトを張ることで大熱容量を得ることができる．また，径200 mm以上の大きな陽極板の採用，回転陽極の高温ベアリングの改良，セラミック製断熱材を併用し

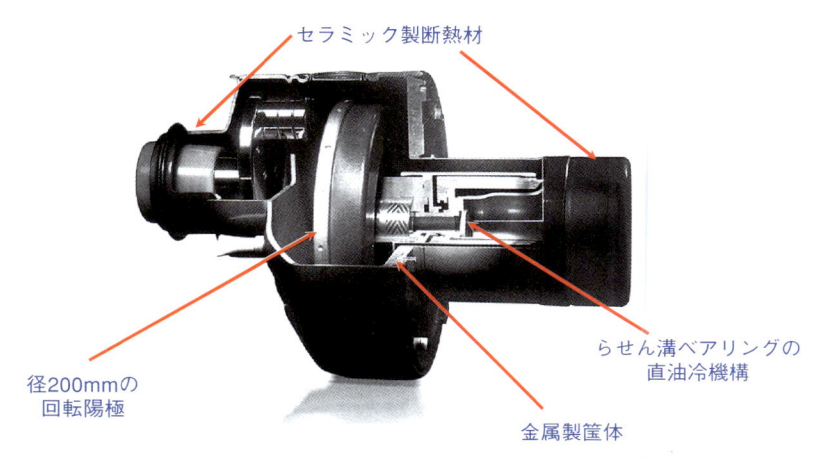

図 4-6　MDCT に使われる回転陽極 X 線管球（フィリップスの例）　大径の陽極板，セラミック製断熱材を使用した金属筐体などの採用により 5〜8MHU の大熱容量が実現されている．（フィリップスメディカルシステムズより許可を得て掲載）．

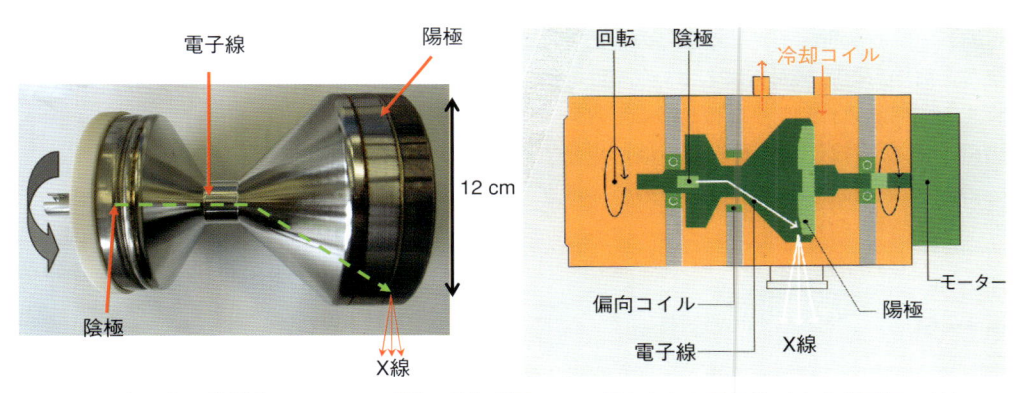

図 4-7　ストラトン管球（シーメンスの例）　外部磁界により偏向された電子線が直冷式陽極に当たり，x-y 平面，z 軸方向のいずれにも位置を制御できるフライング・フォーカル・スポット（flying focal spot）を発生する．陰極と陽極は一体となって回転し，陽極は筐体内を循環する冷却油で冷却され熱放散効率が向上している．（シーメンスメディカルシステムズより許可を得て掲載）．

た金属筐体の使用などの工夫が払われている（図4-6）．

　油冷式の筐体の中で回転する真空容器中に陰極と陽極を収め，電子ビーム CT 類似の管球を開発したメーカーもある（訳注：シーメンス）．この**ストラトン管球**（Straton tube）の陽極径は 120 mm で，一般的な大容量管球に比べて遙かに小さく，質量，外径を小さくすることができる（図 4-7）．ストラトン管球は，電子ビーム CT のように，陰極が放射する電子線を外部磁界によって管球内で偏向し，オーバーラップサンプリングを可能としている．このダブルサンプリングによって，x 個の検出器（たとえば 32×0.6 mm）で，2x 枚のスライス（64×0.6 mm）を撮像できる．

　X 線管球設計上の課題には，熱放散以外にも焦点外 X 線の問題がある．焦点外 X 線は，ターゲットから発生する二次電子が陽極に再衝突して発生するもので，被写体，検出器に入射して被曝線量を増加すると同時に，コントラスト分解能を低下させる結果となる．メーカーによっては，反跳電子を吸収するためにアパーチャ（aperture, 開口部）を接地して（散乱電子抑制リング），焦点外 X 線の低減を図っ

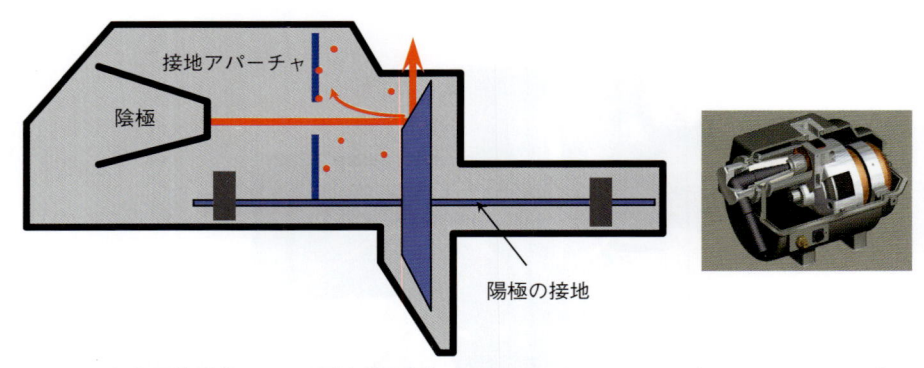

図 4-8　大容量管球(7.5 MHU)(東芝の例)　独自の接地アパーチャ(grounded aperture)によって反跳電子を吸収し，焦点外 X 線を軽減している．さらに両端が支持された接地陽極は高速回転での安定性を獲得し，大径の陽極により熱放散効率が向上している．(東芝メディカルシステムズの許可を得て掲載).

ているものもある．これに加えて，高速回転する陽極軸を両端で支持して安定化したり，陰極と陽極の距離を短縮して熱放散を向上させるなどの方法で，大熱容量(7.5 MHU)の管球を実現している(図 4-8)(訳注：東芝．8 章, p.133 参照)．このように，CT スキャナの鍵を握る X 線管球の熱放散をはじめとする諸問題の設計改良は，MDCT 技術の力強い推進力である．

コリメータ

CT のコリメーション方式は装置によって異なるが，その共通する目的は，不要な被曝を低減し，X 線ビームのプロファイルを制御することにある．CT のコリメータは二つに大別できる．一つは X 線管球のすぐ近くに置かれる前置コリメータ(prepatient collimator)，もうひとつは X 線検出器の前に置かれる後置コリメータ(postpatient collimator)である(図 4-9)．前置コリメータは，X 線ビームを X 線検出器，ジオメトリ(geometry)に合わせて大まかに整形する．コリメータは鉛のブレードからできており，x-y 平面についてはそのジオメトリにおけるすべての X 線検出器をカバーするようなファンビーム角に固定されている．しかし，z 軸方向については X 線ビームの幅に応じて可変である．

非ヘリカル CT あるいは SDCT の場合，前置コリメータは，被曝線量を低減するのみならず，スライス幅を決定する役割も果している．しかし，MDCT

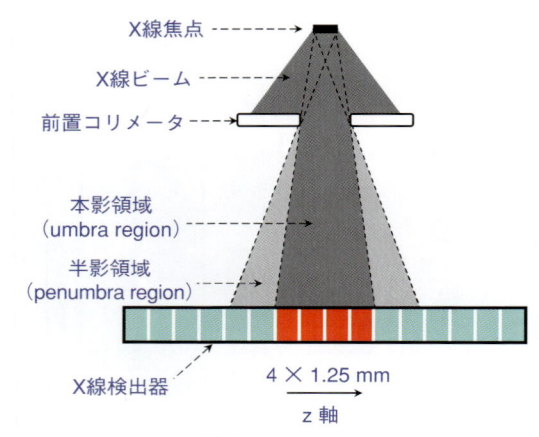

図 4-9　MDCT の前置コリメータ　X 線ビームの本影，半影を示す．MDCT では，z 軸方向には後置コリメータは存在せず，検出器アレイにより電子的にスライス幅を決定する．

では前置コリメータではなく検出器の幅がスライス幅を決定する．MDCT の場合，前置コリメータは，検出器構成に基づいて X 線ビームの最大幅を決定する(たとえば N×T = 16×0.75 mm = 12 mm．N：DAS チャネル数，T：DAS チャネル幅)．

MDCT では，一般に z 軸方向の後置コリメータは設けない．後置コリメーションは物理的なコリメータではなく，DAS チャネルの幅に合わせて電子的に行われる．実際には，すべての X 線検出器がほぼ等量の X 線を受光するように，X 線ビーム幅は検出器幅(N×T)よりもやや広めに設定されている．初期の 4 列 MDCT では，このために X 線

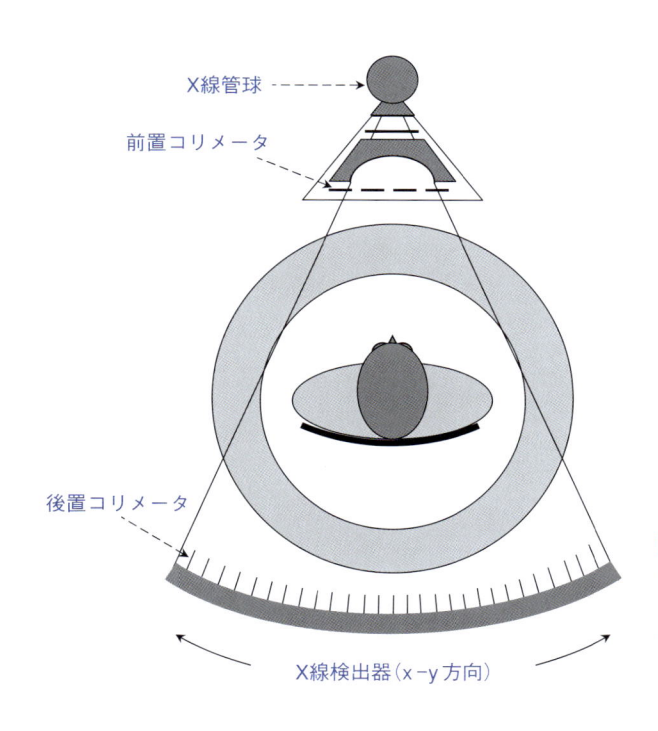

図 4-10 MDCTにおけるx-y方向の後置コリメーション　鉛などX線吸収物質でできた隔壁が検出器エレメントから突出し，その延長線はX線焦点に収束する．これにより，検出器に到達する散乱線を防いでいる．

ビーム幅が検出器構成より大きくなり，z軸方向の幾何学的効率が低下していた（幾何学的効率については5章，p.64参照）．MDCTでx-y平面方向の後置コリメーションの役割を果たすものとして，検出器面よりわずかに突出する検出器エレメントを境界する隔壁構造があり，その延長線はX線管球の焦点に収束するように配慮されている（図4-10）．

フィルタ

　X線管球側の照射門に置くフィルタにはいくつかのタイプがある（図4-2参照）．最も一般的なものはアルミあるいは銅製の**平板フィルタ**で，低エネルギーX線の大部分がここで吸収される．X線管固有のフィルタ作用に加えて，平板フィルタが低エネルギーX線を吸収する結果，出力X線のスペクトルは高エネルギー側にシフトする（図4-11）．CTで物理的フィルタを使用する目的は，このように患者被曝の原因となるだけで検出器に到達せず，画像情報に寄与しない低エネルギーX線を除去することにある．

ボウタイフィルタ

　平板フィルタに加えて，X線利用効率を高めるためにX線整形フィルタが使用される．蝶ネクタイ型のいわゆる**ボウタイフィルタ**（bow-tie filter）は，中央部分ではほとんど吸収せず周辺部ほど吸収が大きいフィルタで，X線ビームの方向によらず検出器面でより均一なX線分布を得ることができる（図4-12）．ボウタイフィルタによって，画像ノイズをほとんど増加することなく皮膚線量を低減することができ，散乱線も減らすことができるので，画像のSN比（signal-to-noise ratio，信号雑音比）は向上する．理想的なボウタイフィルタは，被写体の大きさ，形にあわせて作られたものであるが，実際には，頭部用，体部用などいくつかの組み合わせが用意されている．メーカーによっては，大，中，小といった被写体の大きさに応じて備えている場合もある．

　撮像視野の選択を誤ると，不適切なボウタイフィルタが使用される結果，被曝が増加し，画像再構成も不正確となる．心臓CT用に特別に設計されたボウタイフィルタを提供しているメーカーもあり，これを使うと心臓のスキャンの撮像視野にあわせて，ノイズを増加することなく被曝を低減することがで

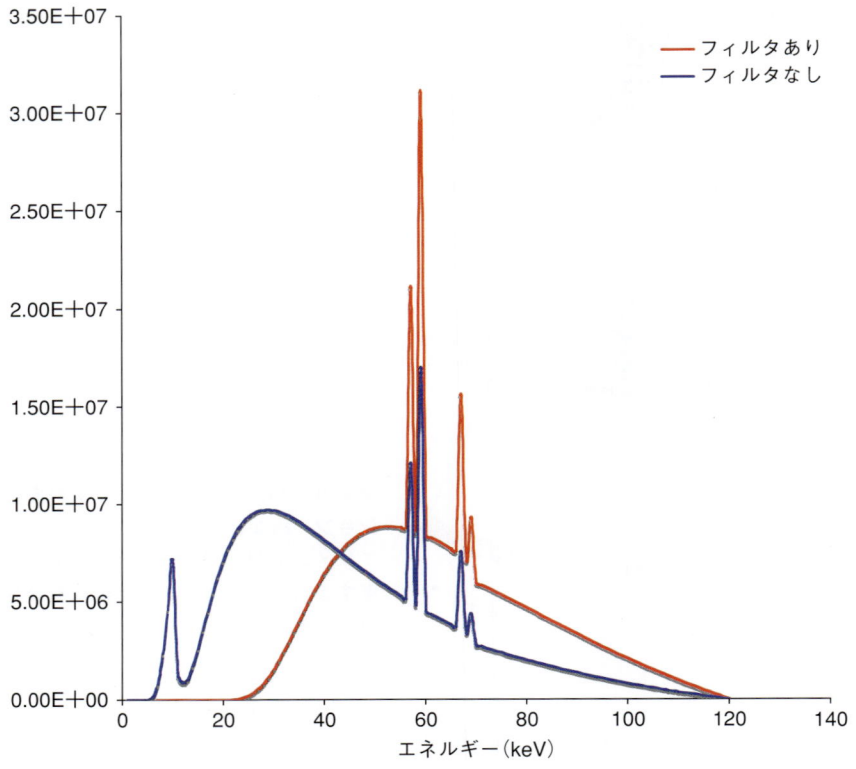

図 4-11 X線スペクトルの平均エネルギーは，フィルタを通過すると増大する．いろいろな厚さのフィルタを使うと，被曝を増やすだけで画像に寄与しない低エネルギーX線を除去することができる．

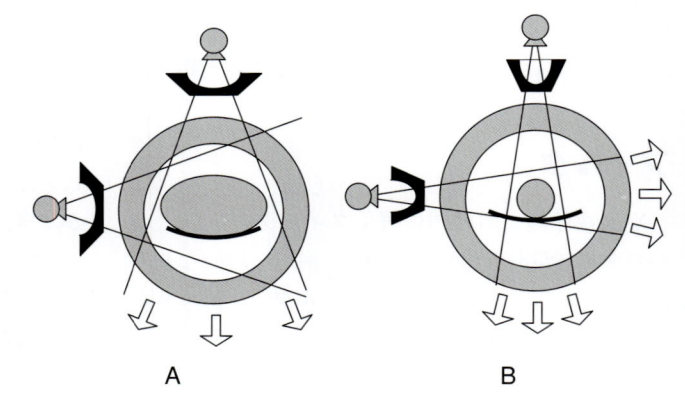

図 4-12 被写体の大きさに応じたボウタイフィルタの選択　A：大領域の場合，B：小領域の場合．

きる．一般に適切なボウタイフィルタを選択することにより，最大50%の線量低減を見込むことができる．

X線検出器

　X線検出器は，X線管球と並んで重要な構成要素である．X線検出器は過去30年間に著しい成長を遂げた分野であり，MDCTはその最先端に位置している．X線検出器の役割は，被写体から出るX

■ 表4-1　64スライスMDCTの主要構成要素

MDCTメーカー	GE	フィリップス	シーメンス	東芝
MDCT機種	LightSpeed VCT Select	Brilliance 64-Channel	Sensation 64	Aquilion 64 CFX
ガントリ				
開口径(cm)	70	70	70	72
最大SFOV(cm)	50	50	50	50
X線管				
熱容量(MHU)	8	8	0～30 MHU[*1]	7.5
出力(kW)	100	60	80	72
管電圧(kVp)	80, 100, 120, 140	80, 120, 140	80, 100, 120, 140	80, 100, 120, 135
管電流(mA)	10～800	20～500	28～665	10～600
ファンビーム角(度)	56	57	54.4	49.2
X線検出器	固体(hilight ceramic matrix)	固体(solid state) GOS[*2]	固体(ultra fast ceramic[*2])	固体(solid state[*2])
列数(z軸方向)	64	64	40	64
最小幅(mm)	0.625	0.625	0.6	0.5
検出器数(x-y方向)	912	672	672	896
テーブル耐重量	約230 kg	約200 kg	約200 kg	約200 kg

＊1：ストラトン管球
＊2：特許，詳細は不明
SFOV：撮像視野(scan field of view)

線エネルギーを画像再構成に用いる電気信号に変換することである．このX線エネルギーの電気信号への変換には，電離箱(大部分は高圧キセノンガス)，あるいはX線を光信号に変換した後に電気信号に変換する固体シンチレータが用いられる．

現在のMDCTでは，すべて固体検出器が採用されている．その構造，組成など詳細は多くが非公開で各社の特許であるが，MDCTの検出器が固体シンチレータで，X線を光子に，光子を電気信号に変換していることを理解しておけばとりあえず十分である．検出器の構成や，それによって複数のスライスをどのように再構成するか，という点については既に3章で述べた．

テーブル

ガントリに次いで重要なものがテーブル(患者寝台)である．テーブルの設計もメーカーにとっては常に大きな課題である．世界的に肥満者が増加するなか，ますます大きな重量に耐えるテーブルが求められている．CTのテーブルの2つの重要な機能は，正確に上下方向に移動すること(30～100 cm)と，ガントリ内を水平方向に正確に定速度あるいは可変速度で移動すること(～200 cm)である．特に水平方向の仕様は，一定の重量に対する精度として表示される．PET-CTのようなハイブリッド型CTは位置精度が定量性を左右するので，さらなるテーブル精度が必要となる(訳注：9章, p.140参照)．大部分のMDCTは，450ポンド(200 kg)の耐重量，1～2 mmの精度を備えているが，600ポンド(270 kg)に耐える特別に設計された装置もある．大部分のテーブルは，X線をほとんど吸収しないカーボンファイバー製である．

まとめ

MDCT には多くの構成要素があるが，特に重要なガントリ，X 線管球，コリメータ，フィルタ，検出器について，**表 4-1** にまとめた．より詳しい情報や，これ以外の構成要素については，巻末の参考文献を参照されたい．

5 MDCTの撮像パラメータと画質

本章では，CTのオペレータが操作，変更可能な重要な撮像パラメータについて解説する．次いで，さまざまなパラメータが画質，被曝量に及ぼす影響について検討する．オペレータは，各パラメータの役割，得失（trade-off）を知ってはじめて，自ら最適な撮像条件を決定することができる．またそれぞれのパラメータについて，画質を損なうことなく被曝を低減する方法についても述べる．

スキャンモード（scan mode）

オペレータは，入室した被検者をまずテーブルに寝かせ，最適な画質，線量が得られるように，ガントリのアイソセンターに設定する．横断（軸位断）像を撮像する前に，まず位置決め用の**スカウトスキャン**（scout scan, topograph scan）を撮像する．これにより横断（軸位断）撮像を行う範囲を選択することができる．スカウトスキャンは，言うなれば単純X線撮影で，低線量，低被曝である．X線管球はガントリ内で固定位置にあり，テーブルを移動して撮像する．通常，管球は0°の位置，すなわち患者の上方に位置している．患者被曝は，通常のX線撮影と同程度で，CT検査全体の被曝線量に占める割合は小さい．図5-1に示すように，スカウトスキャンにより横断（軸位断）撮像の範囲を選択，表示することができる．8章に述べる自動照射制御技術（dose-modulation technique）を使う場合，MDCTスキャナのなかには，正面，側面，計2回のスカウトスキャンを必要とするものもあるが，この場合は，前後，左右それぞれの被写体の厚さを推定し，これをもとに横断（軸位断）撮像に際して管電流を変化させることができる．スカウトスキャンの被曝線量については，撮像条件をできるだけ低く設定するのはもちろんであるが，管球を通常のように被検者の頭上（0°）ではなく真下（180°）に固定することにより，さらに低減することが可能である．

MDCTには，以下のような撮像モードがある．すなわち，シーケンシャルスキャン，ヘリカルスキャン，クイックスキャン，ダイナミックスキャンである．

シーケンシャルスキャン（sequential scan）は，従前のCTスキャナと同様，スキャン毎にテーブルが次の位置に移動して，また次のスキャンを行う方法で，**step-and-shoot法**ともいわれる（図5-2A）．これは，スキャン中はテーブルが移動せず，スライス毎に撮像するインクリメンタルスキャン（incremental scan）法である．スキャンとスキャンの間には，テーブルが次の撮像位置に移動するわずかなスキャン間遅延時間（interscan delay）が存在する．ヘリカルスキャンが導入されて以降，大部分のCTプロトコルはヘリカルモードで撮像されるようになったが，現在でもなおシーケンシャルスキャンが行われる場合がある．すなわち，頭部CTおよび心臓CTである．心臓CTでは，特に石灰化スコアの計測は大部分がシーケンシャルスキャンで行われている（訳注：6章，p.79参照）．最近では，CT血管影影（CT angiography：CTA）の被曝低減を目的として，シーケンシャルスキャンがプロスペクティブ心電トリガ

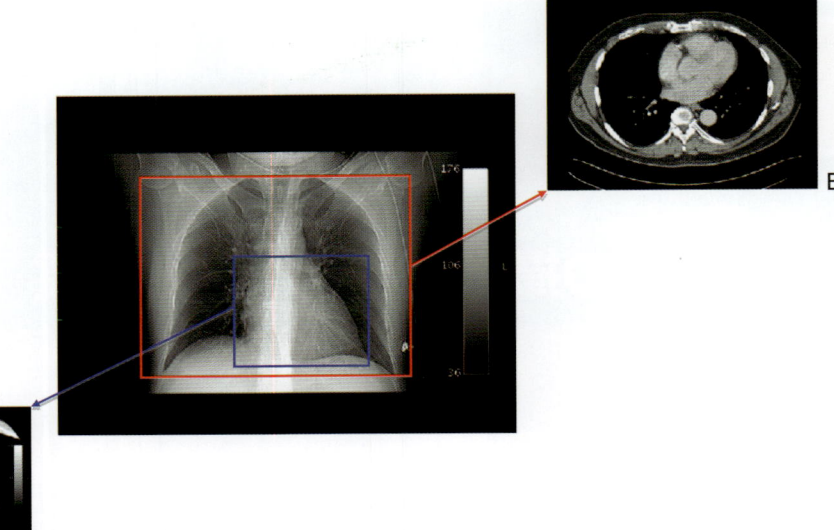

図 5-1 スカウトスキャン画像上で，横断(軸位断)撮像の位置を選択，表示することができる．ここでは2つの例を示している．A：心臓を狭い範囲で撮像する場合．B：胸部を広い範囲で撮像する場合．

法(prospective ECG triggering)と組み合わせて利用されている(8章参照)．256列あるいは320列といった大きな面検出器によって，管球を1回転させるだけで広範囲を撮像できるようになると，将来的にはあらためてシーケンシャルモードが主流となることも考えられる．

二つ目は**ヘリカルスキャン**(helical scan)で，データ収集とテーブル移動を同期させることにより，連続的なボリュームデータを収集する方法である(**図5-2B**)．スキャン中は，データ収集とテーブル移動が同時に行われるため，スキャン間遅延時間をゼロとすることができる．80年代におけるヘリカルスキャンの導入は，CT技術の画期的飛躍といえるもので，これに伴う3次元データ収集の有利性が明らかになったことで，MDCT開発が加速されたともいえる．

このほかに，**クイックスキャン**(quick scan)あるいは**パーシャルスキャン**(partial scan)といわれる方法がある．クイックスキャンは，関心領域の位置を確認したい場合，低線量で迅速な360°フルスキャンを行うものである．単に位置を知る目的で，画像を診断するためではないので低線量でよい．さらに，管球を完全に1回転せずに撮像することも可能で，この場合はパーシャルスキャンという(**図5-2C**)(訳注：p.51参照)．

四つ目は，**ダイナミックマルチスキャン**(dynamic multiscan)である．これは，テーブル位置を固定した状態で，管球を連続的に何回も回転して撮像する(**図5-2D**)．この方法は，造影剤が撮像領域に到達する時間を推定するためのテストボーラススキャン(test bolus scan)に用いられる．これはテーブル位置を固定して，造影剤が関心領域に到達するまでスキャンを繰り返すことにより，本番のスキャンを開始するまでの時間を推測する方法であるが，CT灌流画像(CT perfusion)，CT透視(CT fluoroscopy フルオロスコピー)にも応用される．

一次的スキャンパラメータ

管電圧

管電圧(tube voltage)は，X線管球の陽極–陰極間にかかる電位差で，X線フィラメントから陰極に向けて放出される電子のエネルギーを供給する．電位差(kVp)で加速された電子が陰極に衝突すると，**制動X線**が発生する(詳細については参考文献にあげ

一次的スキャンパラメータ　**47**

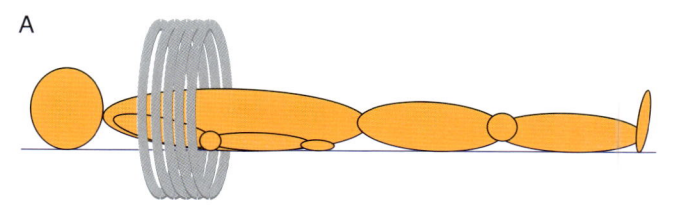

シーケンシャルスキャン（step and shoot法）

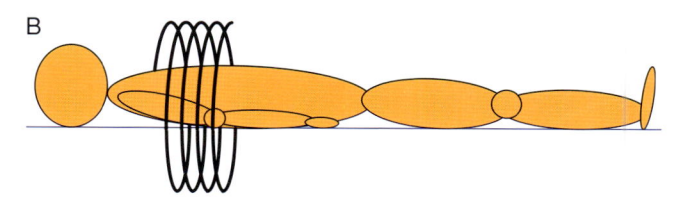

ヘリカル（スパイラル）スキャン

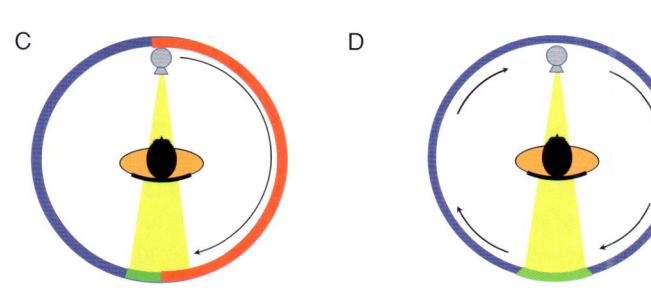

パーシャルスキャン：180°（ハーフスキャン）
＋ファンビーム角だけ回転する

ダイナミックマルチスキャン：同じテーブル
位置でX線管球が複数回連続回転する

図 5-2　横断（軸位断）スキャンの撮像モード　A：シーケンシャルスキャン（step-and-shoot法）．非ヘリカルCTの場合．MDCTでも，心臓CTで低被曝を目的としてプロスペクティブ心電トリガー法を行う場合には用いられることがある．B：ヘリカルスキャン．テーブル移動とデータ収集が同期しており，連続的なデータ収集が可能である．C：パーシャルスキャン．管球の回転角度を，画像を再構成するために必要な最小限として撮像する．D：ダイナミックマルチスキャン．テーブルを同じ位置に固定して，複数回スキャンする．

た医用物理学の教科書を参照）が，管電圧は，このとき発生するX線の性質を決定する．制動X線は，あらゆるエネルギーを含むX線で，その平均エネルギーは管電圧のピーク値（kVp）の通常 1/3 である．

　しかし，すべてのX線エネルギーが画像に寄与するわけではない．低エネルギーX線（軟線）は皮膚の表面で吸収されてしまい，患者被曝を増加させるだけで画像の生成に寄与しない．したがって，他のX線検査と同じく，陰極から発生するX線の経路にX線フィルタを置いて，軟線（soft X rays）を吸収する．X線フィルタを置くことにより，X線は硬くなる．すなわち，X線エネルギー量は増大する．この**線質硬化（beam hardening）**は，発生X線から軟線成分が除去されて，平均エネルギーが増加する現象を意味するものである．たとえば，**図 5-3** では，120 kVp の制動X線の平均エネルギーが，フィルタ通過後に最大エネルギーの 1/3〜1/2 程度増加している．

　CTの管電圧は 100〜140 kVp で，120 kVp が最も多く使われる．120 kVp あれば肩，骨盤なども含めて大部分の部位で十分なX線透過性が得られる

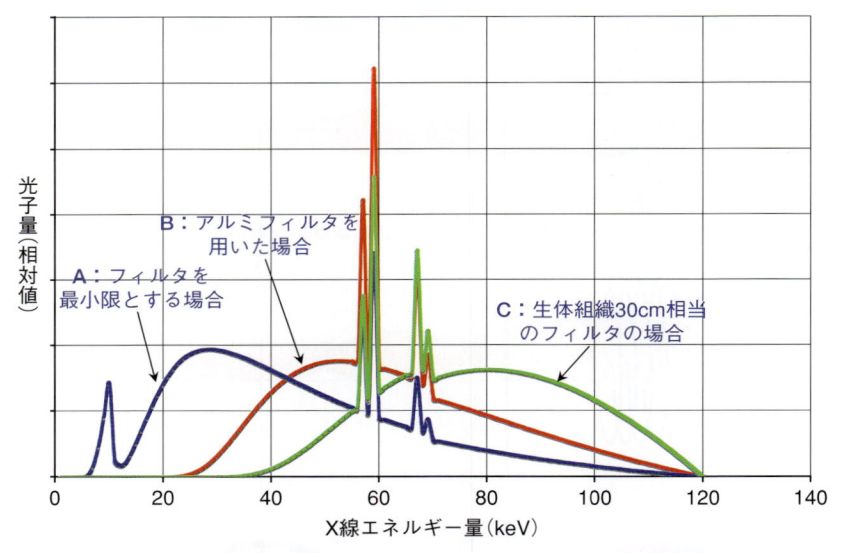

図 5-3　ピーク管電圧 120 kVp の X 線スペクトル　さまざまな材質の異なるフィルタを通過することにより線質は硬化する．フィルタを使用する目的は，被写体に入射する前に低エネルギー成分(軟 X 線)を除去することにある．低エネルギー成分は，皮膚面で吸収され画像の生成には寄与しない．**A**：フィルタを最小限とする場合．X 線管球のガラスウィンドウが低エネルギー X 線を吸収する．**B**：アルミフィルタ(5～10 mm)の場合．X 線はより硬くなっている．X 線の平均エネルギーは通常ピーク値の 1/3 程度であるが，フィルタ使用によってピーク値の 1/2 程度まで増加している．**C**：30 cm の生体組織等価物質の場合．

ことが，120 kVp が頻用される理由のひとつである．被写体が大きい場合は，その最も厚いところを透過させるために，より大きな管電圧が必要となる．撮像法によっては，80 kVp 程度の低電圧を使用する場合もある．X 線撮影の原則に従って，管電圧を低くすると，コントラストは上昇するが，同時に皮膚線量が増加する．管電圧を高くすると，コントラストは低下するが，皮膚線量を低減できる．小児の撮像では，低電圧とすることにより，コントラストをほとんど損ねることなく総線量を低減することができる．特に，ヨード造影剤を使用する場合にはこのことが言え，ヨードは 80 kVp 付近に吸収端(k 端)をもつため，ヨード造影剤の集積する組織は低電圧で特に強い造影効果を示す．通常の CT 撮像における管電圧の選択は，ピーク電圧(kVp)の 1/3～1/2 に設定するのが原則である．

他の撮像パラメータを一定として，管電圧だけを大きくすると，患者被曝は増大する．たとえば，管電圧を 120 kVp から 140 kVp に増加すると，被曝線量($CTDI_{vol}$値，7 章「放射線被曝」，p.95 参照)は 1.4 倍程度に増加し，80 kVp にすると，1/2.2 に低減する．低電圧の代償は，ノイズの増加である(**図 5-4**)．低電圧の場合，さまざまな組織における X 線吸収が増加する結果，骨，造影剤，金属などのコントラストは上昇する．この方法は，特に新生児，小児，体格の小さな被検者には有用で，低電圧が有用性を発揮する．**図 5-5** は，管電流(mA)を一定にした場合の腹部画像のシミュレーションである．管電圧は，135 から 120 kVp に変化させている．総線量の増加はノイズの面では有利で，kVp を下げるとノイズは増加する．撮像プロトコルの最適化にあたっては，このような画質，線量，kVp の複雑な関係を理解することが重要である．

キーポイント：

管電圧に関するポイントをあらためてまとめておく．a) 管電圧は多くの場合 120 kVp が用いられる．b) 痩せた患者，小児では，80～100 kVp とすると被

一次的スキャンパラメータ **49**

kVp	80	100	120	140
ノイズ	9.2	7.5	5.3	4.4
ノイズ変化率*	+74%	+42%		−17%
CT線量指標(CTDI)(mGy)	6.9	7.7	13.2	20
CT線量指標変化率*	−48%	−42%		+52%

*120kVpの場合を基準とした変化率

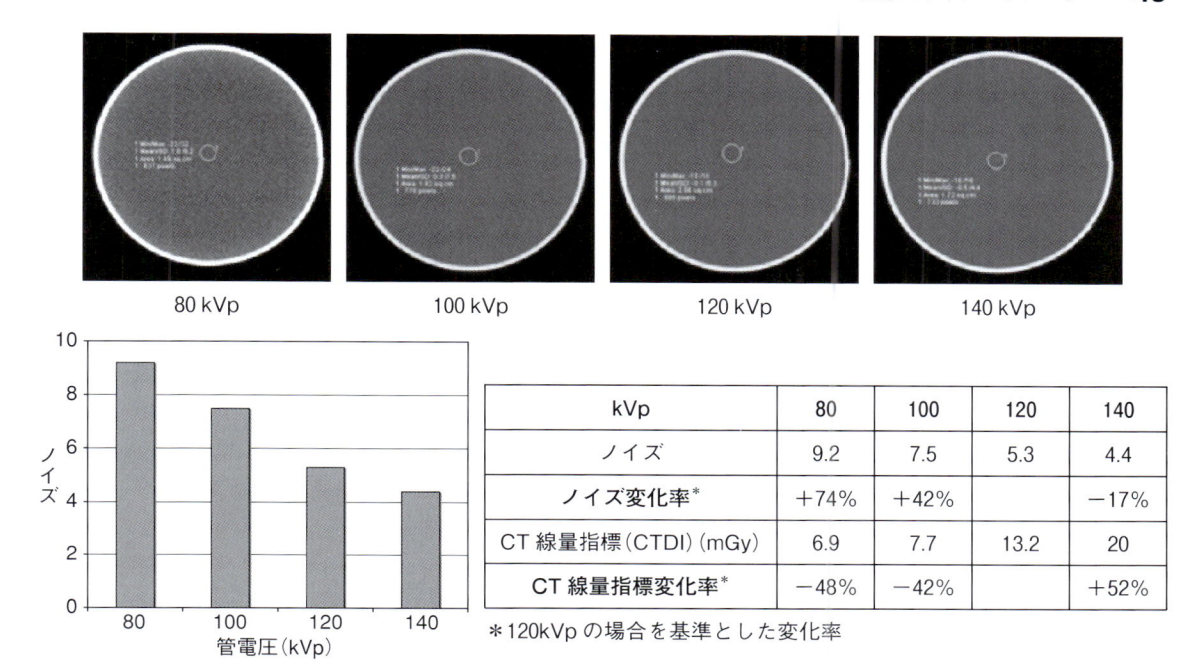

図 5-4 水ファントムによる管電圧がノイズ，被曝に及ぼす影響の検証　管電圧(kVp)以外の条件は一定(管電流 200 mA)としてある．管電圧によるノイズ，被曝の変化率を，最も多く使われる管電圧 120 kVp の場合を基準として示している．kVp が増加するとノイズは減少するが，被曝は増加することがわかる．

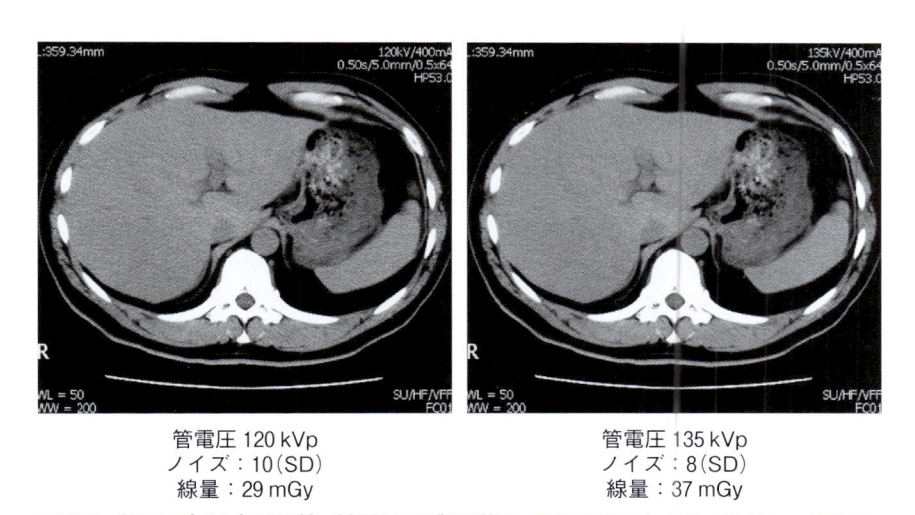

管電圧 120 kVp
ノイズ：10(SD)
線量：29 mGy

管電圧 135 kVp
ノイズ：8(SD)
線量：37 mGy

図 5-5 管電圧(kVp)が画質，被曝に及ぼす影響　腹部画像における 120 kVp，135 kVp の比較を示す．kVp が 12％増加することによりノイズは 25％減少するが，被曝は 27％増加する．診断に求められる画質に応じた最適な管電圧の選択が重要である．

曝線量，造影効果の点で有利である．c) 肥満した患者では，より大きな管電圧を使用するとよい．

管電流と mAs 値

管電流(tube current, mA)は，X 線管球が発生するX線量を左右する．管電流と照射時間(s)の積を mAs (milliamperes second)という．mA も mAs も，CT の照射線量に比例する．mAs が大きいほど，被曝線量は多くなる．mAs と画像ノイズは逆比例の関係にあり，他の撮像条件をすべて一定とす

■ 表 5-1　実効 mAs，mAs，ピッチ，放射線量の関係

ピッチ	mAs/回転	実効 mAs	CTDI$_{vol}$*
mAs を一定とする場合			
非ヘリカル撮像	100	100	1.9
0.5	100	200	2.0
1	100	100	1.0
1.5	100	67	0.67
実効 mAs を一定とする場合			
非ヘリカル撮像	100	100	1.0
0.5	50	100	1.0
1	100	100	1.0
1.5	150	100	1.0

＊：CTDI(CT dose index，CT 線量指標)については 7 章に詳述．

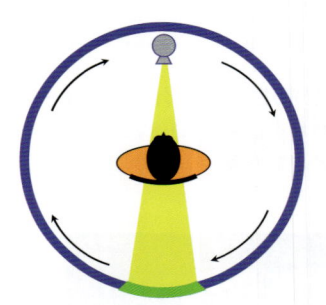

A：フルスキャン．360°回軸の間 ON となる．

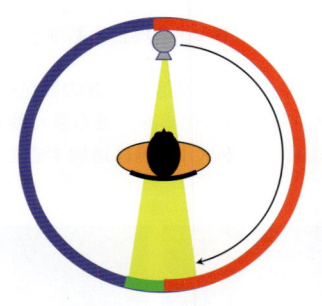

B：パーシャルスキャン．180°＋ファンビーム角の間 ON となる．

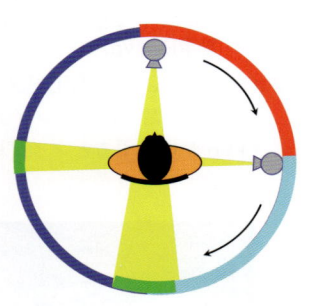

C：クオータースキャン．2 本の X 線管を使用する．

図 5-6　スキャン時間は，X 線管球がガントリ内を 1 回転する間に X 線が ON となっている時間である．A：フルスキャン．360°回転する間，X 線が常に ON となっている．B：パーシャルスキャン．回転時間の 1/2 だけ X 線が ON になっている．C：クォータースキャン．DSCT では，2 本の X 線管球をそれぞれ 1/4 回転ずつ ON にすることにより，撮像時間を 1/4 にすることができる．

る場合，mAs を小さくすれば被曝線量は低減するが，画像はザラついたものとなる(7 章，p.101 参照)．mAs と被曝線量の関係は，CT スキャナで実際に mAs を変えて，CT のコンソールに表示される CTDI$_{vol}$ 値を見ればすぐにわかる(被曝線量の表示法については 7 章参照)．被曝線量を低減したければ，何よりもまず管電流を小さくすることが効果的である．X 線管球技術の発展の結果，現在の管球は大きな管電流で使用することができるようになっており，特に高速かつ薄い断層面が要求される心臓 CT の場合，800 mA にも及ぶ高い管電流が設定される．

一部の CT メーカーは，ヘリカルスキャンについて**実効 mAs**(effective mAs)の概念を導入している．実効 mAs は，単なる管電流と時間の積ではなく，ピッチに対する mAs の比である．ピッチを大きくする場合，ノイズを代償するためには，mA を大きく設定する必要がある(**表 5-1**)．他の条件を一定とすれば，mA とピッチの組み合わせはいろいろ考えられる．たとえば実効 mAs が 200 mAs の場合，ピッチを 1.0 から 1.5 にすれば，ノイズを一定にするには管電流は 300 mA に増加する必要がある．

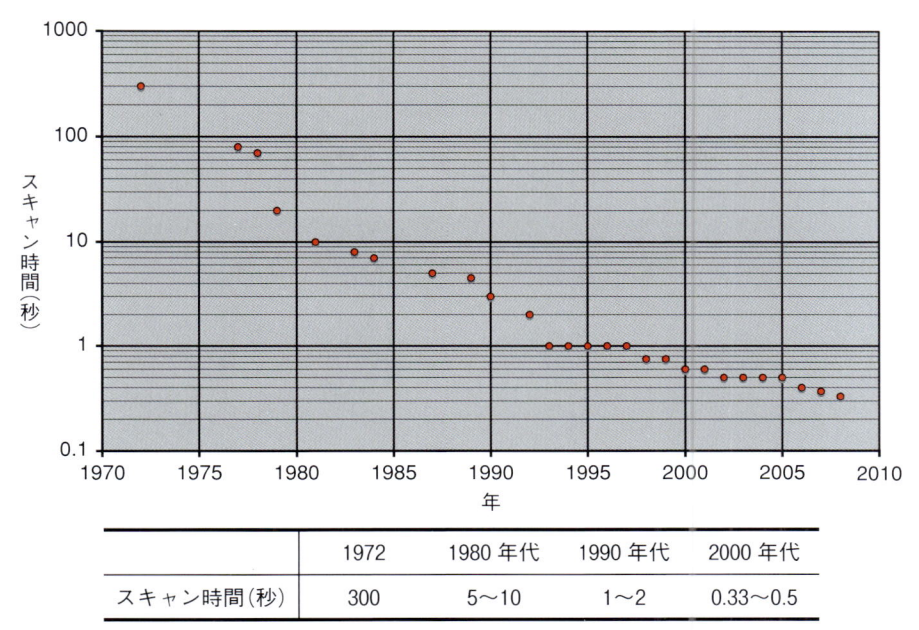

	1972	1980年代	1990年代	2000年代
スキャン時間(秒)	300	5〜10	1〜2	0.33〜0.5

図 5-7 CT が発明された 1972 年以来，スキャン時間（フルスキャン）は格段に短縮され，最新の 64 列 MDCT では，0.4 秒以下に達している．

ピッチを 0.75 にすれば，管電流は 150 mA にできる．

スキャン時間とガントリ回転時間（gantry time）

スキャン時間（scan time）は，X 線管球がガントリ内を 1 回転する間に X 線が ON となっている時間である．通常のスキャンは，管球が被写体の回りを 360°回転する間，X 線が常に ON となる**フルスキャン**（full rotation）である（図 5-6A）．心臓 CT に代表される高時間分解能への飽くなき要求に応えるべく，MDCT の技術は X 線管球のさらなる高速回転を目指している．高速スキャンの利点のひとつは，心臓のように動きのある臓器のモーションアーチファクトの低減である．X 線を ON とする時間を，360°のフルスキャンではなく，180°（ハーフスキャン）＋ファンビーム角とすることにより，画像再構成の時間をさらに短縮することができる．これが**パーシャルスキャン**（partial scan）である（図 5-6B）．デュアルソース CT（dual-source CT：DSCT）は，2 本の管球がそれぞれ 1/4 回転してデータを収集するため，さらに時間分解能に優れている（図 5-6C）（10 章の"デュアルソース CT"の項，p.151 参照）．CT 開発の最初の 10 年間で，スキャン時間は 5 秒から 1 秒に一気に短縮し，次の 10 年間ではこの開発スピードはずっと鈍ったものの，それでも現在の MDCT では 300 ms 以下，パーシャルスキャンでは 200 ms 以下を達成している．スキャン時間の短縮は，撮像範囲の拡大，検査時間の短縮も意味している．

歴史を振り返ると，CT のスキャン時間は格段に短縮してきた（図 5-7）．過去数年で 500 ms から 300 ms 以下となり，これはガントリ回転の物理的限界に迫る速度である．高速回転するガントリ内の構成部品には，大きな遠心力が加わる．スキャン時間が 500 ms 以下になると加速度は 2〜15 g にも及び，これは高速航空機の 2〜3 g をも上回る値である．この g 対策は，さらなるスキャン時間の短縮を目指すうえの課題のひとつである．高時間分解能への強い要求は，DSCT 開発の動機のひとつであったが，現在では 3 本以上の管球を使う方法も研究されている．

スキャン時間の選択にあたっては，患者が十分な息止めをできるか確認し，その時間内にスキャンが完了するように考慮する必要がある．さもないと，

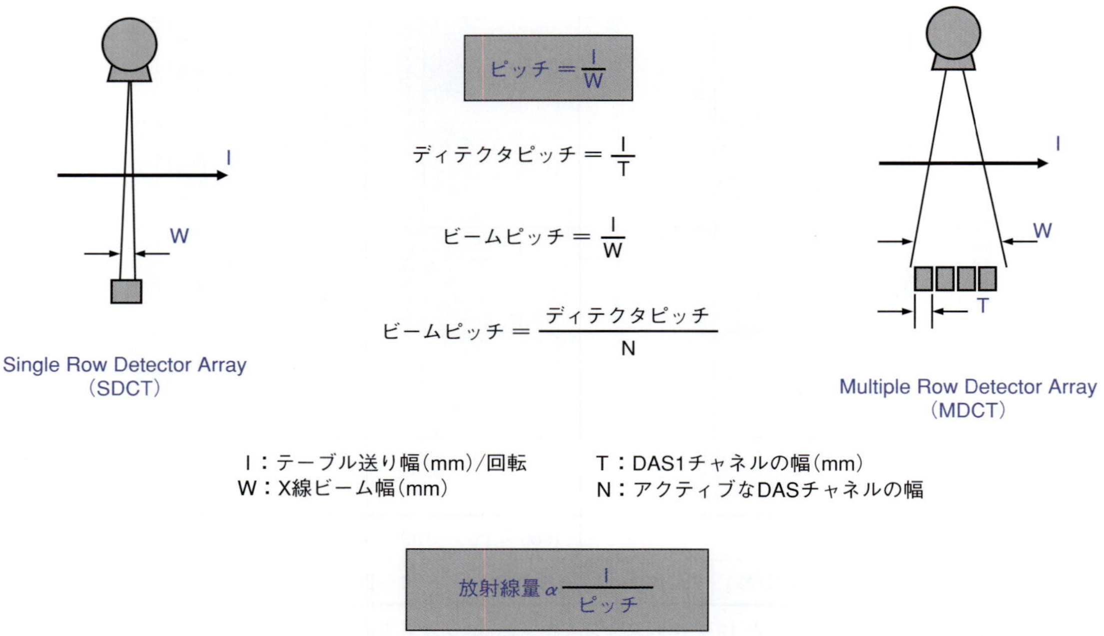

図 5-8 MDCTの黎明期に導入されたピッチに関連するさまざまな定義を示す．ピッチは管球が1回転する間のテーブル送り幅のX線ビーム幅に対する比と定義され，すべてのヘリカルCTに共通して適用される概念である．その変形として，MDCTで用いられるディテクタピッチ，ビームピッチ（＝ピッチ）などの定義を図示した．一般に，ヘリカルスキャンにおける被曝は，ピッチに反比例する．(Mahesh M：Search for isotropic resolution in CT from conventional through multiple-row detector. RadioGraphics 2002；22：949-962 より許可を得て転載)

不規則な呼吸運動によるアーチファクトにより3次元画像の画質が損なわれる結果となる．小児，呼吸障害のある患者では，浅い呼吸下にスキャンするとよい．このことは，特にPET-CT，SPECTなど，複合型CT（hybrid scanner）において重要である（9章「ハイブリッドCT」参照）．

ピッチ（pitch）

ピッチは，単列検出器ヘリカルCT（SDCT）の時代に導入された概念である．ヘリカルCTでは，X線管球は連続的に回転している最中にテーブルが移動するので，患者の回りにらせん状の軌跡を描くことになる．**ピッチは，管球が1回転する間に移動するテーブルの距離**と，**X線ビームの幅の比**として定義される．ビーム幅がW（mm），管球が1回転する間のテーブル送り幅がI（mm）であるとき，ピッチは，

$$\text{ピッチ} = \frac{I}{W}$$

となる．テーブル送り幅がX線ビームの幅に等しいとき，ピッチは1となる．これはシーケンシャルモードで，スライス幅とテーブル送り幅が等しい場合と同じで，ギャップレス（abutted slice）といわれる状態である．SDCTにおけるビーム幅は，スキャンする際のスライス幅に等しい．MDCTの導入に伴い，CTメーカーはピッチに新たな定義を与える必要が生じたため，初期には，**ディテクタピッチ**（detector pitch），**コリメータピッチ**（collimator pitch），**スライスピッチ**（slice pitch），**ボリュームピッチ**（volume pitch）などさまざまな概念が導入されたが，従来SDCTで確立されていたピッチと線量，画質の関係は，このような定義に馴染まなかったため混乱をきたした（**図 5-8**）．ピッチを理解するためには，以下に述べるようなピッチの定義を理解する必要がある．

■ 表5-2 さまざまなMDCT検出器構成におけるピッチ，ディテクタピッチ，テーブル速度の関係

テーブル速度 (mm/回転)	MDCT構成 (N×T) (mm)	ディテクタピッチ	ピッチ*
3.75	4×1.25	3	0.75
7.5	4×1.25	6	1.5
18	16×0.75	24	1.5
24	24×1.2	20	0.83
24	64×0.5	48	0.75
心臓CT(レトロスペクティブ心電ゲート法)では小ピッチを選択することが多い．			
8	64×0.5	16	0.25
8	16×1.5	5.3	0.33
2	16×0.5	4	0.25

＊：ピッチ＝テーブル速度／(N×T)．

ディテクタピッチ（または，スライスピッチ，ボリュームピッチ）

管球が1回転する間のテーブル送り幅(I)と，DAS(data acquisition channel)チャネル1個の幅(T)の比として定義される．すなわち，

$$\text{ディテクタピッチ} = \frac{I}{T}$$

ここでTはDASチャネル1個の幅で，代表的な値としては，4，6，12，18などがある．

ビームピッチ（または，コリメータピッチ，ピッチファクター）

SDCTの初期に定義されたピッチによく似ており，管球が1回転する間のテーブル送り幅(I)と，X線ビーム幅(W)の比として定義される．すなわち，

$$\text{ビームピッチ} = \frac{I}{W}$$

ビームピッチとディテクタピッチの関係は，以下のようになる

$$\text{ビームピッチ} = \frac{\text{ディテクタピッチ}}{N} = \frac{I}{N \times T} = \frac{I}{W}$$
$$= \text{ピッチ}$$

ここで，NはDASチャネルの数，Tは個々のDASチャネルの幅である．表5-2に，テーブル送り幅(I)，ディテクタピッチ，ピッチの関係を，MDCTのさまざまな検出器構成別に示した．

2003年の国際規約(IEC)により，CTメーカーは**ピッチ**の統一定義に従うことが定められている．この定義では，ピッチはテーブル送り幅のX線ビーム幅に対する比と定義されている．この共通の定義を使うことにより，SDCT，MDCTいずれにも等しく適用でき，さまざまな定義のピッチと線量との関係の混乱を避けることができる．

照射線量はピッチに反比例する

ピッチを大きくすると照射線量は低下し，小さくすると照射線量は増大する．ピッチとx-y面内の空間分解能の関係は，画像再構成に用いる補完アルゴリズムに依存する〔3章「多列検出器型CT(MDCT)」参照〕．

ここまでをまとめると，ピッチが1より大きい場合は，x-y平面内空間分解能は低下し，被曝は低減

Exam Description: PET/CT RESTAGING OVARI

Dose Report

Series	Type	Scan Range (mm)	CTDIvol (mGy)	DLP (mGy-cm)	Phantom cm
1	Scout	-	-	-	-
2	Helical	I10.500-I867.240	7.89	712.36	Body 32
			Total Exam DLP:	712.36	

A

Total mAs 17696　Total DLP 2419

	Scan	KV	mAs / ref.	CTDIvol	DLP	TI	cSL
Patient Position H-SP							
Topogram	1	120				7.8	0.6
ARTERIAL	2	120	400	28.67	920	0.33	0.6
VENOUS	3	120	400	28.69	1499	0.33	0.6

B

図 5-9　CT装置の線量表示画面には，$CTDI_{vol}$，DLPが表示されている．DLPと$CTDI_{vol}$の比がスキャン長となる．MDCT装置はすべて，このような情報を検査の一部として保存できる機能を備えており，後から解析することもできる．$CTDI_{vol}$は，標準サイズの円形ファントムで測定されたものである．A：PET-CTの線量表示画面．スキャン長は712.36÷7.89＝90 cmとなる．B：腹部CTの線量表示画面．動脈相のスキャン長は920÷28.67＝32 cm，静脈相のスキャン長は1499÷28.69＝52 cmと求められる．

する．ピッチが1より小さい場合は，スライスのオーバーラップを生じて被曝は増大するが，空間分解能は向上する．ピッチが1に等しい場合は，シーケンシャルモードにおけるギャップレス撮像と同じ状態，たとえば10 mmスライス，10 mm送りのような状態である．

実際のプロトコルのピッチは，空間分解能，被曝を勘案して0.2〜1.5に設定されることが多い．腹部ルーチン撮像では，ピッチ1以上でも画質は十分な場合が多く，被曝も低減できる．高空間分解能，高時間分解能を求めるプロトコルでは，ピッチを1以下に設定するが，被曝は増えることになる．実際に，心臓CT，ヘリカルCT血管撮影(CTA)などでは，ピッチが0.2〜0.4に設定され，被曝も多くなる．ピッチと心拍数，再構成アルゴリズムとの関係については，6章「MDCTによる心臓イメージング」であらためて解説する．

ピッチは，通常はスキャン全体に共通であるが，部位や臓器によって可変とする方法もある．各社のMDCTで，バリアブルピッチ(variable pitch)，ダイナミックピッチ(dynamic pitch)などの名称で設定されているもので，これを使うと心拍数などに応じてスキャン中にピッチが自動的に変更される．

キーポイント：

ピッチに関するに要点を整理しておく．a) ピッチは照射線量に反比例する．b) 1以上のピッチでは被曝は低減する．c) 1以下のピッチはオーバーラップして撮像することになり，被曝は増加する

スキャン長

1回のCT検査で撮像する解剖学的範囲が，スキャン長(scan length)である．オペレータはスカウト画面上で，スキャン長を指定する．スキャン長が大きくなれば，被曝線量は増加する．CTスキャナの線量表示画面からわかるように(**図 5-9**)，スキャンあたりのスキャン長は，DLP(dose-length-product，線量・スキャン長の積)を$CDTI_{vol}$で割り算して簡単に求められる．$CTDI_{vol}$を一定とすれば，DLPはスキャン長で決まる．スキャン長は被曝線量を決定するので，スキャン長は関心領域にできるだけ限定し，なおかつ診断に必要な範囲がすべて含まれているように設定する必要がある．患者に適切な指示を与え，経験豊富な技師が標準プロトコルに従って撮像することにより，撮像範囲は必要最小限に留めることができる．しかしそれでもヘリカルスキャンでは，スキャン開始時，終了時のランプアッ

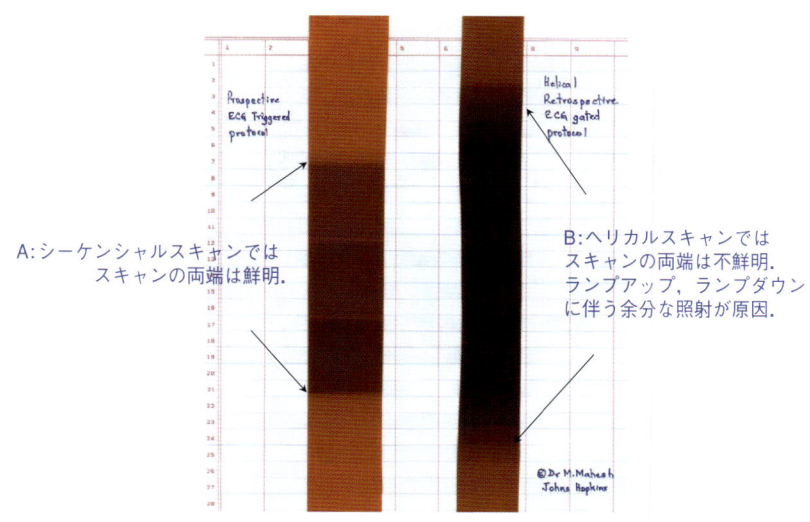

図 5-10　A：シーケンシャルスキャンでは，実際のスキャン長は指定されたスキャン長にほぼ一致する．B：ヘリカルスキャンでは，実際のスキャン長はスカウト画面で指定されたスキャン長よりやや大きくなる．これはヘリカルスキャンの開始時，終了時に，ランプアップ，ランプダウンに伴う余分な照射が加わるためである．

プ，ランプダウンに際して，余分な被曝が発生する（図5-10）．シーケンシャルスキャンでは，ヘリカルスキャンに比してX線ビーム幅の境界が明瞭であるが，ヘリカルスキャンではビーム幅が広い分だけ，スキャン長も大きくなる．このことは，患者被曝の増加に直接関係する．メーカーによっては，**アダプティブ・シールディング**（adaptive shielding），**ダイナミック・コリメーション**（dynamic collimation）などの名称で，このランプアップ，ランプダウン時の余分な照射を遮蔽する方法を備えている．これは，ヘリカルスキャンの開始時にコリメータが部分的に閉鎖し，最初の回転時に全開となり，スキャン終了時に再び閉鎖するメカニズムである．

二次的スキャンパラメータ

撮像視野

撮像視野（scan field of view：SFOV）は，ガントリ内にある被写体のうち，画像再構成に含まれる範囲と定義される．一般に，SFOVはガントリ径より小さい（50〜55 cm）．このため，肩，骨盤などがはみ出して，画像上で周辺部が切れてしまうことがある．

70 cmのガントリ径に対してSFOVは50〜55 cmなので（図5-11），被写体はガントリ開口部の中心，すなわちアイソセンターにきちんと設定する必要がある．被写体をアイソセンターに置くように注意しないと，画質が低下し，被曝は増大する．図5-12のように，患者をアイソセンターの上方，X線管球に接近して定位すると，スカウトスキャン時の患者被曝が増大し，患者をアイソセンターの下方，X線管球から離して定位すると，画像ノイズが増加する．このように，患者をアイソセンターにきちんと設定することは，画質，被曝の両面において重要である．MDCTのように可変線量を用いる場合，患者をアイソセンターに設定することは，より一層重要となる．可変線量方式（dose modulation technique）は，患者がアイソセンターにあることを前提としており，これがずれると著しく被曝が増加するためである．

MDCTでは，X線ビーム幅が16列，32列，320列と大きくなるに従って，コーンビームアーチファクト（cone-beam artifact）が増加する．コーンビームアーチファクトは，アイソセンターでは軽度で，SFOVの周辺部ほど強くなる．したがって，その意味でも患者をガントリの中心に置くことが重要とな

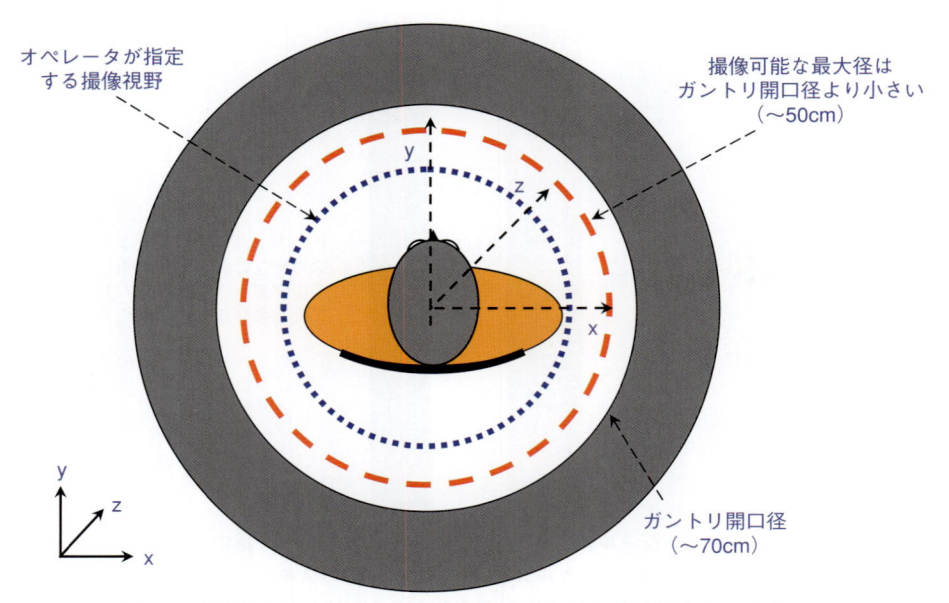

図5-11 ガントリの構造 オペレータが指定できる撮像領域の最大径は，物理的なガントリ開口径（～径70 cm）よりも小さい（～径50 cm）．横断（軸位断）面（x-y平面），体軸方向（z軸）との関係を合わせて示す．

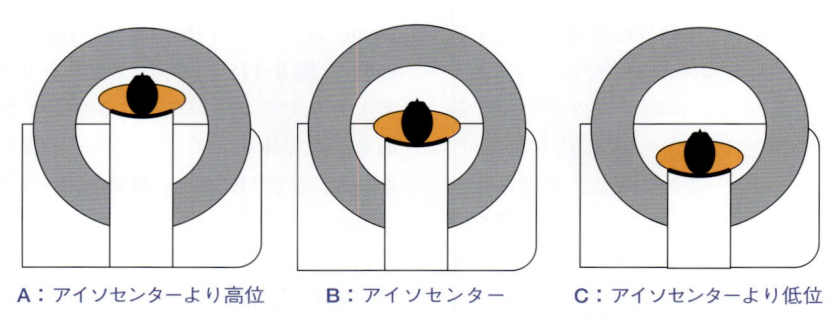

図5-12 被写体のガントリ内の位置設定は，画質，被曝の両面から重要である．3つの場合について，被写体をアイソセンターに置くことの重要性と，その画質，被曝への影響を示した．**A**：被写体がアイソセンターより高位にある場合．スカウトスキャンでは被曝が過大となり，本番のスキャンでは画質が劣化する．**B**：被写体を正確にアイソセンターに設定する場合．画質，被曝ともに最適な条件となる．**C**：アイソセンターより低位に設定した場合．スカウトスキャンでは低被曝だが，本番のスキャンで画質が劣化する．

る．このことは，本番スキャンを開始する前に，クイックスキャンを行ってみれば確認できる．可変線量方式において，アイソセンターに定位することの重要性については8章「放射線被曝対策」でも述べるが，可変線量方式では特に，定位の不良によりmAが大きくなり，被曝が増加する結果となりやすい．

ビーム幅（ビームコリメーション）

　ビーム幅（beam width）あるいはビームコリメーション（beam collimation）は，X線管球から出て患者に当たるX線ビームの，アイソセンターにおける幅で定義される．SDCTでは，ビーム幅はスライス幅に等しい．しかし，MDCTでは，ビーム幅は

二次的スキャンパラメータ **57**

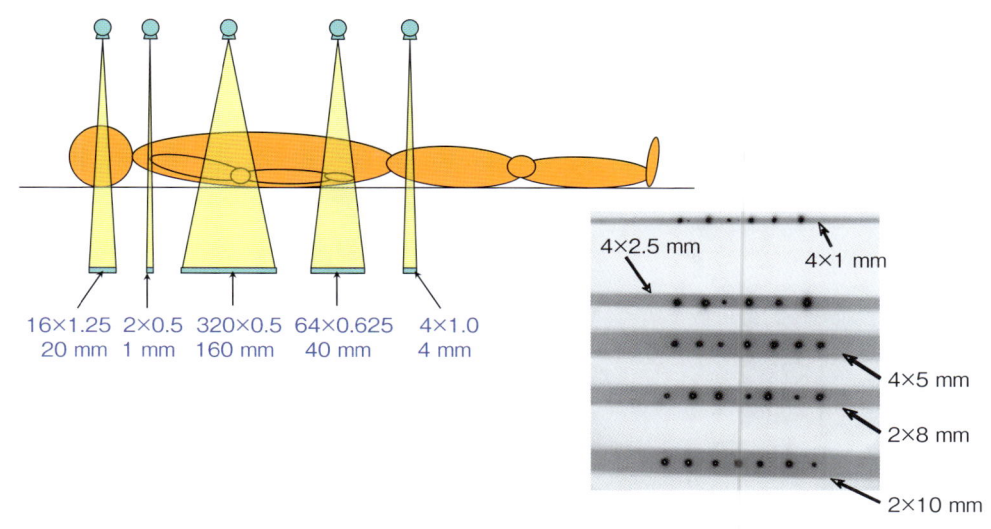

図 5-13 ビーム幅は，DAS チャネルの数と個々の DAS チャネルの幅の積である．ビーム幅は，ガントリの中心（アイソセンター）で定義される．MDCT のいろいろな検出器構成と，そのアイソセンターでのビーム幅を示す．

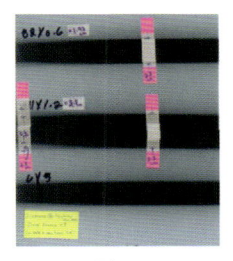

A：64 列 MDCT のビーム幅（アイソセンター上，24×1.2 mm）

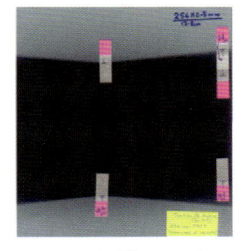

B：256 列 MDCT のビーム幅（アイソセンター上，256×0.5 mm）

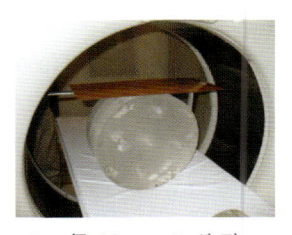

C：径 32 cm のボディファントムの表面に計測装置を置いたところ

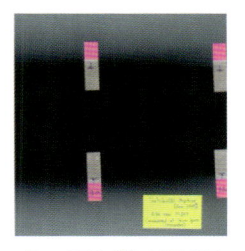

D：256 列 MDCT のビーム幅（アイソセンターから 16 cm の位置，256×0.5 mm）

図 5-14 シーメンス社製 64 列 MDCT，および東芝製 256 列 MDCT におけるアイソセンター上のビーム幅を示す（A，B）．それぞれ最大幅は 24×1.2＝28.8 mm，256×0.5＝128 mm．D には，アイソセンターから 16 cm の位置（径 32 cm の標準ボディファントムの表面に相当する位置）でのビーム幅を示す．コーンビーム効果のため，アイソセンター上よりもずっと狭くなる（90〜100 cm）．

DAS チャネルの数と個々の DAS チャネルの幅の積である．したがって，検出器構成が 2×0.5 mm の場合はビーム幅は 1 mm，4×1 mm なら 4 mm，4×2.5 mm では 10 mm，32×0.75 mm では 24 mm，64×0.625 mm では 40 mm となる（**図 5-13**）．ビーム幅がさらに大きくなると（256×0.5 mm＝128 mm，320×0.5 mm＝160 mm），広範囲をカバーできる利点が生まれ，たとえば心臓全体をガントリ 1 回転でスキャンすることも可能となる．

MDCT では，大きなビーム幅（N×T）を用いることにより，より高速なボリュームスキャンを実現することができる．ビーム幅は，アイソセンターにおける撮像断面で定義する．検出器列数が多い装置では，アイソセンターでのビーム幅は 12.8 cm，16.0 cm といった値となるが，アイソセンターから離れると，コーンビームの形に応じてビーム幅はこれより狭くなる．**図 5-14** には，64 列，256 列 MDCT における，アイソセンター，およびアイソセンターか

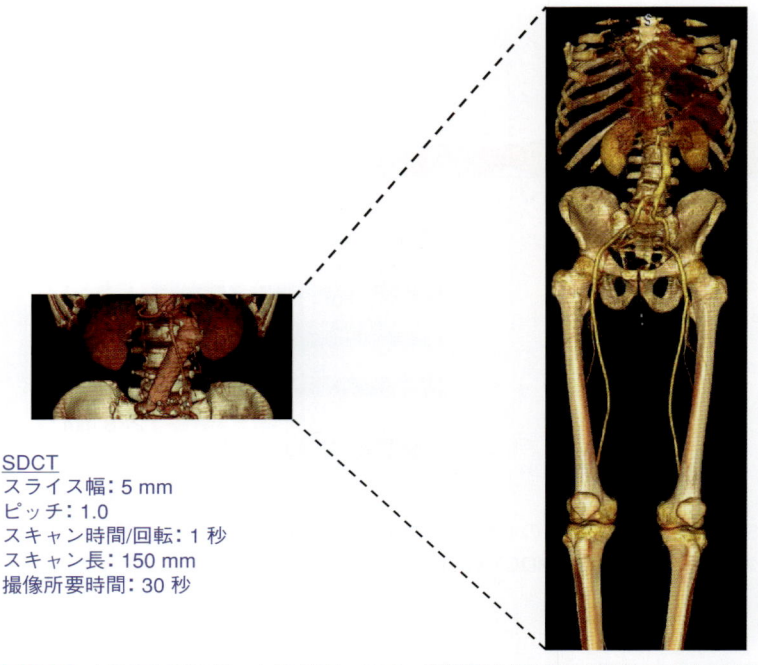

SDCT
スライス幅：5 mm
ピッチ：1.0
スキャン時間/回転：1 秒
スキャン長：150 mm
撮像所要時間：30 秒

4列MDCT
スライス幅：3 mm
ピッチ：1.5
スキャン時間/回転：0.5 秒
スキャン長：1000 mm
撮像所要時間：30 秒

16列MDCT
スライス幅：3 mm
ピッチ：1.5
スキャン時間/回転：0.5 秒
スキャン長：1000 mm
撮像所要時間：10 秒以下

図 5-15　MDCT ではビーム幅が広いので，広範囲を短時間に撮像できる．SDCT, 4列 MDCT, 16列 MDCT のそれぞれにおいて，撮像パラメータを一定とした場合，撮像できる範囲を比較して示した．スキャン時間 30 秒の場合，SDCT は 150 mm, 4列 MDCT は約 1000 mm の範囲を撮像できる．1000 mm の範囲を撮像するためのスキャン時間は，16列 MDCT では 10 秒以下となる．（東芝メディカルシステムズより許可を得て掲載）．

ら 16 cm（＝体部ファントムの大きさ）離れた位置におけるビーム幅を示している．このように，列数の大きい MDCT では，このコーンビーム効果に注意しないと，患者の体表とアイソセンターではビーム幅が大きく異なる場合がある（図 5-14）．一般的な 4～64 列 MDCT では，他のパラメータを一定とする場合，ビーム幅を大きくすることによって，スキャン時間を大幅に短縮することができる（図 5-15）．

スライス幅（スライス厚，セクション幅）

スライス幅（slice width）は，再構成画像の厚さである．スライス厚（slice thickness），セクション幅（section width）ともいわれるが，本書ではこの意味ではスライス幅という言葉を用いる．MDCT では，スライス幅は個々の DAS チャネルの幅，ピッチ，再構成アルゴリズムによって変化する．スライス幅は，常に DAS チャネル幅以上となる．ヘリカルスキャンの場合，ある種の補間アルゴリズムのもとでは，ピッチを 1 から 2 に変化させると，スライス幅が DAS チャネル幅の 100％から 130％まで複雑に変化する．スライス幅を，DAS チャネル幅より狭くすることはできないが，これは高精度の 3 次元画像を求めてより一層薄い検出器の開発が急速に進んだ理由のひとつである．

MDCT 以前のヘリカル SDCT では，スライス幅はビーム幅に等しい．したがって，スライス幅はビーム幅，ピッチ，画像再構成アルゴリズムによって決定する．この場合も，スライス幅は常にビーム幅と同等，あるいはそれ以上となる．

画像再構成アルゴリズム（Kernels, カーネル）

画像再構成アルゴリズム（reconstruction algorithm）は，**ローデータ**（raw data）を再構成するコンピュータプログラムで，CT の画質を決定するうえで重要な役割を果たす．再構成アルゴリズムの選択は，常に空間分解能とコントラスト分解能のトレードオフ（trade-off）となる．オペレータは，特定の部

二次的スキャンパラメータ　**59**

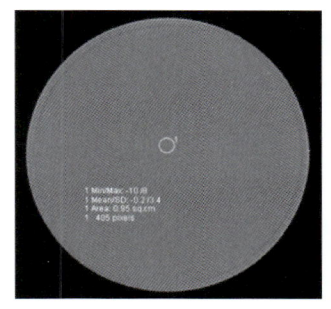

A：ベリースムーズ　　　　　　B：スムーズ　　　　　　C：ウルトラシャープ
ノイズ：3 SD（標準偏差）　　　ノイズ：5 SD　　　　　　ノイズ：25 SD

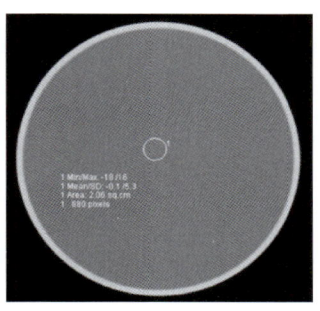

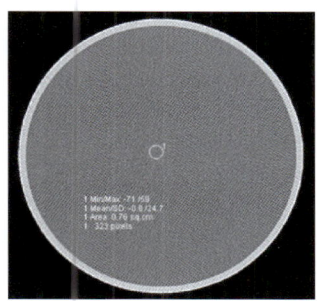

図 5-16 画像再構成アルゴリズムが画質に及ぼす影響を水ファントムで示す．64 列 MDCT で撮像した画像を異なるアルゴリズムで再構成した．A：ベリースムーズ，B：スムーズ，C：ウルトラシャープ．ウルトラシャープアルゴリズムでは，画像ノイズが著しく増加している．

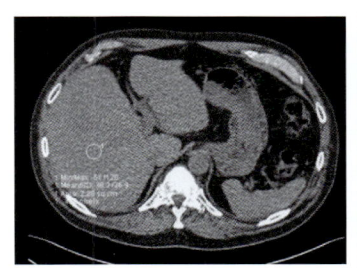

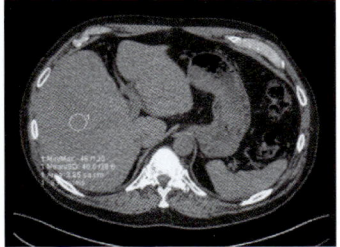

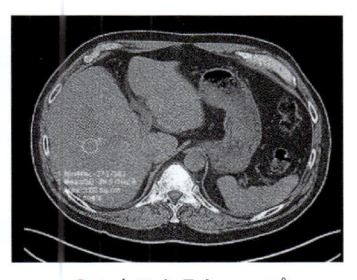

A：ベリースムーズ　　　　　　B：スムーズ　　　　　　C：ウルトラシャープ

図 5-17 画像再構成アルゴリズムが画質に及ぼす影響を腹部 CT で示す．64 列 MDCT で撮像された腹部画像を異なる再構成アルゴリズムで再構成した．A：ベリースムーズ，B：スムーズ，C：ウルトラシャープ．ウルトラシャープアルゴリズムでは，画像ノイズが著しく増加している．

位，機能に応じて開発されたアルゴリズムのなかから適当なものを選択するが，一般に**ベリースムーズ，スムーズ，ミディアム，シャープ，ウルトラシャープ**など目的とする画質別に，あるいは頭部，体部，小児など特定の用途別に分類されている．

前述のように，再構成アルゴリズムの選択は空間分解能とコントラスト分解能のバランスで決まる．高空間分解能の再構成アルゴリズムを選択すると，分解能は高くなるが，画像ノイズが増加して，しばしばエッジ強調アーチファクト（edge-enhanced artifact）が問題となる．スムーズなアルゴリズムを使うとノイズは減るが，画像の鮮鋭度は低下する．肥満患者では，検出器に到達する光子が少ないのでノイズが増加するが，このような場合はスムーズなアルゴリズムを使うことにより，空間分解能を維持しつつノイズを減らすことができる．**図 5-16** は，水ファントムの同一断面を，いろいろな再構成アルゴリズムで撮像したものである．シャープな再構成アルゴリズムでは，ノイズによる画質低下をきたすことがわかる．

高性能コンピュータを備える現在の MDCT では，同一のデータセットに，複数の異なる再構成アルゴリズムを適用して，複数の画像を同時に作ることも容易である．たとえば，最も薄いスライス幅でデータを収集しておけば，高精度の 3 次元画像を得ると同時に，スムージングアルゴリズムを適用してノイズの少ない診断に適した画像データを得ることができる．ますます検出器の数が増加する MDCT では，まず**できるだけ薄く撮像しておき，あとから所望の厚さに再構成する**のが鉄則である．1 つのデータセットに異なる再構成アルゴリズムを適用すれば，被曝線量にも影響しないので有利である．図

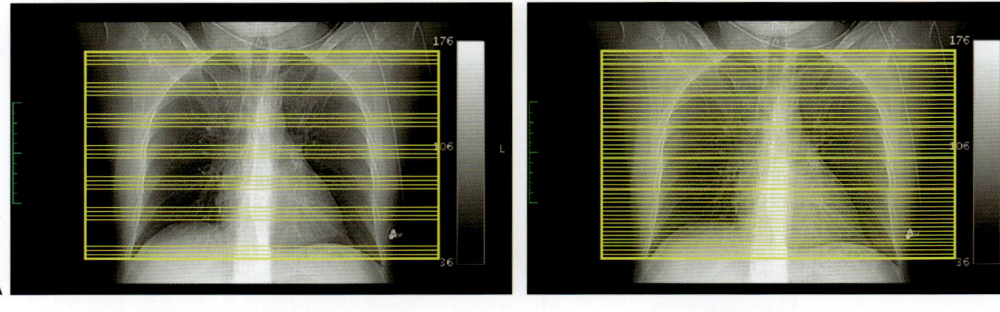

図 5-18 従来の胸部高分解能 CT（HRCT）では，薄いスライスで，スライス間隔を広くあけて撮像することがある（A）．しかし MDCT では，病変の見逃しを最小限とするために全範囲を連続して撮像する（B）．ただし，患者被曝は MDCT（5〜7 mSv）より HRCT（1〜2 mSv）のほうが少ない．

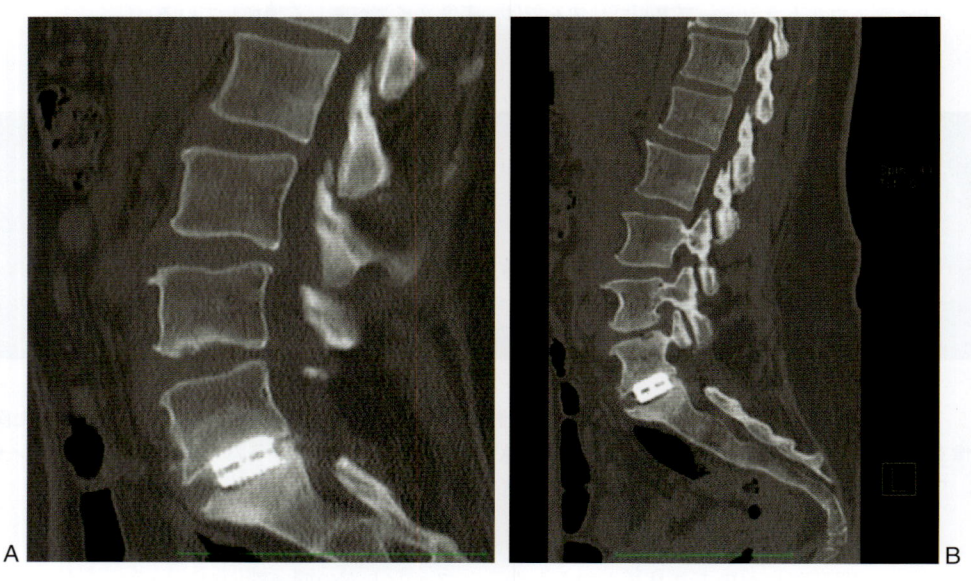

スライス幅 2 mm
再構成間隔 5 mm

スライス幅 2 mm
再構成間隔 1 mm

図 5-19 腰椎の横断（軸位断）画像（スライス幅 2 mm）を，再構成間隔 5 mm（A），1 mm（B）で再構成したものから作成した矢状断像．再構成間隔 5 mm の画像では，細かい構造が有意に失われている．

5-17 に，腹部 CT の画質と再構成アルゴリズムの関係を示す．最もシャープなアルゴリズムでは，ノイズ，空間分解能ともに最大となる．どの再構成アルゴリズムを選択するかは，診断上，画像に何を求めるかで決まる．たとえば，小さな肝病変のように，コントラストの低い病変を発見するにはスムーズアルゴリズムを，肺，側頭骨などの診断には，シャープなアルゴリズムを選択するとよい．適切な再構成アルゴリズムと mAs の選択は，被曝の低減にもつながる．被曝を軽減すると同時にノイズも大幅に低減できるような反復アルゴリズム（iterative algorithm）を用いた再構成法の研究も進められている（訳注：8 章，p. 114 参照）．

再構成間隔

再構成間隔（reconstruction interval）は，再構成された画像の z 軸方向の間隔であり，横断（軸位断）像のスライスのオーバーラップを決めるものである（reconstruction increment, reconstruction index, spacing などともいわれる）．再構成間隔は，X 線ビームのコリメーション，スライス幅とは独立のパラメータで，スキャン時間や被曝とも無関係である．

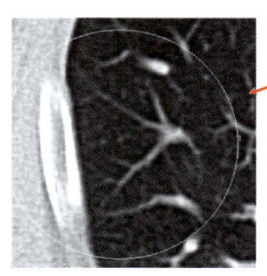

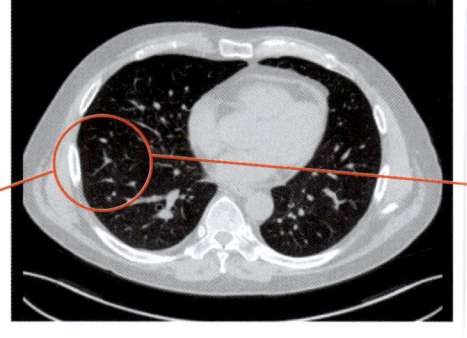

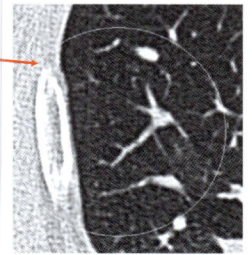

単純拡大(拡大率：4,
DFOV：400 mm)

ズーム(ズームファクター：4, DFOV：100 mm)

図 5-20 ズームと単純な画像拡大（マグニフィケーション）の違いを胸部 HRCT の例で示す．4 倍の画像拡大ではピクセルそのものが拡大されて空間分解能が損なわれている（写真左）．一方，DFOV を 400 mm から 100 mm にして再構成したズーム画像（ズームファクター 4）では，鮮鋭度が上昇し，画像の細部は失われていない（写真右）．空間分解能が失われないという意味で，ズームは単なる画像拡大よりも優れている．ただし，ズームは小 DFOV での再構成が必要である．

再構成間隔をスライス幅より小さくすることは，オーバーラップして画像を再構成することを意味する．再構成間隔を小さく（＝オーバーラップを大きく）すると，部分容積効果（partial volume effect）を小さくして z 軸方向の分解能を向上させ，ひいては 3 次元画像，MPR（multiple planar reconstruction）画像の分解能が向上する．横断（軸位断）像だけで診断する場合には，再構成間隔は問題とならない．撮像プロトコルによっては，あえて再構成間隔を大きく設定し，画像枚数を減らすこともある．たとえば，従来の胸部高分解能 CT では，少数の薄いスライスをスキャンして読影に供することがある（**図 5-18**）．しかしこのような方法では，病変検出率が低下し，病変を見逃す可能性がある．MDCT では，いわゆる高分解能 CT（HRCT）が撮像されることは少なくなっており，これに代って，できるだけ薄い検出器設定で胸部全体を撮像するのが一般的である．これにより，病変の見落としは最小限にできるが，被曝は増大する．

横断（軸位断）像をオーバーラップして再構成すると，画像枚数は増加するが，被曝線量を増加することなく MPR 画像，3 次元画像の画質を向上することができる（**図 5-19**）．臨床医は，MPR 画像や 3 次元画像をもとに診断することが多く，特に心臓 CT はそのよい例である．通常の MPR 画像，3 次元画像では，30％のオーバーラップ（スライス幅 1 mm，再構成間隔 0.7 mm）があれば一般に十分である．オーバーラップをむやみに大きくしても，画質は向上せず，その一方で画像枚数の増加，再構成時間の延長，読影量の増加，画像管理（転送，表示，保管）の負荷増大を伴うことに留意する必要がある．

表示視野

表示視野（display field of view：DFOV）は，関心領域に的を絞って画像を表示する場合に必要となる．たとえば，心臓 CT では胸部全体を撮像するが，DFOV は心臓領域に限定し，その他の部分は表示しない．MPR や 3 次元再構成を行う場合，PET-CT などとフュージョン画像（fusion image）を作成する場合，DFOV は全範囲で一定としておく必要がある．このような場合は，関心領域が最も大きいところに合わせて DFOV を設定する．小さな構造を高画質で見るには，DFOV を小さく設定する必要がある．たとえば，側頭骨や頸部の検査では，関心領域に応じてズームした DFOV を設定する．

DFOV は，必ず撮像視野（scan field of view：SFOV）と同等あるいはそれ以下である．SFOV の中のある場所を特に詳しく見たい場合，通常は画像

拡大を行えば十分である．しかし，あまり拡大すると画質が低下する（図5-20）．たとえば心臓など，特定の部位を画面マトリックスいっぱいに表示するために，DFOVはSFOVよりも小さく設定する．このように，小さな範囲を画面いっぱいに表示する方法を**ズーム**（zooming）といい，SFOVとDFOVの比を**ズームファクター**（zooming factor）という．ズームは単なる画像拡大（マグニフィケーション magnification）とは異なり，空間分解能が向上する利点がある（図5-20）．すなわち，特定の小さな範囲を選択して，その部分のみを再構成することにより，より大きな空間分解能を得るのがズームである．

大きなズームファクターによる再構成は，画像マトリックス数による制約が分解能に及ぼす影響を相殺するためにも有用である．ズームファクターが1の場合，DFOVとSFOVは等しい．分解能を決定するピクセルサイズは，DFOVとピクセル数の比で決まる．たとえば，DFOVが50 cm，画像マトリックスが512×512の場合，ピクセルサイズは50 cm÷512≒1 mm，すなわち空間分解能が約1 mmということになる．ズームファクターを1から2にすれば，より小さな範囲を表示することができる．画像マトリックス数の制約を排して空間分解能を向上させ，特に0.5 mm以下の分解能が必要な場合は，4以上のズームファクターがしばしば用いられる．たとえば，DFOVを50 cmから20 cmに変更すれば，ピクセル当たりの分解能は1 mmから0.4 mmに向上する．

SFOVはガントリ径よりも小さいが，CTスキャナによっては**拡張SFOV**（extended SFOV），**仮想SFOV**（virtual SFOV）などの名称で，ガントリ径に等しいSFOVを設定できるようになりつつある．特に，放射線治療計画に用いるCTシミュレータに採用されており，実際のSFOVはガントリ径より小さいが，ガントリ径に等しい画像を再構成することができる．**ラージボア**（large bore），**オープンフィールド・ガントリ**（open-field gantry）などといわれることもある．

CT値，均一性，コントラスト，線形性

CT値（CT value, CT number）は，2つの基準値，すなわち水と空気の吸収値で定義される．既に2章でみたように，組織によるX線吸収の程度を表わすX線吸収係数をグレースケールに表示し，利用しやすいように個々のボクセル値を水のボクセル値（μ_w）で標準化し，整数で表わしたものがCT値である．CT値は，

$$CT値 = K\frac{\mu_m - \mu_w}{\mu_w}$$

で表わされる．ここでμ_mはそのボクセルに含まれる物質の吸収係数，係数Kは1000，CT値の単位はハウンズフィールド単位（Hounsfield Unit：HU）である．水の吸収係数は，CTスキャナのキャリブレーション時に取得される．水よりもX線吸収が大きい組織，たとえば筋，肝，骨などは，正のCT値をもつ．一方，肺，脂肪組織など，水よりもX線吸収係数が小さい場合は，CT値は負の値をとる．0 HUの水，-1000 HUの空気以外の組織のCT値は，X線管球の性能に応じて装置毎に多少異なるのが普通である．

CTスキャナでは必ず，管電圧，フィルタのさまざまな組み合わせについて，ファントムを撮像することにより，水と空気の吸収係数が測定されている．水と空気の吸収値が，許容範囲内にあることを定期的なスキャンで知っておく必要があり，ファントムで水のCT値を確認することは，毎日行う基本的な品質管理作業のひとつである（訳注：11章, p.160参照）．

水のCT値のチェックに加えて，撮像面内のCT値が均一（uniformity）であることも重要なチェック項目である．円筒形水ファントムをスキャンすることにより，横断（軸位断）画面の全領域にわたってCT値が均一であることを確認する（図5-21）．水のCT値は，各装置メーカー所定の許容範囲内におさまっている必要がある．CTの画質管理，被曝管理に対する要求が高まるなか，無償の品質認定ソフトウェアもいくつか利用可能である．たとえば，米国放射線専門医会（American College of Radiology：ACR）によるソフトウェアは，水のCT値が0±7 HU，ファントムの中心と辺縁での均一性が0±7 HUであることを要求している．

ウィンドウ設定

現在のMDCTでは，正確な診断に適した表示

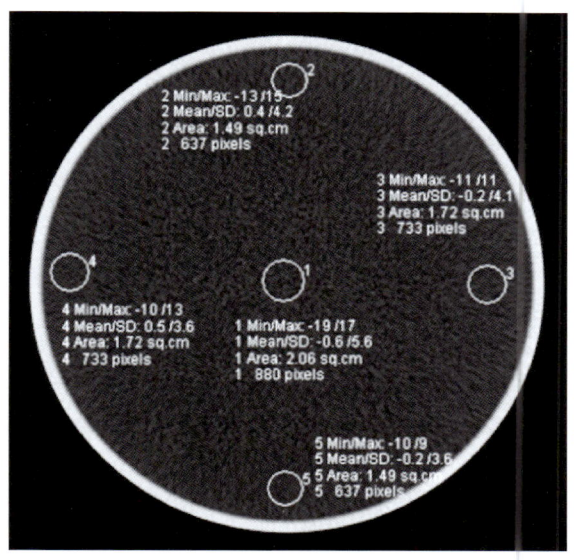

関心領域(ROI)	中心	上	下	左	右
平均 CT 値(HU)	−0.6	0.4	−0.2	0.5	−0.2
中心からの距離		−1.0	−0.4	−0.1	−0.4

図 5-21 均一な水ファントム上の異なる部位で平均 CT 値を測定することにより，CT 値の精度，均一性を求めることができる．水の平均 CT 値はできるだけ 0 HU に近いことが求められ，一般的に許容範囲は 0±7 HU とされることが多い．

ウィンドウを容易に選択できる(window selection)．かつては，適切なウィンドウの設定にオペレータは相応の時間を割いたものであるが，現在の装置には多くのプリセット値が用意されており，それをさらにマニュアルで調整することもできる．

MDCT では，通常 4096 段階($2^{12}=4096$)の濃度を表示することができる．モニタ画面は，256〜4096 段階のグレースケール階調を表示できるが，人間の目は 20 段階程度しか識別できない．したがって，着目する組織の濃度に合わせて表示ウィンドウを選択する必要がある．基本的には，ウィンドウ値(window level)は目的とする組織の CT 値に近く設定する(たとえば，灰白質の場合は 40〜50 HU)．次にウィンドウ幅(wndow width)は，関連する組織の CT 値をすべて含む範囲で，できるだけ狭く設定する．ウィンドウ幅は画像のコントラストを左右し，ウィンドウ幅を狭くすると，たとえば肺病変のような小さな病変が検出しやすくなる．コントラストの大きいもの，小さいものが混在する場合は，ウィン

ドウ幅は広く設定する．広いウィンドウ幅設定はノイズを減少するので，局所のコントラストがあまり問題とならない場合は低線量撮像にも有用である．

画像ノイズ

ルーチンの目的には CT 画像のノイズ(image noise)は，**関心領域**(region of interest：ROI)の CT 値の標準偏差で評価する．もっと複雑な計算式もあるが，ノイズの概略を把握するには単なる標準偏差で十分である(**図 5-22**)．画像ノイズは，本章の別項で述べたように CT 画像の質を示すもので，kVp，mAs，再構成アルゴリズム，スライス幅，その他多くの要因に依存して変化する．

X 線利用効率

CT は，被写体から出る X 線光子を利用するが，その利用効率は患者被曝と画質に直接影響する．CT の X 線利用効率(efficiency)は概ね個々の検出器の感度と，複数の検出器の幾何学的効率の積で決

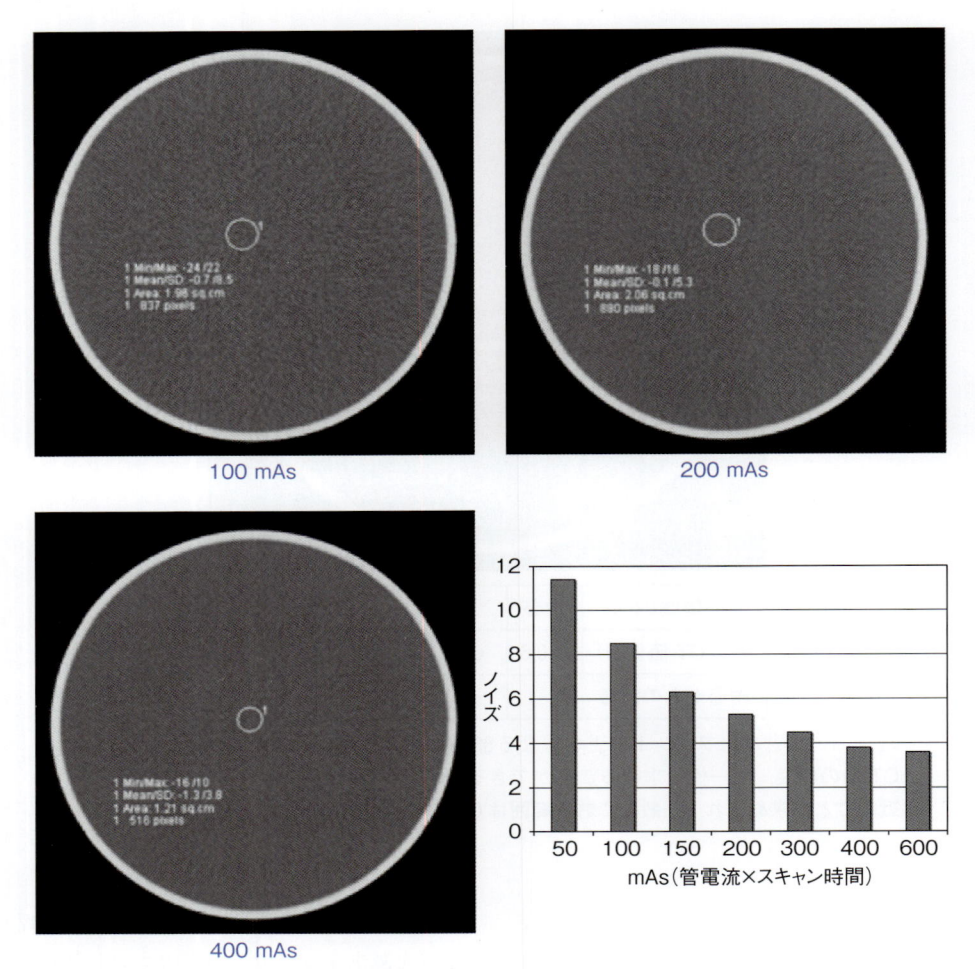

図 5-22 管電流が水ファントムの画像ノイズ，被曝に及ぼす影響 他の撮像条件は一定（管電圧 120 kVp）として mAs（管電流×スキャン時間）のみ変化させている．200 mAs の場合と比較して，画像ノイズ，被曝線量の変化を％で示した．mAs が大きくなるとそれに比例してノイズは減少，被曝は増加する．

まる．個々の検出器の感度は，検出器の吸収特性，変換特性に依存するが，一般的には 90％以上である．検出器の感度はその材質よっても異なるが，その性質や成分の詳細は装置メーカーの社内秘とされている場合が多く，マニュアルには X 線利用効率のみが記載されている．

X 線利用効率には，2 つの側面がある．まず第一に，検出器エレメントの間にあって信号形成に寄与しない，狭い隔壁構造による X 線吸収である．個々の検出器エレメントの間には，エレメント間の相互作用（cross-talk クロストーク）を避け，散乱線を吸収する目的で，狭い隔壁構造が設けられている．こ

れは**幾何学的効率**（geometric efficiency）といわれるもので，X 線照射範囲の総面積に対する，実際に X 線を吸収する検出器の面積の比として表される．一般的な値は 70～90％で，エレメント数が多くなるほど小さくなる．

第二は，z 軸方向の X 線ビーム利用効率で，同じく**幾何学的効率**といわれるが，これは z 軸方向で検出器に入射する X 線ビームの比率である．MDCTでは，画質を維持するためには，すべてのアクティブな検出器にほぼ同じ個数の光子が入射することが必要である．このため，焦点の大きさに起因する半影（penumbra）の部分を，わざとアクティブな検出

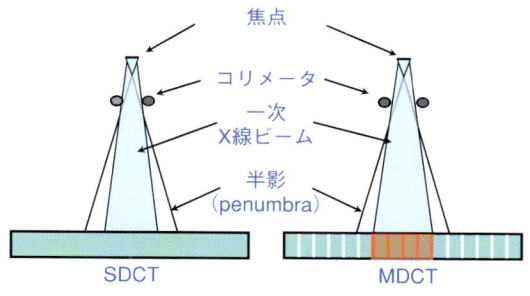

図 5-23 幾何学的効率は，z 軸方向で X 線ビームが検出器に入射する比率である．SDCT では，一次 X 線ビーム，半影部分をともに利用するので，幾何学的効率は最大である（左図）．MDCT の場合は，すべての検出器に均一に X 線が入射することが必要なため，半影部分の X 線は利用せず，あえて検出器の外側にはずすような設定となっている（右図）．これをオーバービームというが，このために幾何学的効率は低下する．

器列の外側にはずすように設定されている．これを**オーバービーム**（overbeaming）というが，このために MDCT では z 軸方向の X 線ビーム利用効率が低下する．SDCT の場合は，半影の部分も含めて検出器に到達するすべての X 線ビームを画像再構成に利用するのでこの現象は発生せず，幾何学的効率は最大となる（図 5-23）．

この z 軸方向の X 線利用効率の低下は，4×0.5 mm，4×1 mm といった検出器列数の少ない初期の MDCT で特に問題となった．半影の幅は，CT スキャナによらず一般に 1～3 mm 程度である．X 線利用効率がどの程度損なわれるかは，撮像プロトコルによっても異なる．非常に薄いスライスが必要で，X 線ビーム幅を狭くする場合（たとえば 4×1.25 mm = 5 mm），無駄になる X 線は 20～60％，すなわち X 線利用効率は 40～80％となる．それほど薄いスライスは必要なく，X 線ビーム幅を広くできる場合（たとえば 16×1.25 mm = 20 mm），無駄になる X 線は 5～15％，X 線利用効率は 85～95％となる．一般に検出器列数が多いほど，検出器幅の全体に対するオーバービーム幅は小さくなり，z 軸方向の X 線利用効率は向上する．狭いビームで，アクティブな検出器列数が少ない場合，X 線利用効率が悪いために X 線被曝は顕著に増加する．逆に幅の広いビームでより多くの列数を使う場合は，X 線利用効率が上昇するので被曝も減少する（図 5-24）．

画質に関係するパラメータ

分解能

医用画像で分解能（resolution）という場合には，3 つの分解能がある．すなわち，空間分解能（spatial resolution，近接した 2 つの物体を識別する能力），コントラスト分解能（contrast resolution，物体を

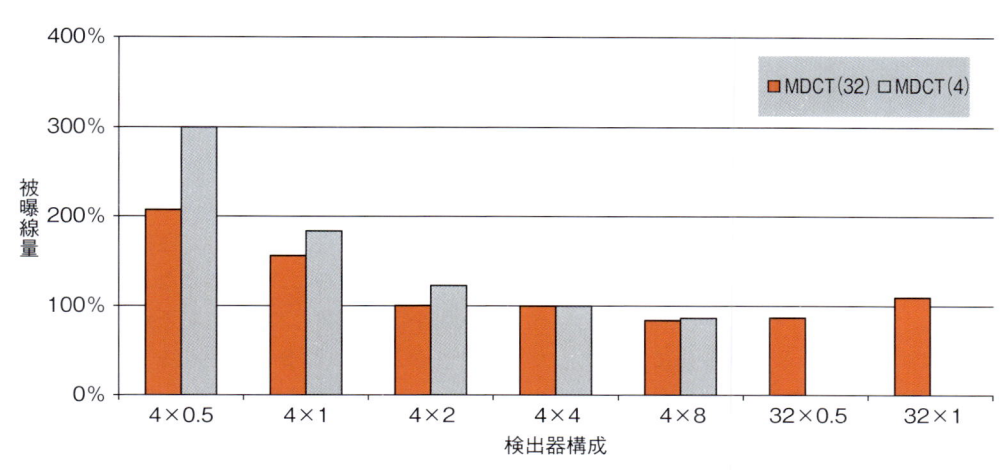

図 5-24 スライス幅を薄く，アクティブな検出器列数を小さくすると，被曝は著しく増加する．4 列 MDCT と 32 列 MDCT を比較すると，幾何学的効率は 4 列 MDCT のほうが劣ることがわかる．

バックグラウンドから識別する能力：濃度分解能ともよばれる），時間分解能(temporal resolution，短時間に変化する事象を識別する能力)である．本項では，CT の空間分解能，コントラスト分解能について，それを左右する要因を中心に述べ，時間分解能については，6 章の心臓 CT の項で取り上げる．

空間分解能

空間分解能(spatial resolution)は，近接して存在する一定の大きさの物体を識別する能力である．CT の空間分解能は，2 つに分けて考えることができる．すなわち，x-y 平面内〔横断(軸位断)面内〕と，z 軸方向(体軸方向)である．歴史的にみると，空間分解能は x-y 平面のほうが常に高かったが，MDCT では z 軸方向も大幅に向上している．両者の分解能が等しい等方向性分解能(isotropic resolution)の実現は，MDCT 開発における技術目標のひとつであった．CT の空間分解能を左右する要因は数多いが，なかでも重要なのが X 線管球の焦点サイズと形状，検出器の口径，検出器のジオメトリ，再構成アルゴリズムである．MDCT ではこれに加えて，検出器の z 軸方向の大きさ，再構成アルゴリズム，再構成間隔，ピッチ，患者の体動が総合的な空間分解能を決定するうえで重要な役割を果たしている．

医用画像では，空間分解能は空間周波数として扱われ，1 cm 当たりのラインペア数(lp/cm)，あるいは 1 mm 当たりのラインペア数(lp/mm)で表わされる．空間分解能の測定には，バーパターン(bar patterns)が用いられる．バーパターンは，鉛などX 線吸収係数の大きい物質にいろいろな太さの線が細かく刻まれているものである．ラインペア(line pair)とは，同じ太さの白い線と黒い線の一対である．CT スキャナの空間分解能が 1 lp/cm であるという場合，それは 1 cm の中に 1 つのラインペアがある状態，つまりそれぞれが幅 5 mm の白い線と黒い線を識別できる，という意味である．したがって，この装置は近接する 5 mm の物体を識別する能力があり，これより小さいものは識別できない．同様に，10 lp/cm の装置は，近接する 0.5 mm の物体を識別できることになる．

バーパターンの測定は臨床の場で簡便に施行でき，その解釈も比較的容易である．しかし，その評価は主観的で，読影状況，読影者の判断に左右される．これに対して，**空間周波数特性**(MTF = modulation transfer function)[†1]を使うと，空間分解能を客観的，定量的に測定することができる．MTF の測定は難しく，複雑なコンピュータ解析を必要とするが，客観的なデータが得られるため，CT メーカーが公表している空間分解能は MTF に基づいたものである．MTF は，入力変調に対する出力変調の比として定義され，要するにシステム(CT スキャナ)がどのように入力情報を受け入れ，これを処理し，出力するかを表している．理想的な状態は，画像システム(= CT スキャナ)が入力信号(= 患者情報)を，完全に出力信号(= CT 画像)に変換する場合である．

画像システムが，すべての入力情報を完全に画像として出力する場合，そのシステムの MTF は 1 である．これは，入力情報が，まったく損なわれることなく出力側に伝達されることを意味している．一方，システムが被写体の大きさなどの特性に依存して，入力情報の一部に変更を加えて出力側に伝達する場合は，MTF は 1 より小さくなり，その程度によっては 0 にもなりうる．MTF は，縦軸に MTF の値(0〜1)，横軸に入力信号の空間周波数を目盛ったグラフに表すことができる．MTF = 1 のとき，出力信号(画像)が入力信号(被写体)と同等に正しいことを意味しており，MTF = 0 は出力信号が完全に失われる状態である．理想的なシステムでは，MTF は直線で，入力信号の空間周波数に無関係である(空間周波数は識別すべき物体のサイズに反比例する)(**図 5-25**)．実際には，どのような撮像法でもある程度は画像の劣化があるので，MTF 曲線は空間周波数が大きくなるにつれて(すなわち目的とする被写体が小さくなるにつれて)右下がりとなり，最終的には 0 となる(**図 5-26**)．MTF が 0.2 となる空間周波数を，限界周波数(limiting frequency)といい，CT スキャナの性能を表す指標とされる．

CT メーカーが提供するデータシートには，MTF

[†1] 訳注：物理学では変調伝達関数といわれるが，画像を扱ううえでは空間周波数特性のほうが理解しやすい．

画質に関係するパラメータ　67

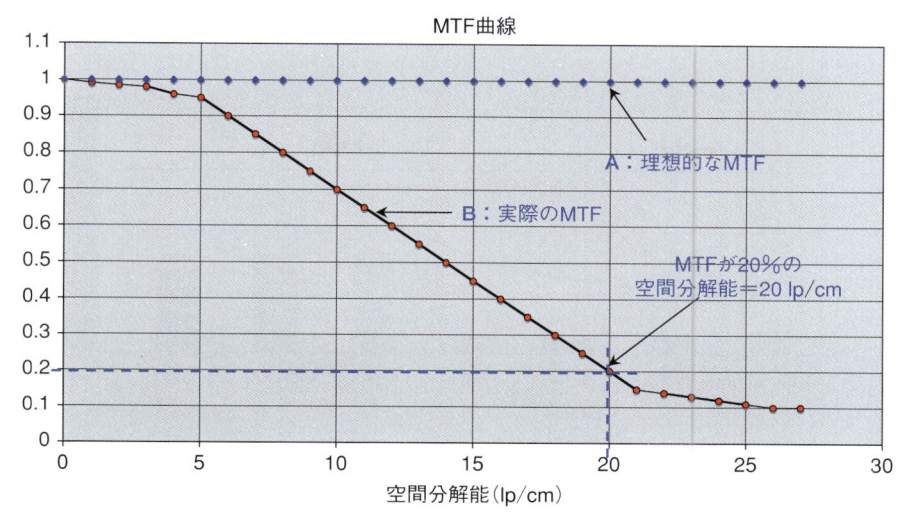

図 5-25　MTFは，画像システムの空間分解能を示す指標である．A：あらゆる大きさの被写体を，劣化なく表現できるだけ理想的な状態．B：実際のMTFは，被写体が小さくなると低下する．CT装置の性能は，MTFが0.2となる空間分解能でしばしば表示される．これにより，同一装置上の異なるスキャンプロトコル，あるいは異なるCT装置上での撮像パラメータの違いを，統一的に比較することができる．

A：スムーズアルゴリズム　　　　　　　　B：ウルトラシャープアルゴリズム

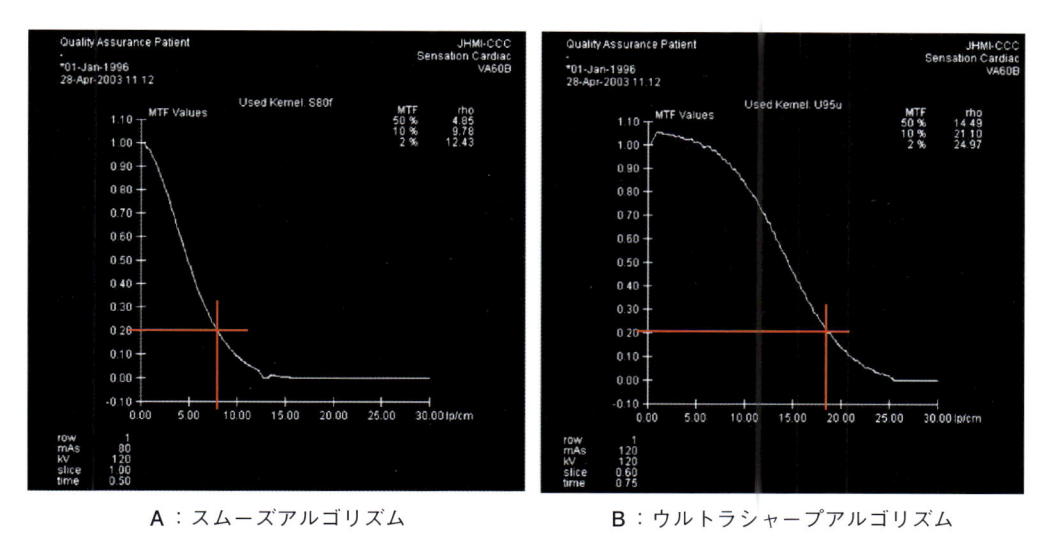

図 5-26　MTFによるMDCTの異なる再構成アルゴリズムの比較　A：スムーズアルゴリズム．MTF 0.2に相当する空間分解能は7.5 lp/cm．B：ウルトラシャープアルゴリズム．MTF 0.2に相当する空間分解能は約17 lp/cm．

曲線が50％，10％，0％となる空間周波数（lp/cm）が表示されていることが多い．異なるCTスキャナの空間分解能の比較には，MTFが20％あるいは10％となる空間周波数が多く用いられる．

CTの空間分解能に影響を及ぼす多くの要因がある．特に，X線管球の焦点サイズと形状，検出器の口径，装置のジオメトリ，再構成間隔，再構成アルゴリズムが重要であるが（図5-27），MDCTではこれに加えて，z軸方向の検出器の幅，再構成間隔，ピッチ，患者の体動も重要な要因となる．

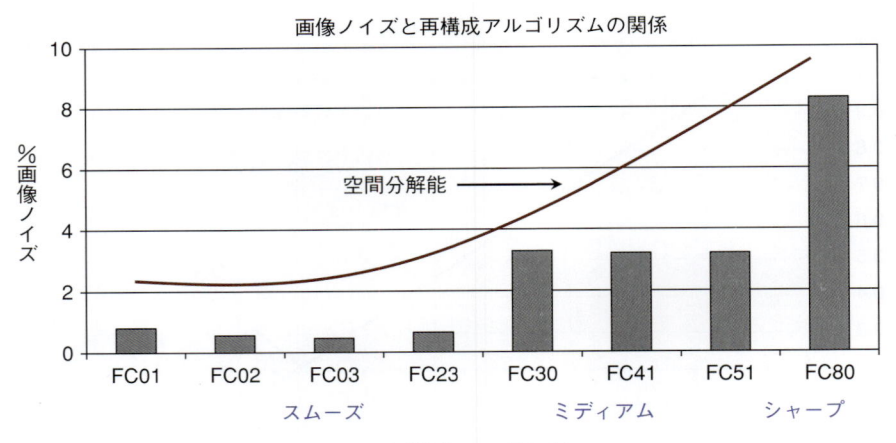

5章　MDCTの撮像パラメータと画質

画像ノイズと再構成アルゴリズムの関係

図5-27　画像ノイズ（＝関心領域内のCT値の標準偏差）は，再構成アルゴリズムに左右される．シャープアルゴリズムは，空間分解能は高いが，ノイズは著しく大きくなる．ノイズと空間分解能はトレードオフの関係にあり，必要とされるCTの画質に応じて選択する必要がある．コンピュータの性能が向上した現在では，複数の再構成アルゴリズムを平行して適用することにより，高空間分解能，低空間分解能の画像を同時に読影に供することも一般的である．

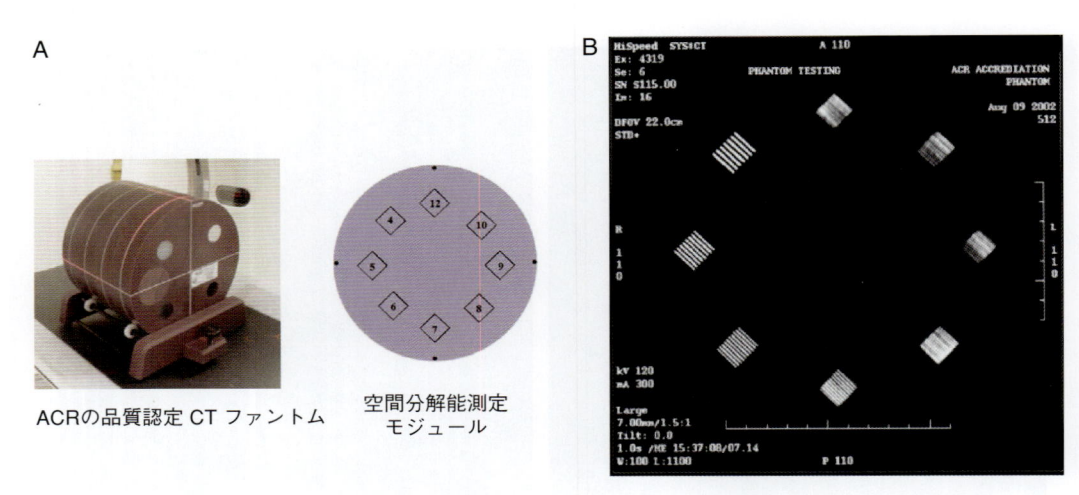

図5-28　A：空間分解能測定モジュール〔米国放射線専門医会（ACR）のCT品質認定ファントム〕．平均CT値90 HUの物質内に，8個のアルミ製バーパターン（4〜12 lp/cm）が埋め込まれている．B：実際のファントムCT像．空間分解能は6 lp/cmと判断される．（McCollough CH, Brueswitz MR：The phantom portion of the American College of Radiology（ACR）computed tomography（CT）accreditation program. Med Phys 31（9）；2004：2423-2442より許可を得て転載）

x-y平面内（横断［軸位断］面）の空間分解能

CTのx-y平面内の空間分解能は高く，5〜20 lp/cm程度，すなわち1〜0.25 mm程度の物体を識別できる（図5-28）．通常の単純X線撮影はさらに高分解能で，40〜200 lp/cm程度，特にフィルム-スクリーン法の乳腺撮影では200 lp/cmに達する．しかし，両者を比較すると，前後の重なりなく3次元画

画質に関係するパラメータ

■ 表5-3 空間分解能と識別可能な被写体の大きさ（MDCTとその他の画像検査の比較）

検査の種類		公称分解能 (lp/mm)	識別できる被写体の大きさ (mm)
核医学		0.1〜0.072	5〜7
PET-CT		0.1〜0.07	5〜7
MDCT	x-y面内	0.5〜2	1〜0.25
	z軸方向	0.7〜1.5	0.7〜0.3
X線透視		1	0.5
単純X線撮影		1〜10	0.5〜0.05
乳腺撮影	デジタル	1〜7	0.5〜0.07
	フィルム-スクリーン法	5〜20	0.1〜0.05

識別できる被写体の大きさ(mm)＝1/(2×公称分解能).

像を構築でき，優れたコントラスト分解能など数々の利点をもつCTに軍配が上がる（表5-3）．x-y平面内の分解能は，DFOV，マトリックス数に依存する．たとえば，25 cm DFOV，512×512マトリックスの場合，面内分解能は10 lp/cmであり，0.5 mmの物体を識別できることになる．

z軸方向（体軸方向）の空間分解能

z軸方向の空間分解能は，MDCT以前はスライス幅そのものであったが，MDCTの場合はDASチャネル幅，補間アルゴリズム，ピッチに依存し，さらに3次元画像では再構成間隔にも依存する．

検出器のサイズ，ピッチ，再構成間隔，再構成アルゴリズムは，z軸方向の空間分解能を決めるうえで重要な役割を果たす，と述べておけば，ここではとりあえず十分である．従来の非ヘリカルCT，あるいはヘリカルSDCTでは，z軸方向の空間分解能は1〜10 mmであった．1 mm以下の検出器サイズを備えるMDCTでは，空間分解能が大幅に向上してx-y平面内の分解能に匹敵する結果，等方向性分解能(isotropic resolution)を達成している．z軸方向の空間分解能は，スライス感度プロファイル(slice-sensitivity profile)，すなわちスキャン平面に直交する方向のシステム応答で示される．z軸方向の分解能を定量するためには，スライス感度プロファイルの半値幅(full-width at half maximum：FWHM)，1/10幅(full-width at tenth maximum：FWTM)が用いられる．DASチャネル幅が0.5〜0.75 mm，ダブルサンプリングの場合（訳注：シーメンス社ストラトン管球の場合），現状のz軸方向分解能は7〜15 lp/cm(0.7〜0.3 mm)である．

一般に，x-y平面の空間分解能は常に高く，20〜30 lp/cm程度であるのに対して，z軸方向の分解能は，検出器サイズ，再構成条件，ピッチなどに依存して7〜15 lp/cmである．表5-3は，MDCTと他の検査法における，公称分解能と識別しうる被写体の大きさを比較して示している．等方向性分解能を求めて，MDCT技術はさらなる発展を続けている．

コントラスト分解能

低コントラスト分解能(low-contrast resolution)[†2]は，画像システムが被写体をそのバックグラウンドから識別する能力である．低コントラスト検出能(low contrast detectability：LCD)は，画像システムの重要な指標であり，LCDが大きいことは，バックグラウンドから被写体を識別する能力に優れている

---

†2 訳注：コントラスト分解能は低コントラスト分解能，高コントラスト分解能に分けて考えられる．もともとコントラストの高い物体はノイズの影響を受けにくく，コントラストの低いものは影響を受けやすいため，通常の画像診断で問題になるのは低コントラスト分解能である．

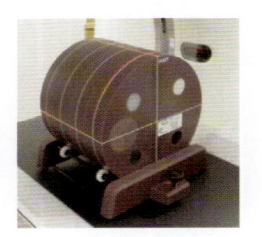

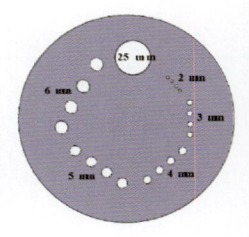

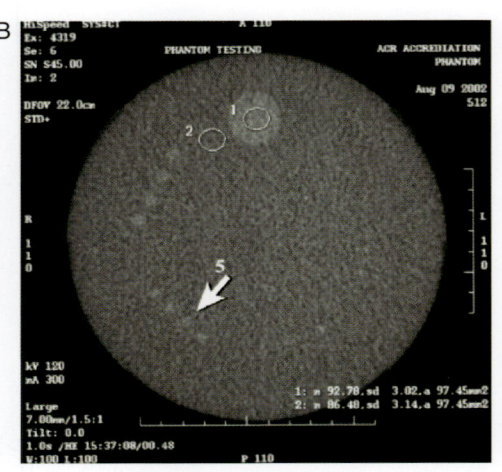

図5-29 A：低コントラスト分解能測定モジュール〔米国放射線専門医会（ACR）のCT品質認定ファントム〕．平均CT値90 HUの均一な物質の中に，6 HU（濃度差0.6％）の濃度をもつ異なる大きさの円筒が埋め込まれている．B：実際のファントムCT像．低コントラスト分解能は，5 mmと判断される．(McCollough CH, Brueswitz MR：The phantom portion of the American College of Radiology (ACR) Computed Tomography (CT) accreditation program. Med Phys 31 (9)；2004：2423-2442より許可を得て転載)

ことを意味する．LCDはシステム感度といわれることもあるが，CTと他の画像検査法の間に一線を画する重要な性能である．CTではスライス幅が薄い（0.5〜10 mm）ために，従来の画像検査に比べて散乱線が少なく，この結果，コントラスト分解能に優れている．

コントラスト分解能は，いろいろな大きさの低コントラスト物体を並べたファントムで測定する（**図5-29**）．CTスキャナのコントラスト分解能は，一定のノイズ，線量の下で識別できる最も小さな物体のコントラストとして定義され，物体の大きさ，コントラストに依存する（**図5-29**）．CTでは，LCDを線減弱係数（linear attenuation coefficient）の％で表示する．コントラストが1％という場合，被写体とバックグラウンドのCT値が10 HU異なることを意味している．

コントラスト分解能に影響する要因には，X線光子量（管電流によって決まる），スライス幅，被写体の大きさ，検出器の感度，再構成アルゴリズム，画像表示条件などさまざまなものがある．また，コントラスト分解能はバックグラウンドノイズにも大きく左右される．バックグラウンドノイズが非常に大きい場合，LCDは劣化する．CTのノイズはスライス幅に依存するので，LCDを向上させるために厚いスライスを再構成することがしばしば行われる．一般にスライス幅を厚くすると，空間分解能が犠牲となり，部分容積効果も問題となるが，MDCTではコントラスト分解能向上のために空間分解能を犠牲にする必要はない．より小さな検出器サイズ，高速なコンピュータを備えたMDCTでは，最高の空間分解能，等方向性分解能を提供する最も薄い検出器構成でデータを収集し，薄いスライスを複数合わせて厚いスライスとすることにより，コントラスト分解能を向上させるのが原則である．

アーチファクト

医用画像におけるアーチファクト（artifact）は，生体構造の誤表示である．画像システムは，実際には存在しない人工的な像を作り出すことがあり，これをアーチファクト（偽像）という．通常のX線写真，透視検査と異なり，CTは数千回も投影データをもとに画像を再構成する検査法である．この過程において，計測の精度に起因するエラーが混入する確率は高く，これがアーチファクトとなる．アーチファクトは誤診の原因となりうるので，適切に同定，修正する必要がある．

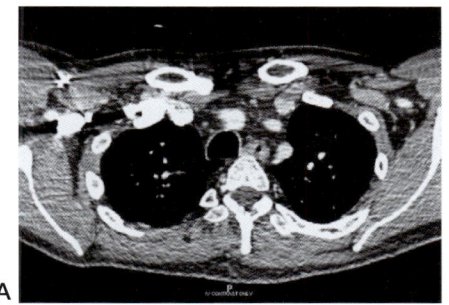

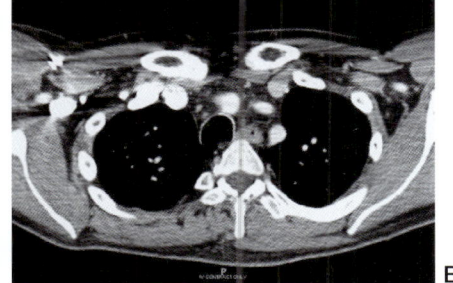

図 5-30 ストリークアーチファクト 肩の領域のCT画像．光子量が不足するために，線状のストリークアーチファクトが発生している．スライス幅 0.75 mm（**A**）と比較して，3 mm の厚いスライス（**B**）では，アーチファクトが低減している．

薄いスライス（0.75 mm） 厚いスライス（3 mm）

日々の読影で目にすることが多いアーチファクトには，ストリークアーチファクト，リングアーチファクト，バンドアーチファクト，部分容積アーチファクト，光子量不足アーチファクト，患者の体動によるアーチファクトなどがある．

ストリークアーチファクト（streaking artifact）は，画面を横切る太い直線として現われ，黒い場合と白い場合がある（**図 5-30**）．これは，個々のビューの不均一が画像再構成の過程を経てこのように現われるものである．正常構造と間違うようなものではないので誤診の原因とはなりにくいが，過度のストリークアーチファクトは画像を劣化させ，読影に耐えない画像となることがある．

リングアーチファクト（ring artifact）と**バンドアーチファクト**（band ariticact）は，画像にリングあるいはバンドが重なってみえるもので，リングは正円の場合と部分的な円弧の場合がある．典型例は第3世代のCT（2章, p.10 参照）に多くみられ，検出器の1つあるいは複数のDASチャネルのエラーによって起こる（**図 5-31**）．正円のリングあるいはバンドは容易に見分けることができるが，部分的な円弧や，正円でも小径のものが画像の中心にある場合などは，正常構造と見分けがつかず，誤診の原因となることがある．

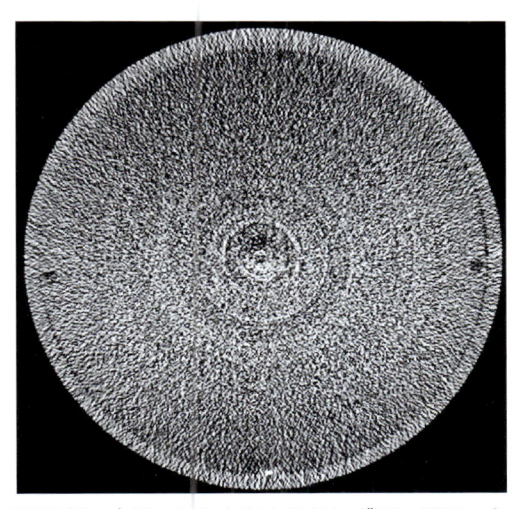

部分容積アーチファクト（partial volume artifact）は，物体がスキャン平面の一部にしか存在しない場合に発生する．たとえば，均一な濃度を有する物体の一部に高濃度の物体が突出しているような場合，計測ビューの不均一の結果，画像にシェーディング

図 5-31 水ファントムによるリングアーチファクト （Barrett JF and Keat N：Artifacts in CT：recognition and avoidance. RadioGraphics 2004；24：1679-1691 より許可を得て転載）

（shading）を生ずることになる．この現象は，スライスが厚いほど起こりやすい（**図 5-32**）．ノイズを低減する目的で厚いスライスを撮像することがあるが，その代償として部分容積アーチファクトが発生しやすくなる．これを避ける最もよい方法は，薄いスライスを撮像することであり，これがMDCTでは部分容積アーチファクトを見ることが少ない理由のひとつである．なお，部分容積アーチファクトは，**部分容積効果**（partial volume averaging）とは別のものである．部分容積効果は，ボクセル内を占める物体のX線吸収係数の平均がCT値の計測に影響

図 5-32　部分容積アーチファクト　高濃度の物体が偏心性に存在してX線ビーム内に部分的に突出することで，ビューが不均一となる結果発生する．高濃度の物体が部分的に存在する場合はアーチファクトが発生するが（左の写真），完全に含まれる場合は発生しない（右の写真）．（Barrett JF and Keat N：Artifacts in CT：recognition and avoidance. RadioGraphics 2004；24：1679-1691 より許可を得て転載）

高濃度の物体が偏心性に存在して突出し，ビューの一部に影響する

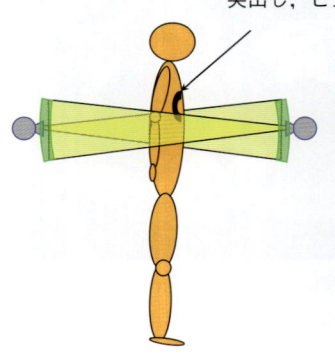

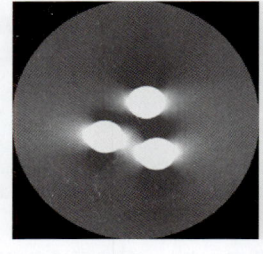

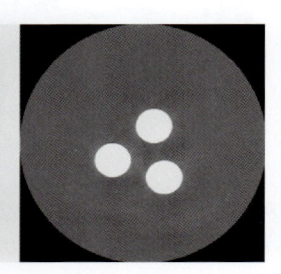

物体が部分的に存在する場合：部分容積アーチファクトが発生

物体が完全に含まれる場合：アーチファクトなし

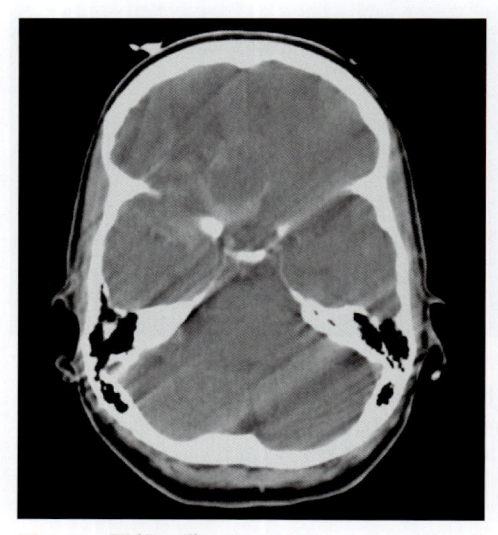

図 5-33　頭部の動きによるモーションアーチファクト（体動アーチファクト）　（Barrett JF and Keat N：Artifacts in CT：recognition and avoidance. RadioGraphics 2004；24：1679-1691 より許可を得て転載）

を及ぼす現象である．

　光子量不足アーチファクト（photon starvation artifact）は，限局性にX線光子量が不足して発生する．たとえば肥満患者をスキャンする場合など，設定した撮像条件では十分なX線透過性が得られない場合がある．この場合，検出器に到達する光子量が不足してノイズが増加する．大きな患者では，特に画像の中心部でノイズが増強する結果となる．光子量の不足は，ストリークアーチファクトの原因ともなる．たとえば，管電流を一定にしたまま肩を撮像すると起こりやすい（**図 5-30**参照）．光子量不足を回避するには，管電流の動的制御（current modulation），動的フィルタ（adaptive filtration）など，体の厚いところをスキャンする際に十分な光子量を維持しつつ，被曝を抑えるような技術を併用する方法がある（訳注：8章参照）．

　最後に，被写体に起因するアーチファクトがあり，実際には最も多いアーチファクトである．モーションアーチファクト，ビームハードニング，体内外の金属，不完全プロジェクションなどがある．

　モーションアーチファクト（motion artifact，体動アーチファクト）は，なかでも最も頻度の高いアーチファクトである．原因となる体動には随意のもの（呼吸，おとなしくできない小児など），不随意のもの（心拍動，腸管運動など）がある．データ収集中の体動は，プロジェクションデータの不整合をきたし，アーチファクトの原因となる（**図 5-33**）．CTは他の検査法に比較すると高速な部類に属するが，それでも体動はさまざまなアーチファクトの原因となる．特に小児の場合は固定用具が有用で，鎮静剤を使用する場合もある．しかし最も一般的かつ有効な対策

図 5-34 ビームハードニングアーチファクト
高濃度の物体の間に，黒い帯状のアーチファクトが出現している（**A**）．ビームハードニング補正ソフトウェアを適用すると低減できる（**B**）．（Barrett JF and Keat N：Artifacts in CT：Recognition and avoidance. RadioGraphics 2004；24：1679-1691 より許可を得て転載）

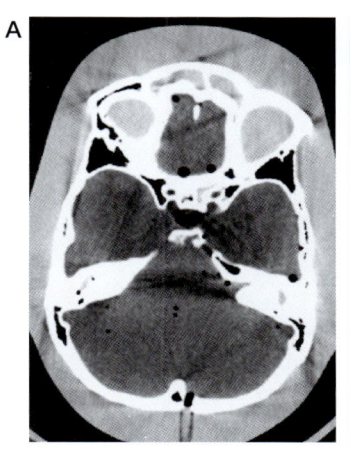

ビームハードニングアーチファクトが黒い帯状に認められる

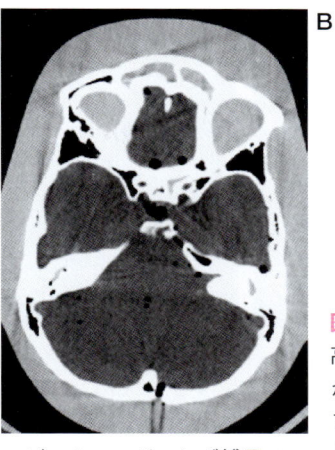

ビームハードニング補正ソフトウェアにより低減している

は，体を動かさず呼吸を止めるように患者に指示することである．ますます高速化が進んだ結果，現在では1回の息止めですべてのスキャンを終えることも可能となっている．場合によっては，息止めよりも患者に，浅く呼吸する，一定間隔で呼吸するなど，呼吸法を指導するほうがよいこともある．特に，通常呼吸下で撮像するPETとのフュージョン画像に利用するPET-CTではこの方法が適している（PET-CTについては9章参照）．心拍動によるアーチファクトとその対処法については6章で述べる．

ビームハードニングアーチファクト（beam-hardening artifact）は，骨のように著しく高吸収の構造の近傍で，被写体中心部の濃度低下（cupping artifact）[†3]，線状陰影，帯状低吸収などの原因となる．ビームハードニング（線質硬化）は，X線ビームが被写体を通過する際に，その平均エネルギーが増大する現象である．X線はさまざまなエネルギーの光子からなるが，被写体を通過する際に低エネルギー成分（軟X線）のほうが高エネルギー成分（硬X線）よりも速やかに吸収されるために，次第に平均エネルギーが増大する，すなわち"硬く"なる．このため，X線ビームが通過する経路に依存して被写体の濃度が変化することがある．たとえば，円形の物体をX線が通過するとき，円の中心部を通過するX線は辺縁部を通過するX線よりも硬くなる．このX線ビームのエネルギーの不均一は，正常構造と紛らわしい像をつくり出して誤診の原因となることがある（**図 5-34**）．ビームハードニングアーチファクトは，平面フィルタ，ボウタイフィルタなど適切なX線フィルタを使用したり，ビームハードニング補正ソフトウェアにより適切な較正を行うことで低減することが可能である．

金属アーチファクト（metal artifact）は，患者の体内にある金属（人工器官，ペースメーカ，クリップ，ステント）あるいは患者が身につけている金属（宝飾品，ベルトなど）によるアーチファクトである．検査の前に，アクセサリーなど金属製のものはすべて外すように患者に指示するだけで防ぐことができる．体内の金属（歯科補綴金属，人工骨頭，外科クリップなど）は，ビームハードニングによる線状アーチファクトの原因となるが，パーシャルスキャンや，薄いスライスを使用することにより低減できる場合がある．さらに，金属アーチファクトを低減する補正ソフトウェアを用意しているCTメーカーもある．人工大腿骨頭の装用患者では，特にこれが重要

[†3] 訳注：cupping artifact. 本文中にあるように円形，円筒形の物体を撮像するとき，円の中心部の濃度が低下する結果，スライスプロファイル曲線が中心部でカップ状に陥凹する現象をさす．

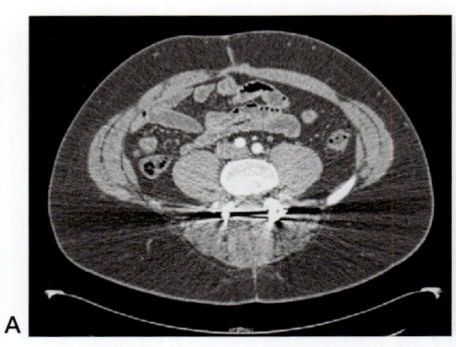

薄いスライス(0.75 mm)　　　　　　厚いスライス(5 mm)

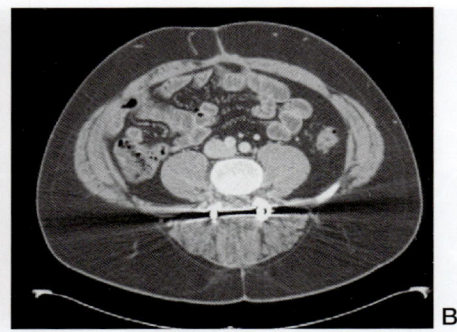

図 5-35　金属アーチファクト　脊椎の金属製インプラントによるアーチファクト．スライス幅 0.75 mm (A)．5 mm (B)．厚いスライス幅を使用すると低減できる．

で，補正ソフトウェアなしでは，腹部，骨盤の検査に大きな制約を受けることになる(**図 5-35**)．

このほか，頻度は少ないが相応の影響を及ぼすアーチファクトとして，散乱線アーチファクト (scatter artifact)，シェーディングアーチファクト (shading artifact)，ディストーションアーチファクト (distortion aritifact)，エイリアシングアーチファクト (aliasing artifact) などがある．

散乱線アーチファクトは，単純 X 線撮影では，画質劣化の大きな要因となる．組織内を通過して画像を作る X 線は，完全に吸収されるか(光電効果)，散乱するか(コンプトン散乱)，一部減弱して通過するかのいずれかである．X 線検出器に到達する散乱線は，画像コントラストを低下させるのみならず，CT 値を変化させて定量性を損なう結果となる．一般に散乱線は，被写体の背後にコリメータを置くことで除去することができる．SDCT の場合，散乱線の一次線に対する比率は 5% 程度であるが，MDCTでは X 線が z 軸方向にも広がるため，50% にも達することがある．

この問題を解決すべく，横断(軸位断)方向，体軸方向の双方に 2 次元コリメータを置く方法もあるが，これはグリッドの場合と同じく，一次 X 線の線量を増加する必要があり，被曝線量が増大する．そこで，散乱線を補正し，なおかつ被曝線量を減少できるような複雑な技術が開発されている．さらに，エネルギー識別検出器 (energy-discriminating detector) は，より優れた解決方法と思われる．これは，散乱線がおもに低エネルギー X 線からなることを利用してこれを一次線と区別し，散乱線が画像に及ぼす影響を減じる方法である．CT のみならず他の X 線検査装置においても，散乱線対策にはありとあらゆる努力が傾注されているにもかかわらず，散乱線は依然として画像劣化の原因である．

最後に，CT システムの設計や検出器の不備に起因する固有のアーチファクトが存在するがまれであり，装置メーカーの手によって較正されているのが普通である．

X 線ビーム幅が大きい MDCT の場合は，**コーンビームアーチファクト** (cone beam artifact) が大きな問題となり，特に 16 列以上の MDCT では増加する．CT メーカーはこの問題に対して，さまざまな再構成技術を投じており，その多くは各社の特許である．

このように，アーチファクトはさまざまな原因で発生して画質を劣化させ，誤診の原因ともなる．最新の MDCT には，多くのアーチファクトに対処する機能が内蔵されており，ソフトウェアで処理されるものもある．患者に起因するアーチファクトは，適切な準備，ポジショニング，撮像条件の選択，息止め指示などで最小限とすることができる．

まとめ

CT の画質，放射線被曝に影響を及ぼす数多くの一次的パラメータ，二次的パラメータがある．**表5-4**には，これらの選択におけるトレードオフをまとめてある．それぞれのパラメータの役割，他のパラ

表 5-4 MDCT における一次的・二次的スキャンパラメータの相互作用と選択

パラメータ		トレードオフ
撮像パラメータ（一次パラメータ）		
管電圧 (kVp)	高	透過性↑，肥満患者では SN 比一定のもとで被曝↓（特に腹部）
	低	コントラスト↑（特に造影 CT），最小線量↓，小児，痩せた体型，体厚の薄い領域では SN 比一定のもとで被曝↓
管電流 (mA)	高	ノイズ↓，コントラスト分解能↑，被曝↑
	低	被曝↓，ノイズ↑，コントラスト分解能↓
スキャン時間	長	スキャン範囲↑，モーションアーチファクト↑，必要造影剤量↑
	短	スキャン範囲↓，時間分解能↑，アーチファクト↓，必要造影剤量↓
ピッチ	大	撮像時間↓，z 軸方向分解能↑，被曝↓
	小	ヘリカルアーチファクト[†4]↓，被曝↑
スキャン長	長	撮像範囲↑，撮像時間↑，被曝↑
	短	撮像範囲↓，撮像時間↓，被曝↓
再構成パラメータ（二次パラメータ）		
撮像視野 (FOV)	大	広範囲を観察できる，スムーズ再構成を使いやすい
	小	空間分解能↑（高分解能再構成が必要）
スライス幅	大	ノイズ↓，コントラスト分解能↑，部分容積効果↑
	小	部分容積効果↓，z 軸方向分解能↑，ノイズ↑
再構成間隔	大	スライス枚数↓，病変見落とし↑
	小	スライス枚数↑，MPR/3D 画像の画質↑，病変見落とし↓
再構成アルゴリズム	スムーズ	ノイズ↓，被曝↓，空間分解能↓，3D 画像の画質↑
	シャープ	ノイズ↑，空間分解能↑
幾何学的効率	高	DAS チャネル数↑
	低	DAS チャネル数↓
空間分解能	高	薄い検出器構成，シャープ再構成アルゴリズム
	低	厚い検出器構成，スムーズ再構成アルゴリズム
コントラスト分解能	高	スライス幅↑，管電流↑
	低	スライス幅↓，肥満患者

メータのとの相互作用，画質，被曝，患者アメニティにおけるトレードオフを理解することが，最適な画質を最小の被曝で達成するための撮像プロトコルの最適化に必要である．

[†4] 訳注：ヘリカル/マルチスライス CT で，高いヘリカルピッチにより軸方向におけるサンプリングが不適切になると目立つアーチファクトのこと．アーチファクトの形は風車の羽根に似ているので，風車状アーチファクト（windmill artifact）ともよばれる．高濃度の構造が低濃度の軟組織に囲まれている場合に起きやすい．

6 MDCTによる心臓イメージング

　冠動脈疾患(coronary heart disease：CHD)は，西洋人の疾患原因，死因の多くを占めており，2005年だけでも米国内で45万人が死亡している．これは，5人に1人の死因が冠動脈疾患であることを意味し，医療経済にも莫大な影響を及ぼしている．MDCTは，心臓や冠動脈疾患を非侵襲的に画像化することができ，カルシウムスコア，CT血管撮影(CT angiography：CTA)，心室機能評価なども可能である．冠動脈のカルシウムスコアは，中等度リスクの症例におけるリスク階層化に有用である．CT冠動脈撮影(CT coronary angiography)は，冠動脈の解剖，石灰化プラーク，非石灰化プラークを描出できる．冠動脈壁の状態，血管径，二次的な心筋障害なども評価することができる．

　CTによる心臓や冠動脈の診断は，30年も前にCT開発当初から考えられていたことではあるが，スピードが遅く，空間分解能，時間分解能ともに劣る装置では，臨床に役立つ画像は望むべくもなかった．最初の冠動脈CTは，1980年代に電子ビームCT(EBCT)によるものであった(訳注：2章，p.15参照)．EBCTは，もっぱら冠動脈のカルシウムスコア評価に利用され，限られた数ではあったが冠動脈狭窄などその他の応用の報告もあった．

　その後のCT技術の発達，特にMDCTの開発は，心臓の非侵襲的イメージングに大変革を及ぼした．高分解能(0.75mm以下)，高時間分解能(80〜200ms)，心電ゲートあるいは心電トリガを備える現在の16〜320列MDCTは，冠動脈枝を正確に評価することができるようになった．

　本章では，MDCTによる心臓イメージングの原理の基本を解説する．特に，撮像，画像再構成に際して，時間分解能や空間分解能を左右するピッチ，ジオメトリ，再構成アルゴリズム，再構成間隔，被曝などについて検討を加える．

心臓イメージングの要点

　高速に拍動する心臓を撮像するうえで，最大の課題は時間分解能である．激しく運動する心筋の表面を走る冠動脈を撮像するためには，心臓の動きをフリーズしなくてはならない．心周期のなかで最も動きが少ないのは拡張期であることから，この時相に撮像することが望ましい．したがって，撮像にあたっては心周期をモニタする必要があり，心電図を記録して，撮像，再構成を心周期に同期する．これに加えて，右冠動脈(RCA)，左冠動脈前下行枝(LAD)，回旋枝(Cx)など冠動脈の径は小さく，その撮像には高空間分解能も必要である．このような条件は，MDCTに大きな要求を課すものであったが，MDCT技術はまさにこれに応えながら，心臓イメージングを実現するために発達してきたともいえよう．

心臓イメージングの原理

　心臓イメージングに求められる時間分解能を理解するために，図6-1に心拍数と拡張期の関係を示した．拡張期には心臓の動きが最小限となるが，その

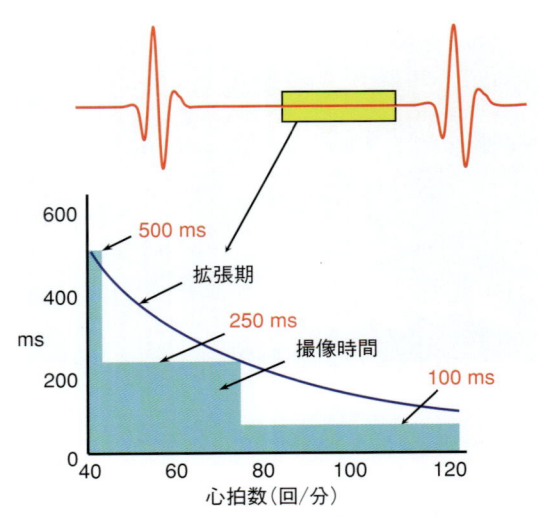

図 6-1　拡張期の幅と心拍数の関係　心臓 CT に求められる時間分解能は，平均心拍数 70/分以下では約 250 ms，それ以上の心拍数では約 100 ms となる．

長さは心拍数が増加すると短縮する．高心拍数の場合は，拡張期が短縮して 100 ms 以下の時間分解能が必要となることもある．一般に望まれる時間分解能は，心拍数 70/分以下では 250 ms，心拍数 100/分以下では 150 ms 程度である．すべての心周期で心臓の動きをフリーズできるためには，50 ms の時間分解能が理想的である．MDCT の時間分解能を評価する際のゴールドスタンダードとしては，X 線透視の 1～10 ms を念頭におく．高時間分解能とは，すなわちスキャン時間であり，一般にミリ秒(ms)単位で表示される．

空間分解能に関しては，心臓の周囲をさまざまな方向に走行し，末梢ほど細くなる主要冠動脈枝(RCA，LAD，Cx)の描出には高空間分解能が求められる．このような冠動脈の径は，起始部では数 mm であるが末梢では 1 mm 以下となるため，これを描出するには非常に小さなボクセルが必要となり，MDCT にとっても至上の課題である．空間分解能は，一般に 1 cm あるいは 1 mm あたりのラインペア(line-pairs)数(lp/cm, lp/mm)で表示する(訳注：5 章，p.66 参照)．この場合もゴールドスタンダードは X 線透視であるが，MDCT の場合は X 線透視と異なり，あらゆる方向に等しい空間分解能(等方向性分解能 isotropic spatial resolution)を得ることが目標である．

さらに，プラークのように小さく，コントラストの低い構造を描出するには，コントラスト・ノイズ比(contrast-to-noise ratio：CNR)も要求される．一般に CT は低コントラスト分解能に優れた検査であるが，z 軸方向の検出器列数が多くなると，z 軸方向の散乱線が増加して劣化する傾向がある．したがって，最小限の X 線量で低コントラスト分解能を維持することが必要である．放射線被曝を可能な限り低減する必要性は，CT に限らず電離放射線を用いる検査に共通する問題である．このように心臓イメージングは，MDCT にとってもきわめて条件の厳しい検査であり，時間分解能，空間分解能，コントラスト分解能をすべて最適化し，さらに被曝を最小限に抑えなくてはならない．

時間分解能

MDCT の時間分解能を左右するファクターは多いが，なかでも重要なのが，ガントリ回転速度，撮像モード，画像再構成法，ピッチである．

ガントリ回転速度

ガントリ回転速度は，X 線管球/検出器が，被写体の周囲を 1 回転するのに要する時間である．技術進歩の結果，ガントリ回転速度は 330～370 ms に達しており，さらに 300 ms を目指しているのが現状である．心臓イメージングの時間分解能は，このガントリ回転速度に制約され，回転速度が速いほど時間分解能は向上する．しかし，回転速度が速くなるにつれて，ガントリ内の重い構成部品の遠心力が増大し，躯体(gantry structure)の機械的応力が増加するので，ある程度以上の高速化は難しい．実際のところ，技術設計に莫大な労力を投じても，回転速度の向上はほんのわずかという場合もある．従来のスキャナの回転速度は 2 秒程度であったが，過去数年でどんどん速くなり，最新の CT では 400 ms 以下である．しかしそれでも，前述のように理想的な時間分解能には到達しておらず(**図 6-1**)，撮像モード，画像再構成などさまざまな工夫でこれを代償しているのが現状である．

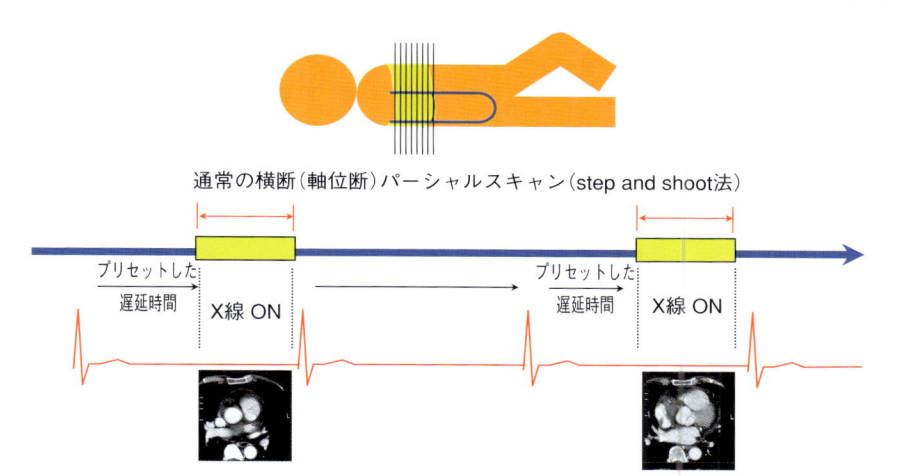

図6-2 プロスペクティブ心電トリガ法 心電図モニタ下で，X線は事前に決められたR-R間隔の中でのみ"ON"となる．画像再構成に必要なデータを収集すると，テーブルは次の撮像位置に移動し，再びデータを収集する．X線を連続照射するヘリカル撮像ではなく，短時間のみ照射するシーケンシャルモードなので，被曝線量は少ない．カルシウムスコア測定には，おもにこの方法が用いられる．

撮像モード

　高速で運動する心臓の撮像には，最高速でデータを収集し，心臓の動きをフリーズする必要がある．このために，MDCTではプロスペクティブ心電トリガ法，あるいはレトロスペクティブ心電ゲート法が用いられる．

プロスペクティブ心電トリガ法

　通常の**シーケンシャルスキャン法**(step-and-shoot法)(訳注：5章，p.45参照)とよく似た方法である．スキャン中に心電図を連続的にモニタするためにまず心電図をセットし，スキャンを開始する．撮像プロトコルには，心電図のR-R間隔の一定の時点(たとえばR-R幅の60～70％)でX線照射を開始するような指示が組み込まれており，心電図とリンクしたスキャナは，R-R間隔の定められたところでスキャンを行う(**図6-2**)．プロジェクションデータは，ガントリ1回転の一部のみ収集する(パーシャルスキャン)．CT画像を再構成するために必要な最小限のプロジェクションデータは，180°＋ファンビーム角である．したがって，スキャン時間はガントリ回転時間によって決まり，最大時間分解能は，ガントリ回転時間の1/2よりやや長くなる．必要なデータを収集したら，テーブルを次の撮像位置に移動し，再び心電波形の適当な位置でデータを収集する．このようにして，心臓領域(大きさによって12～15 cm)をカバーするまで撮像を繰り返す．

　z軸方向に複数の検出器をもつMDCTの場合，ガントリ1回転でカバーする領域はより広いものとなる．たとえば，16スライスMDCT(16列検出器＋16DASチャネル)で個々の検出器幅が0.625 mmの場合，ガントリ1回転で10 mm(16×0.625 mm)を撮像できる．同様に64スライスMDCT(64列検出器＋64DASチャネル)なら40 mmをカバーできる．一般に，心臓領域の長さは120～150 mmなので，64スライスMDCTならば4～5回転で撮像を終えることができる．したがって息止め時間を短くできる利点があり，特に状態の悪い症例では重要なポイントとなる．

　プロスペクティブ心電トリガ法(prospective ECG triggering)では，心周期の一部のみ撮像するため，被曝が少ないことが利点のひとつである．時間分解能は，200～250 msである．カルシウムスコア測定は横断(軸位断)面で行うため，一般にプロスペクティブ心電トリガ法が用いられるが，カルシウムはCT値が大きくバックグラウンドノイズが大きくても識別が容易なため，管電流(mA)をかなり低く設

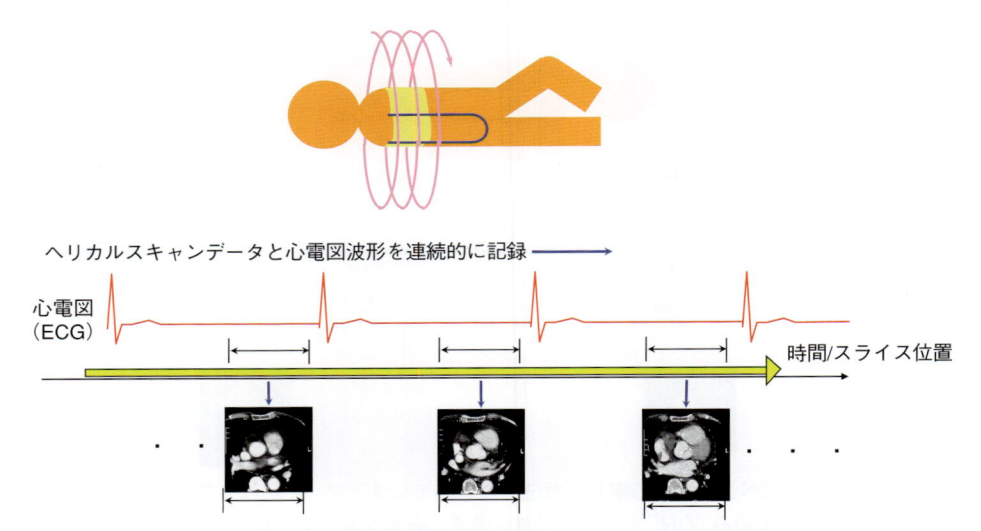

図 6-3　レトロスペクティブ心電ゲート法　心電図モニタ下で，X線は連続的に"ON"としてテーブルを移動しながら心周期を通じてデータを収集する．R-R間隔の中から適当なプロジェクションデータを切り出し，これを集めて並べることにより画像再構成のデータとする．プロスペクティブ心電トリガ法に比べて，被曝線量は多い．

定でき，被曝も少ない．それぞれのデータは，動きのアーチファクトが最小となる心周期に収集される．

レトロスペクティブ心電ゲート法

MDCTによる冠動脈撮像では，このレトロスペクティブ心電ゲート法（retrospective ECG gating）がおもに用いられる．ここでは，心電図を連続モニタしながら，同時にヘリカルモードでスキャンを行う（図6-3）．スキャンのプロジェクションデータと心電図のデータをともに記録し，心周期に関するデータをレトロスペクティブに利用して画像を再構成することからこの名前がある．画像再構成には，パーシャルスキャンから得られたデータを用いるか，あるいはセグメント再構成が行われる．

セグメント再構成は，心周期の異なる部分からのデータ（セグメント）を切り出し，これを集めて並べることにより，画像再構成に必要な最低限のパーシャルスキャンに相当するデータを作り出す方法である．これにより時間分解能はさらに向上し，80〜250 ms となる．

この方法の短所は，心周期を通じて常にスキャンしているため，被曝が増加することである．さらに，ヘリカルスキャンのピッチはかなり小さく設定されるため，スキャン時のオーバーラップが大きく，これも被曝を増大する要因のひとつとなる．小さなピッチ，大きなオーバーラップは，画像再構成に用いるプロジェクションデータのギャップを最小限とするために必要な条件であるが，この点については，ピッチの項であらためて述べる．

心電トリガ法と心電ゲート法の比較

レトロスペクティブ心電ゲート法は，オーバーラップしたスライスから任意の断面を再構成できるため，体軸方向の空間分解能に優れている．一方，プロスペクティブ心電トリガ法は，オーバーラップなし，あるいは最小限のオーバーラップのシーケンシャルモードでスキャンする．いずれも場合も，スキャン時間はテーブル送り幅に比例して延長する．

レトロスペクティブ法は，スキャン中の心拍数の変化の影響を受けにくく，心電図を後から解析して，期外収縮を除去することも可能である．プロスペクティブ法では，心拍数の変化が多発する不整脈の場合，R-R間隔の推定を誤り，一定の心位相でデータを取得することができなくなる．また，連続的かつすべての心周期にわたってデータを収集するレトロスペクティブ法は，プロスペクティブ法に比較して，

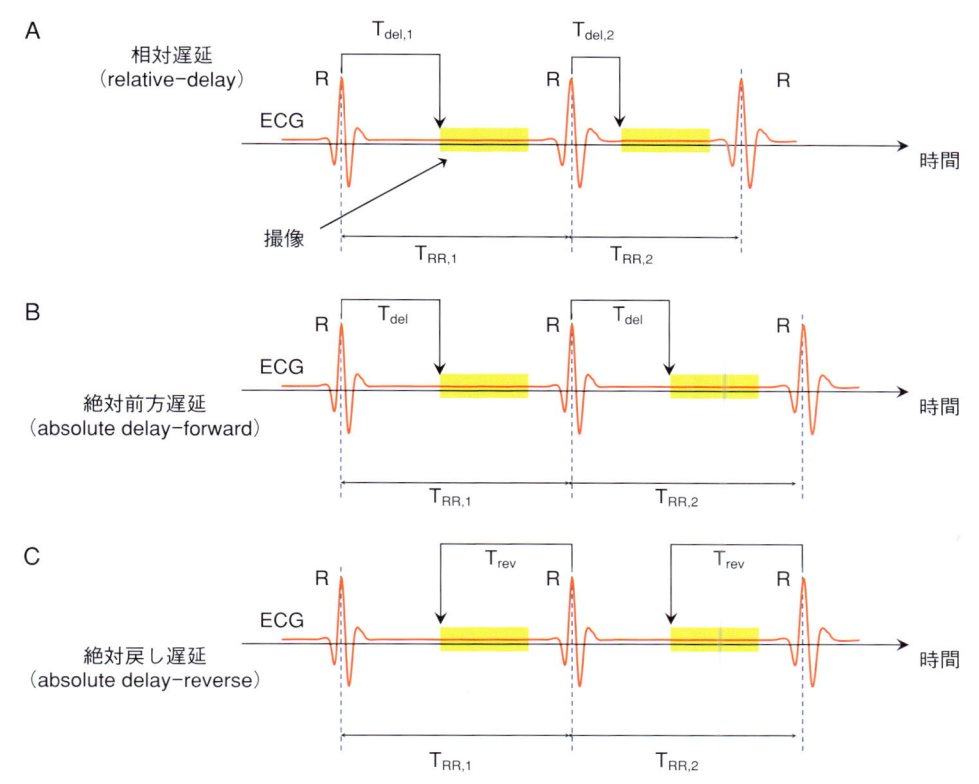

図 6-4　心電同期法　A：相対遅延．先行する R 波からの時間(T_{del})を，R-R 間隔のパーセントで指定する．B：絶対前方遅延．先行する R 波からの時間(T_{del})を，固定的に指定する．C：絶対戻し遅延．次の R 波から戻す時間(T_{rev})を，固定的に指定する．

必要範囲をより高速に撮像することができる．レトロスペクティブ法は，1つのデータセットからすべての心位相の画像を再構成できるので，心機能情報を解析することができる．一方，プロスペクティブ法は1つの心位相の情報しかもたないため，他の心位相について知るためには撮像を追加する必要がある．

レトロスペクティブ心電ゲート法の短所のひとつは，ピッチを小さく(0.2〜0.4)設定する必要があること，X線の連続照射が必要であることにある．このため，プロスペクティブ心電トリガ法に比べて，同程度のSN比であれば被曝は増大する．心電ゲート法で収集されたデータは，異なる心位相の画像再構成に利用できるが，特に1つの位相のみ必要な場合は，他のデータは捨てることになる．しかし，心電ゲート法には数々の利点があることから，この方法に伴う被曝低減をはかるのが現在の研究の方向

で，心臓CT専用のフィルタ，ピッチの最適化などが検討されている．

256列あるいは320列MDCTでは，12.8 cm(0.5 mm×256)あるいは16 cm(0.5 mm×320)の広範囲をカバーすることができるので，1心拍で心臓全体を撮像でき，被曝も低減できる．これについては，10章「デュアルソースCT，320列MDCTと特殊な撮像法」で論ずることとする．

心電同期法

256列，320列のMDCTを例外として，通常のMDCTでは心臓全体をカバーするために複数心拍のデータを収集する必要がある．この場合，レトロスペクティブ法，プロスペクティブ法を問わず，心電図との同期はきわめて重要である．プロスペクティブ法では，データ収集開始点を，レトロスペクティブ法では画像再構成のためのデータ切り出し位

置を指定する必要があるが，この位置はR波との相対的位置で指定される．心電同期法には，相対遅延 (relative delay)，絶対前方遅延 (absolute delay-forward)，絶対戻し遅延 (absolute delay-reverse) の3つがある（**図6-4**）．

相対遅延は，心電同期データ収集の開始点（プロスペクティブ法）あるいは再構成データの開始点（レトロスペクティブ法）を決めるために，R-R間隔内の相対的な位置を指定する方法である．遅延時間 (T_{del}) はR-R間隔 (T_{RR}) のパーセントで指定する．一般的には30〜50%に設定され，心周期毎に変更することもできる（**図6-4 A**）．プロスペクティブ法の場合のR-R間隔は先行するR-R間隔から推定する．

絶対前方遅延あるいは**絶対戻し遅延**は，R波の開始点の前あるいは後ろに固定的な遅延 (T_{del}) を（たとえばR-R間隔の50%というように）指定することにより，トリガ開始点やデータ切り出し位置を決める方法である．絶対戻し遅延（**図6-4 C**）の場合，T_{RR}を先行R-Rから推定する必要があるので，絶対前方遅延（**図6-4 B**）のほうが実際的である．

どの方法を用いるかは，臨床的な状況に応じて異なる．心臓の動きが最も小さい拡張期に撮像する場合は，いずれの方法も同じように利用できる．心臓の動きはR-R間隔の中ほどで最小となるので，心拍数に応じた症例毎の最適化が重要となる．特に難しいのはプロスペクティブ心電トリガ法の場合で，データ収集の前に待ち時間が発生することがあり，心臓の動きは最小限となるが，多くの心周期にわたってデータを収集する必要が生じる．

一方，レトロスペクティブ心電ゲート法では，すべての心位相に対するデータが用意されているので，あとから同期位置を修正して画像を再構成することができる．特定のR-R間隔のデータを修正，削除することも可能で，複数の心位相のデータを部分的に選び出すことができる．特に不整脈がある場合は，適宜データを捨てて最も動きの少ない画像を再構成できる．

レトロスペクティブ心電ゲート法による心機能評価では，心腔容積が最大および最小となる心位相，すなわち拡張末期，収縮末期の画像を再構成する必要がある．拡張末期は，絶対戻し遅延を指定することにより，収縮末期画像は絶対前方遅延を指定する

ことにより再構成できる．

画像再構成法

次にプロスペクティブ心電トリガ法，あるいはリトロスペクティブ心電ゲート法で収集されたデータから，画像を再構成する．高時間分解能の画像再構成には，パーシャルスキャン再構成法 (partial scan reconstruction) あるいはマルチセグメント再構成法 (multiple-segment reconstruction) が用いられる．

パーシャルスキャン再構成法

心臓CTの画像再構成法として，最も実際的な方法で，プロスペクティブ心電トリガ法，レトロスペクティブ心電ゲート法のいずれにも利用することができる．画像再構成に必要な最低限のデータは，180°＋ファンビーム角のスキャンで得られる．したがって，この時間がパーシャルスキャン再構成 (partial scan reconstruction) に要する時間を決定すると同時に，時間分解能の上限となる．X線検出器は最低でも30〜60°の円弧上に配列されているので，パーシャルスキャン再構成に必要なデータを得るには，180°プラスこの角度だけの回転が必要である（**図6-5 A**）．ガントリ回転時間が500 msの場合，最小スキャン時間はその1/2よりやや長い時間，すなわち260〜280 ms程度となる．この時間が，パーシャルスキャン再構成による時間分解能の上限値である．

高時間分解能を求めて，ガントリ回転速度はますます高速化しており，現状では最速300 msに達している．この場合，パーシャルスキャン再構成の時間分解能は170〜180 msとなる．しかし同時に，高速回転に伴うG荷重は指数関数的に増大し，既に技術的な限界値に達しつつある．そこで，時間分解能のさらなる追求の結果生まれたのが，デュアルソースCT (dual-source CT) であり，さらに管球数の多いCTも研究されている（訳注：5章 p.51, 10章 p.149参照）．

マルチセグメント再構成法

パーシャルスキャン再構成法には，ガントリ回転速度による時間分解能の制約がある．そこでさらに

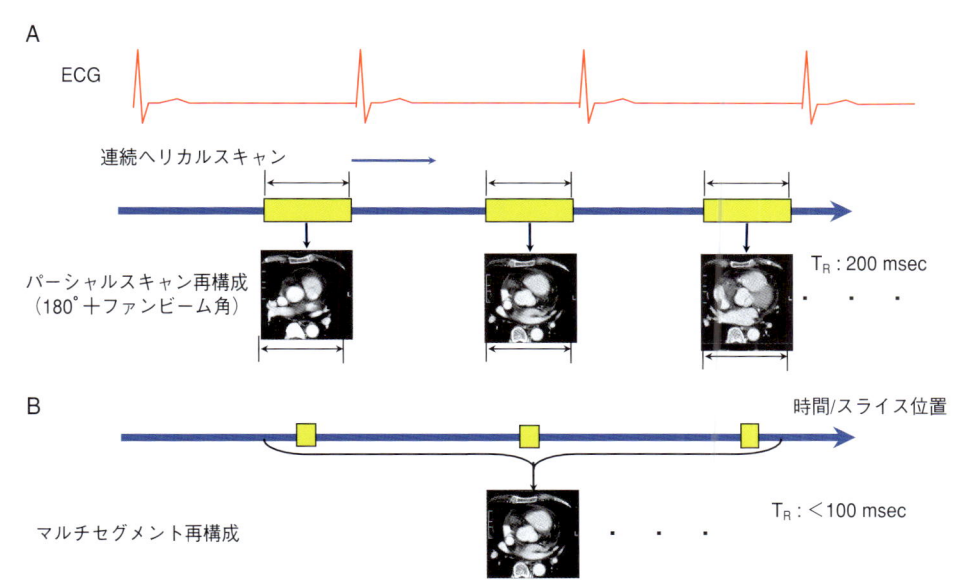

図6-5 パーシャルスキャン再構成法とマルチセグメント再構成 A：パーシャルスキャン再構成では，1つの心周期のR-R間隔の中の所定の部分のデータを収集して画像再構成に使用する．B：マルチセグメント再構成では，複数の心周期から同一位相のデータを収集して画像再構成に使用する．より高い時間分解能を得ることができる．

高時間分解能を得る目的でマルチセグメント再構成法が開発された．マルチセグメント再構成の基本原理は，パーシャルスキャン再構成に必要なデータを，1回の心周期ではなく，連続する複数の心周期から集めることにある（**図6-5 B**）．この方法は，レトロスペクティブ心電ゲート法で基本的に心周期が一定である場合に適用できる．本法では，プロジェクションデータを多数の心周期にわたって収集し，各周期から小部分を選んで並べ，パーシャルスキャン再構成に必要なデータ一式を揃える．たとえば，パーシャルスキャン再構成に必要なデータの半分を1つの心周期から集め，残りの半分を次の心周期から調達する場合の時間分解能は，ガントリ回転時間の約1/4となる．これは，2つの心周期セグメントからプロジェクションデータを収集して画像を再構成する例であるが，3～4個の心周期を利用すれば，時間分解能を80 msにまですることができる（**図6-6**）．

一般にマルチセグメント再構成（multiple segment reconstruction）における時間分解能は，最大$T_R/2$から最小$T_R/2M$となる．ここでT_Rはガントリ回転時間（秒），Mはデータを収集する連続する心周期数で通常1～4の値をとる．

$$TR_{max} = \frac{T_R}{2M}$$

$T_R=400$ ms，$M=1$，→ $TR_{max} \geq \frac{T_R}{2} \geq 200$ ms

$T_R=400$ ms，$M=2$，→ $TR_{max} \geq \frac{T_R}{4} \geq 100$ ms

$T_R=400$ ms，$M=3$，→ $TR_{max} \geq \frac{T_R}{6} \geq 67$ ms

マルチセグメント再構成の利点は，高時間分解能を得られることにあるが，その一方で異なる心周期からデータを収集するために，心臓の高速運動による位置のずれ（ミスレジストレーション misregistration）が画質を低下させる不利がある．しかしこの方法は，不整脈のある症例でも異なる部分のデータを収集，選択して画像を再構成することができる．

以上をまとめると，心臓CTの時間分解能はガントリ回転時間に依存する．16～64スライスMDCTのガントリ回転時間は330～500 msであり，パーシャルスキャン再構成法，マルチセグメント再構成法を併用することにより80～250 msの時間分解能を達成することができる．マルチセグメント再構成

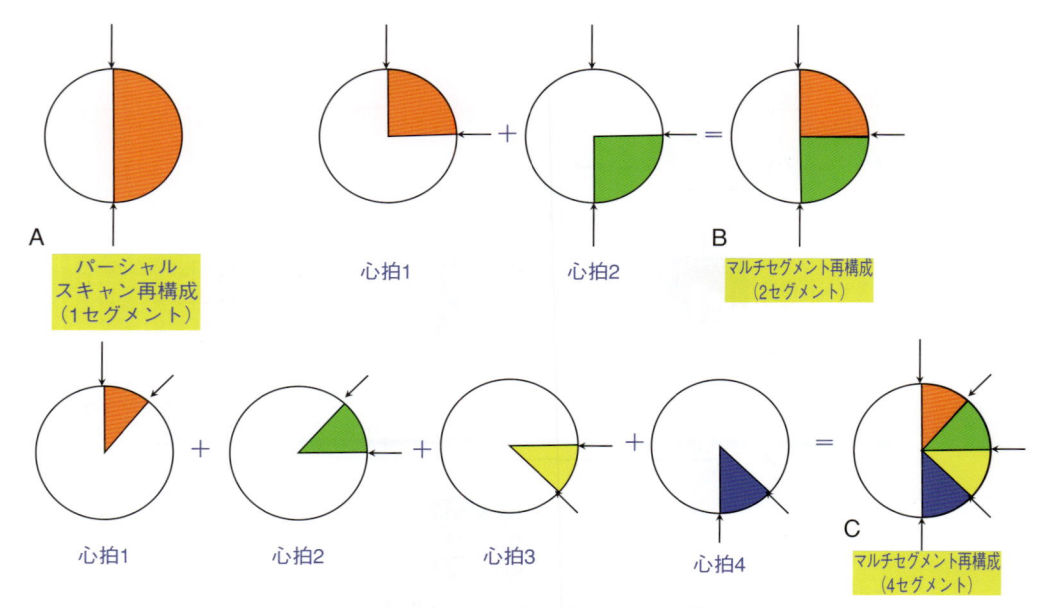

図6-6　マルチセグメント再構成　円は1心周期を示す．A：1心周期でハーフスキャンのデータを収集する．Bでは2つ，Cでは4つの連続する心周期からデータを収集する．時間分解能はそれぞれ，ガントリ回転時間の1/4，1/8となるが，空間分解能は心臓の動きのために損なわれる．

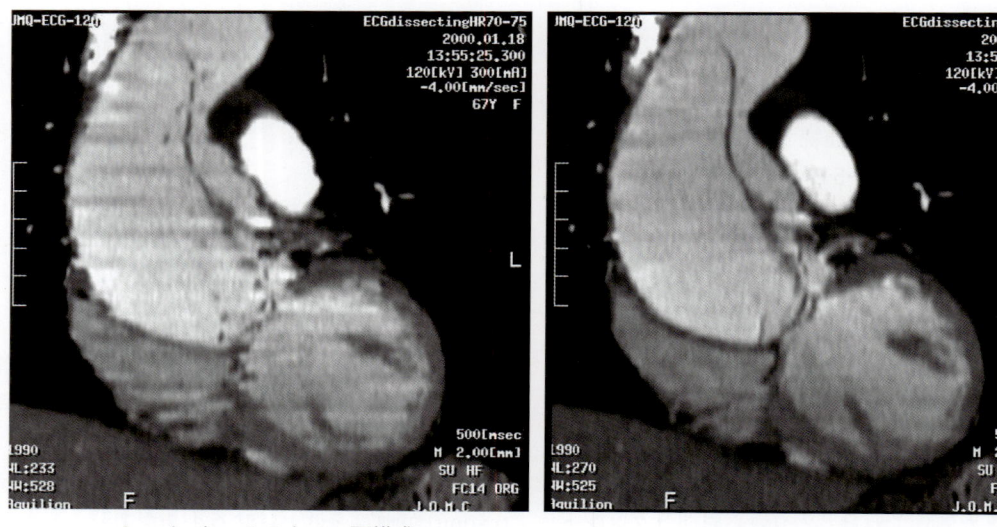

A：パーシャルスキャン再構成
（時間分解能：250 ms）

B：マルチセグメント再構成
（時間分解能：105 ms）

図6-7　同一症例における時間分解能の比較　A：パーシャルスキャン再構成画像（時間分解能：約250 ms）．B：マルチセグメント再構成（2セグメント，時間分解能：約105 ms）．階段状のアーチファクトが少なく，パーシャルスキャン再構成画像に比べて矢状断像の輪郭が滑らかである．（東芝メディカルシステムズの許可を得て掲載）．

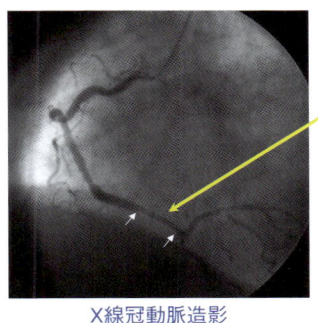

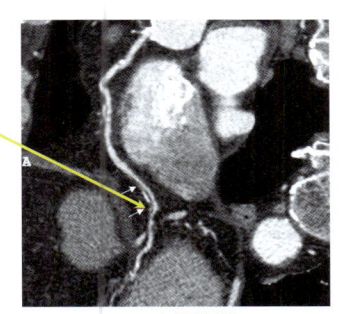

図 6-8　X線血管造影とCT血管撮影（CTA）の比較　石灰化を伴う右冠動脈はいずれの画像でもみえている．冠動脈イメージングについては，CTA の空間分解能はX線血管造影とほぼ同等である．(Hoffmann MH：Pictorial essay. Noninvasive coronary imaging with MDCT in comparison to invasive conventional coronary angiography. Am J Roentenol 2004；182：601-608 より許可を得て掲載)

法により時間分解能を向上できるが（**図 6-7**），プロジェクションデータを異なる心周期から収集するために，モーションアーチファクトによるミスレジストレーションによって空間分解能は低下する．

いずれの画像再構成法においても，データ収集に際してプロジェクションデータに相応のオーバーラップが必要であり，したがってピッチを小さくする必要がある．心臓CTでは，一般にピッチ 0.2～0.4 が使用され，これはピッチ 0.75～1.50 を使う通常の体部CTとはかなり異なる設定である．

空間分解能

MDCTの空間分解能を左右する要因は多いが，特に検出器のz軸方向の幅，再構成間隔，ピッチ，再構成アルゴリズム，体動などが重要である．

検出器の幅．検出器のz軸方向の幅は非常に重要であり，MDCT技術を推進する原動力のひとつでもあった．すなわち，薄いスライスをより多く撮像して，より広い範囲をカバーするためには，z軸方向の検出器数を多くする必要があり，その数がMDCT技術の指標となってきた．一方，x-y平面内の空間分解能は，CTの初期から十分大きく，撮像視野（scan field of view：SFOV）とマトリックス数に依存する．平面内のピクセルサイズはSFOV/マトリックス数であり，一般的な 512×512 マトリックスのCTでは，SFOV が 25 cm のとき，ピクセルサイズは 0.48 mm となる．しかし，z軸方向の空間分解能は，スライス幅に依存する．従来の非ヘリカルCTやヘリカルSDCTでは，スライス幅は 1～10 mm であったが，MDCTの場合は 1 mm 以下である．MDCT が開発された当初，最も薄い検出器は 0.5 mm で，2列しかなかった．しかし数年を経ずして，0.5～0.625 mm の検出器が 16 列並ぶようになった．64 スライス MDCT では，0.625 mm の検出器が 64 列並んでおり，ガントリ1回転で 40 mm をカバーすることができる．MDCT の高空間分解能の例を**図 6-8** に示したが，このように MDCT による心臓CTは，X線血管造影に匹敵する冠動脈の詳細な解剖を描出することも可能である．

再構成間隔．再構成間隔は，再構成された横断（軸位断）画像のオーバーラップを表す．再構成間隔は，X線ビームのコリメーション，スライス幅とは独立のパラメータで，スキャン時間や被曝とも無関係である．再構成間隔をスライス幅より小さくすることは，オーバーラップして画像を再構成することを意味する．再構成間隔を小さく（＝オーバーラップを大きく）すると，部分容積効果を小さくして z 軸方向の分解能を向上させ，ひいては3次元画像，多断面再構成（multiple planar reconstruction：MPR）画像の分解能が向上する．横断（軸位断）像だけで診断する場合には，再構成間隔は問題とならない．臨床医は，MPR画像や3次元画像をもとに診断することが多く，特に心臓CTはそのよい例である．たとえば，1回の検査で 0.5 mm 幅検出器から得られたデータセットから，3つの異なる再構成間隔の画像を作り出すことができる（**図 6-9**）．横断（軸位断）像

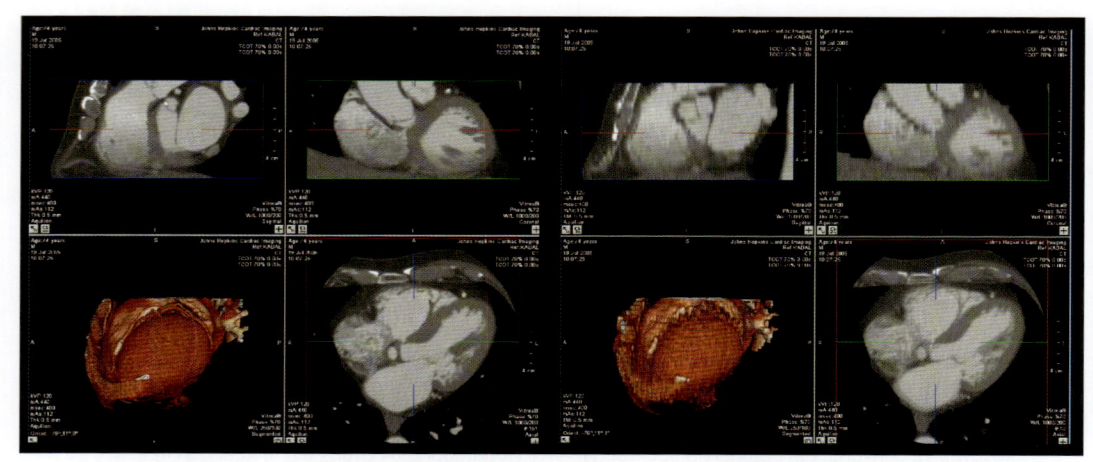

A：スライス幅 0.5 mm，再構成間隔 0.3 mm
　スライス枚数 301 枚

B：スライス幅 0.5 mm，再構成間隔 5.0 mm
　スライス枚数 19 枚

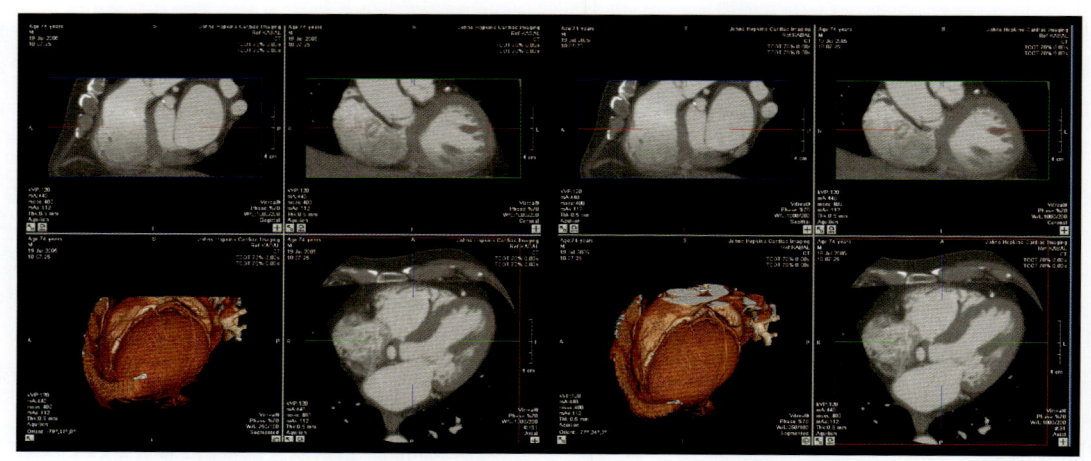

A：スライス幅 0.5 mm，再構成間隔 0.3 mm
　スライス枚数 301 枚

C：スライス幅 0.5 mm，再構成間隔 0.5 mm
　スライス枚数 184 枚

図 6-9　再構成間隔と画質の関係　いずれの画像もスライス幅 0.5 mm の同一データから得られたものであるが，再構成間隔が異なる．A：再構成間隔：0.3 mm，スライス枚数：301 枚，オーバーラップ 60％．B：再構成間隔：5 mm，スライス枚数：19 枚．3次元画像にギザギザがみえる．C：再構成間隔：0.5 mm，スライス枚数：184 枚．画質は A と同等．一般にオーバーラップが 50％あれば，MPR 画像，3次元画像には十分である．

をオーバーラップして再構成すると，画像枚数は増加するが，被曝線量を増加することなく MPR 画像，3次元画像の画質を目にみえて向上することができる．通常の MPR 画像，3次元画像では，30％のオーバーラップ（スライス幅 1 mm，スライス送り 0.7 mm）があれば一般に十分であるが，心臓 CT の場合は，少なくとも 50％のオーバーラップが望ましい（スライス 0.5 mm，再構成間隔 0.25 mm）．

オーバーラップをむやみに大きくしても，画質は向上せず，その一方で画像枚数の増加，再構成時間の延長，読影量の増加，画像管理（転送，表示，保管）の負荷増大を伴うことに留意する必要がある．

一般に，x-y 平面の空間分解能は常に高く，10〜20 lp/cm 程度であるのに対して，z 軸方向の分解能は，検出器サイズ，再構成条件，ピッチなどに依存して 7〜15 lp/cm である．等方向性分解能（isotropic resolution）を求めて，MDCT 技術はさらなる発展を続けている．

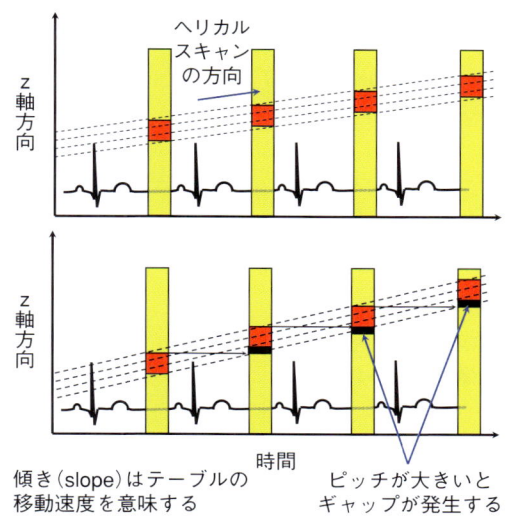

図 6-10　**ピッチの違い**　ヘリカル心臓 CT では，低ピッチが必要とされる．テーブル移動距離を X 線ビーム幅より大きくすると，データ間にギャップを生じて画質が損なわれる．

ピッチ

　ピッチの概念は，ヘリカル CT とともに導入され，MDCT に則して再定義されたことは，前章に触れた通りである．すなわち，SDCT，MDCT に共通して適用できるピッチの定義は，ガントリが 1 回転する間のテーブル移動距離の X 線ビーム幅に対する比である．心臓 CT では，ピッチを大きくするとデータにギャップを生じて画質を損ねることから，小ピッチが必要とされる（図 6-10）．ピッチを小さくするとモーションアーチファクトを低減することができ，0.5 以下の小ピッチに最適化されているある種の再構成アルゴリズムを使うことが可能となる．一般に心臓 CT では，ピッチ 0.2〜0.4 が使用される．

　この点を理解するために，実際の MDCT の例をあげて撮像パラメータの影響を考えてみる．セグメントが 1 つだけのパーシャルスキャン再構成の場合，ピッチは心拍数に大きく左右される．

$$P \leq \left(\frac{N-1}{N}\right)\frac{T_R}{T_{RR}+T_Q}$$

N：アクティブな DAS チャネル数

T_R：ガントリ回転速度(ms)
T_{RR}：1 心拍の時間(ms)
T_Q：パーシャルスキャンの回転時間(ms)

　心拍数 45〜100/分（T_{RR} 1333〜600 ms，T_R 500 ms，T_Q 250〜360 ms）の場合，必要なピッチは 0.375〜0.875 となる．ピッチが大きくなると，データに有意のギャップが発生する．したがって，心臓 CT では心拍数を 70 以下に抑えるために，β ブロッカーを使うことが多い．心拍数が大きくコントロールが難しい場合は，拡張期が短くなるので，マルチセグメント再構成により時間分解能を向上させる必要がある．マルチセグメント再構成におけるセグメント数とピッチの関係は，次式で与えられる

$$P \leq \left(\frac{N+M-1}{NM}\right)\frac{T_R}{T_{RR}}$$

N：アクティブな DAS チャネル数
M：セグメント数
T_R：ガントリ回転速度(ms)
T_{RR}：1 心拍の時間(ms)

　たとえば，心拍数 60，T_R 400 ms，N＝16，M＝2 の場合，ピッチは 0.21，M＝3 ではピッチ 0.15 となる．

　ピッチを小さくすると時間分解能，空間分解能ともに大きく向上する反面，被曝は著しく増加する．X 線量とピッチは反比例の関係にあり，小ピッチが必要な心臓 CT の被曝は有意に多くならざるえない．

　空間分解能，時間分解能ともに要求される心臓 CT のピッチは 0.2〜0.4 に設定されるが，これは X 線ビームのオーバーラップにすると 80〜60% に相当することになり，被曝はピッチ 1 の場合の 5 倍にも達する．したがって，ピッチの最適化はきわめて重要である．被曝の低減と撮像の高速化に対する要求に応えるべく，ガントリを 1 回転させるだけで心臓全体を撮像することができて，オーバーラップの必要がない（＝ピッチ 1）256 列あるいは 320 列 MDCT，ひいてはフラットパネル技術の開発が推進されてきた．

表 6-1　CT プロトコルの実効線量

プロトコル	検査法	実効線量(mSv)
心臓		
カルシウムスコア	EBCT	1.0〜1.3
カルシウムスコア	MDCT	1.5〜6.2*
心臓 CTA	EBCT	1.5〜2.0
心臓 CTA	MDCT	6〜7* to 25
心臓 SPECT(^{99m}Tc, ^{201}Tl)	核医学	6.0〜15.0
X線冠動脈造影(診断)	X線透視	2.1*〜6.0
胸部 X 線写真	X線撮像	0.1〜0.2
その他		
頭部 CT	MDCT	1〜2
胸部 CT	MDCT	5〜7
腹部・骨盤 CT	MDCT	8〜11

10 mSv＝1 rem.
＊：Hunold P, et al：Radiation exposure during cardiac CT：effective doses at multi-detector row CT and electron-beam CT. Radiology 2003；226：145-152.

放射線被曝

　CT の放射線被曝については，心臓 CT，その他の部位の CT ともに 7 章「放射線被曝」に詳述するが，特に心臓 CT の被曝についてここで簡単に触れる．心臓 CT の被曝は，撮像プロトコルによって大きく異なる．カルシウムスコア測定用 CT の被曝は比較的少なく，実効線量 1〜3mSv である．しかし，冠動脈撮影，CTA に使われるレトロスペクティブ心電ゲート法の実効線量は 8〜22mSv，あるいはそれ以上である．これに対して，透視下の冠動脈造影は 3〜6mSv，通常の体部 CT は 2〜10mSv である（表6-1）．一般に，MDCT の被曝は EBCT や通常の冠動脈撮影に比して大きい．

　レトロスペクティブ心電ゲート法における被曝低減法のひとつが，心電同期管電流制御（ECG dose modulation）である．これは，心周期の特定の部分で管電流を低くする方法で，特に動きによる画質低下の原因となりやすく，かつ画像再構成に利用されない収縮期に適用される．この方法を使うと，被曝を 10〜40% 低減できるが，低減率は個々のプロトコルによって異なる．被曝低減のために，すべての検査をプロスペクティブ心電トリガ法で行うというアプローチもあるが，これはスキャン中に心拍数が急速に変化すると重要なデータをとり損なう危険がある．被曝低減技術の併用により画質が低下すると，再検査が必要となって結局は被曝を増加する結果となる．したがって，被曝低減技術は本来の画質を損なわないことが重要である．

アーチファクト

　高速に運動する被写体を撮像する心臓 CT には，多くの特有なアーチファクトが発生するが，なかでも心拍動によるものが多く経験される．**図6-11** は，拍動による側面像の不連続である．この種のアーチファクトは，マルチセグメント再構成，50 ms 程度の高時間分解能撮像で低減できる．**図6-12** に示すのは，スキャン中の心拍数増加に起因するバンドアーチファクト（band artifact）で，心拍数が 51/分から 69/分に増加したために発生したものである．

　このほかに多くみられるのは，不十分な息止めによるアーチファクトである．このアーチファクト

アーチファクト **89**

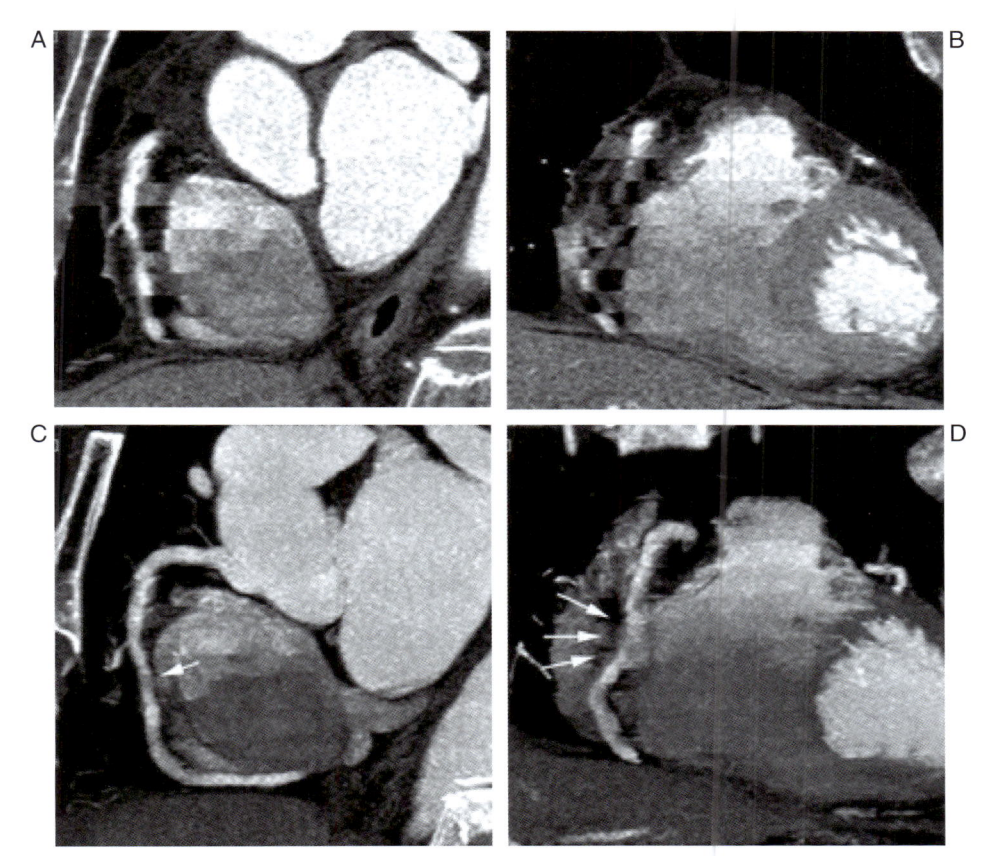

図 6-11　心拍動によるアーチファクト　A, B：左前斜位 MPR 像，C：左前斜位薄い MIP 像，D：正面薄い MIP 像　A, B：右冠動脈中部に動きによる gap を認める．C：同部位に軽度の狭窄があるようにみえる（→）．D：モーションアーチファクトのため冠動脈狭窄があるようにみえる（→）．(Nakanishi T：Pitfalls in 16-detector row CT of the coronary arteries. RadioGraphics 2005；25：425-438 より許可を得て転載).

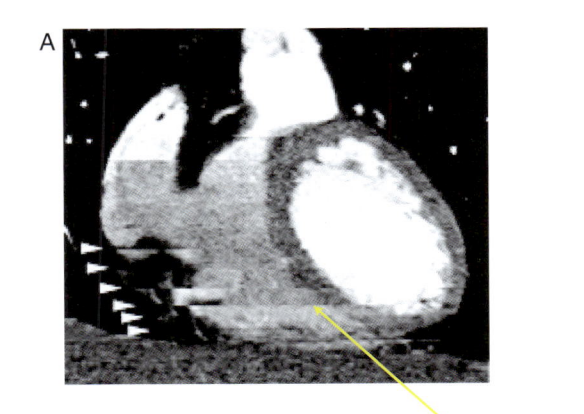

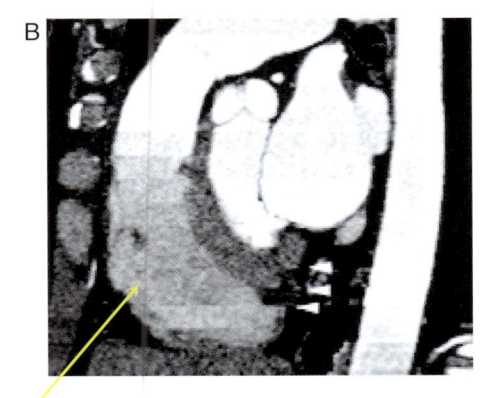

バンドアーチファクト

図 6-12　バンドアーチファクト　心拍数が 51/分から 69/分に増加したことによる．A：冠状断 MPR 像，B：矢状断 MPR 像．心拍数は平均 51/分であったが，下 1/3 で 69/分に増加した．これに伴い下 1/3 でバンドアーチファクトがみられる（▶）．(Nakanishi T：Pitfalls in 16-detector row CT of the coronary arteries. RadioGraphics 2005；25：425-438 より許可を得て転載).

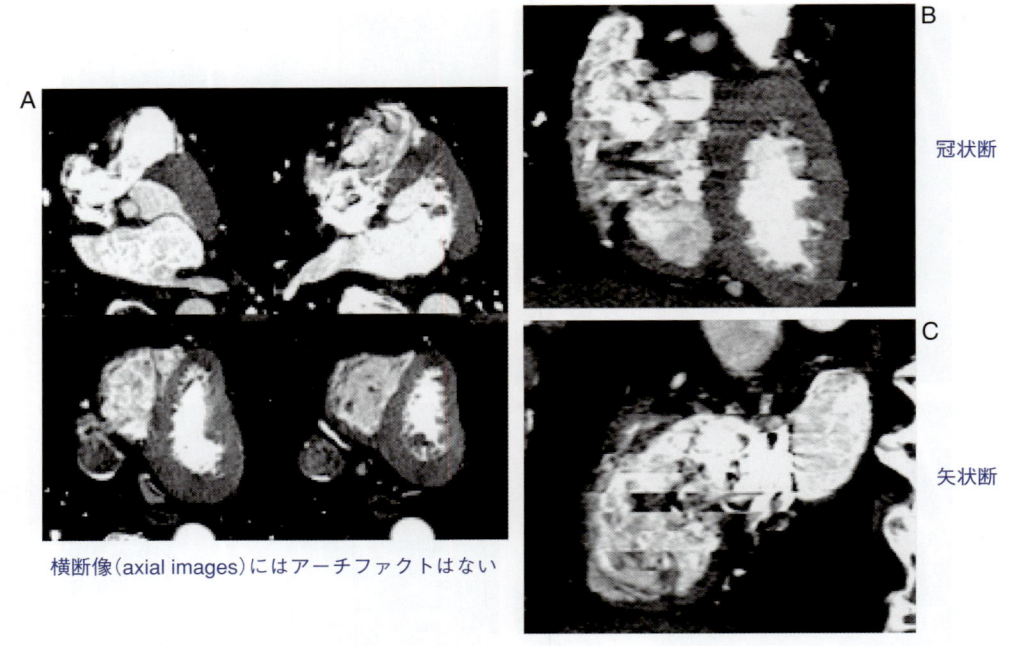

図 6-13 不十分な息止めによるアーチファクト　A：横断像にはアーチファクトはない．冠状断 MPR 像（B），矢状断 MPR 像（C）にバンドアーチファクトが認められる．（Nakanishi T：Pitfalls in 16-detector row CT of the coronary arteries. RadioGraphics 2005；25：425-438 より許可を得て転載）．

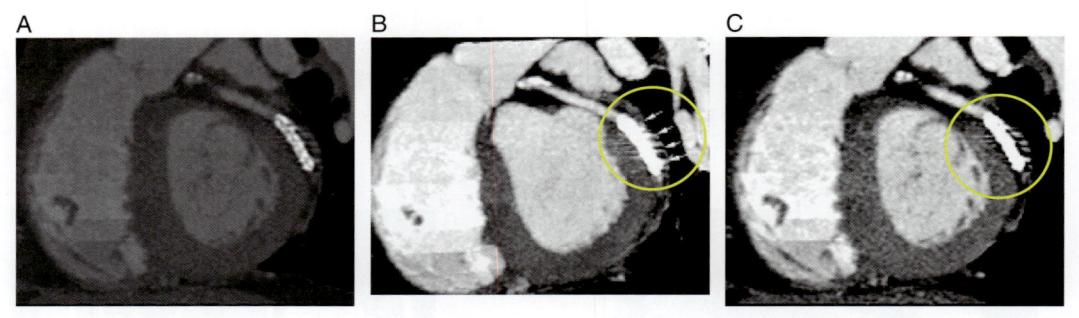

図 6-14 ステントによるストリークアーチファクト（→）　A：ウィンドウ幅を広げた薄い MIP 像．金属ステントがあるが，横断（軸位断）像ではアーチファクトの随伴はない．B, C：薄い MIP 像および MPR 像では，初期のステントによるストリークアーチファクトが認められる（→）．（Nakanishi T：Pitfalls in 16-detector row CT of the coronary arteries. RadioGraphics 2005；25：425-438 より許可を得て転載）．

は，横断（軸位断）像には現われないが，冠状断，矢状断再構成画像で明らかとなる（図 6-13）．冠動脈ステント，コイルがあると，高吸収物質の周囲にストリークアーチファクト（streak artifact）が発生し，動脈やその周囲が不明瞭となる．図 6-14 に示すように金属異物では，ストリークアーチファクトが生じ，読影の支障となる．このようなアーチファクトは，メーカーによるアーチファクト低減ソフトウェアによりある程度まで軽減できる．このほか，高吸収物体がスキャナの分解能の制約によって，実際よりも大きくみえるブルーミングアーチファクト（blooming artifact）などがある．

心臓 CT の将来展望

CT へのさらなる時間分解能，空間分解能への要求の結果，デュアルソース CT（dual-source CT：DSCT）や，256 列あるいは 320 列 MDCT が誕生した．これについては 10 章であらためて触れるが，ここで簡単に解説しておく．

DSCT は，直角に配向した 2 本の X 線管球を備え，1 回転で 64 スライスを撮像できる高時間分解能のスキャナである．前述の通り，画像再構成に必要な最小限のデータは，180°＋ファンビーム角である．したがって，90°の位置に 2 つの管球があれば，1/4 回転するだけで，それぞれの検出器からのデータを組み合わせて画像を再構成することができる．時間分解能はガントリ回転時間の 1/4 となり，ガントリ回転時間が 330 ms なら，80 ms の時間分解能を達成できる．DSCT では，高心拍数の場合でも大きいピッチを使えるため，被曝を低減できる可能性がある．

同じく時間分解能，空間分解能を求めた結果登場したのが 256 列あるいは 320 列 MDCT である．アイソセンターでの X 線ビーム幅はそれぞれ 12.8 cm，16.0 cm なので，1 回転で心臓全体をカバーできるため，オーバーラップの"ピッチ"も不要となる．この種のスキャナでは，1 心拍ですべての情報を収集できるので，ピッチによる被曝増加，モーションアーチファクトも大幅に低減できる．もし 320 列の DSCT が実現したら，時間分解能，空間分解能ともに優れる画期的なスキャナとなるであろう．

まとめ

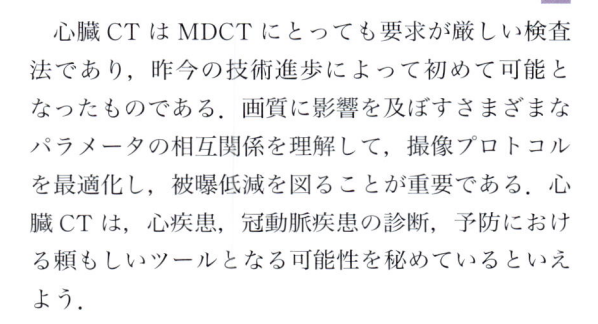

心臓 CT は MDCT にとっても要求が厳しい検査法であり，昨今の技術進歩によって初めて可能となったものである．画質に影響を及ぼすさまざまなパラメータの相互関係を理解して，撮像プロトコルを最適化し，被曝低減を図ることが重要である．心臓 CT は，心疾患，冠動脈疾患の診断，予防における頼もしいツールとなる可能性を秘めているといえよう．

7 放射線被曝

　CTは先進国のみならず，世界中に広く普及している．これとともに，CTによる放射線被曝の問題が注目を集めるようになった．放射線被曝の重要性は，一般報道，医学論文の関心度からもうかがい知ることができる．CTの被曝線量は，通常のX線撮影やX線透視を上回るが，CTの撮像件数は年間10％のペースで急速に増加している．ある調査によると，2007年には米国内の医療施設で，6780万件のCTが撮像されている．公衆の医療被曝にCTが寄与する率が今後も大きなものであり続けることは，疑いのないところであろう．米国放射線防護測定審議会（National Council of Radiation Protection：NCRP）の報告によると，2006年の米国内の放射線検査にCTが占める割合は，件数では17％であるが，実効線量ではおよそ49％に達している（**図7-1**）．

　CTの被曝分布は，通常のX線撮影，X線透視とは異なっている．X線撮影の被曝は，X線の入射部位で最大で，X線が出て行く側で最小となる．しかし，CTではX線が被写体の周囲を回転することから，皮膚表面で均一，最大となり，深部ほど減少する（**図7-2**）．頭部，小児のように被写体が小さい場合は，表面から深部まで同程度となる．腹部や肥満者のように被写体が大きい場合は，中心部の線量は表面の50％にまで減じて画像が低下することもある．このため，大きな腹部や肥満した患者の中心部ではしばしば画像ノイズがみられることがあり，最適な画像を得るためには撮像パラメータの選択が重要である．

　放射線被曝を論ずるに先立ち，**照射線量**（radiation exposure）と**吸収線量**（absorbed dose）の違いを明確にしておこう．照射線量は，X線光子によって空気中に発生するイオン（電離物質）の量によって決まる．一方，吸収線量は，その放射線によって被写体に負荷されるエネルギー量である．このほかに重要な用語として，**実効線量**（effective dose）がある．実効線量は，異なる生物学的効果をもつ放射線を比較するためのものである．**表7-1**に，それぞれの単位を示した．照射線量は体外で測定される量であり，吸収線量は照射線量と体内で吸収されるエネルギー量から推算される量である．照射線量を表すexposureとradiation doseは，論文中でしばしば同義に用いられ，混乱の原因となることがある．

CTの線量表示

　CTの基本的な線量の表示方法に，CTDI（CT dose index，CT線量指標）がある．最近はこれに多くのバリエーションがあるが，なかでも，$CTDI_{vol}$（volume CTDI），DLP（dose length product），E（effective dose，実効線量）の3つは重要であり，国際的にも受け入れられている．実効線量は特定の検査の生物学的リスクの評価，比較に有用である．それぞれについて以下に説明を加える．

CTDI

　CTにおける主たる線量測定法はCTDI（CT dose index，CT線量指標）である．これは1970年代に導入されたもので，一連のスライス撮像についてz軸

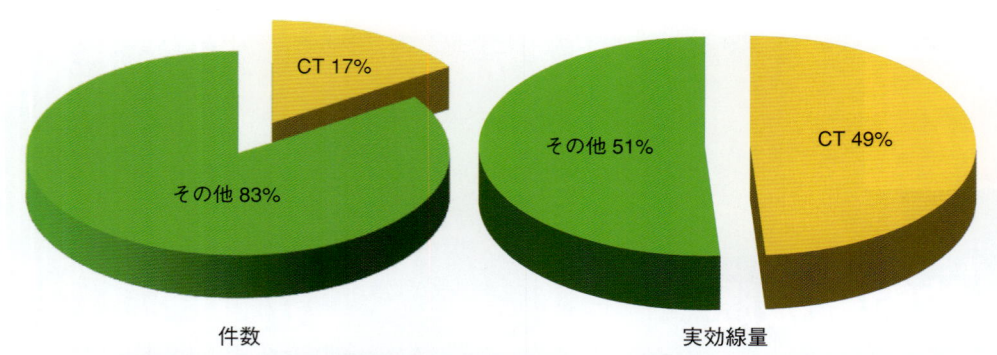

図 7-1 2006 年の米国内の放射線検査に占める CT の割合　件数は 17% だが線量は 49% である．
(Mettler FA, et al：Health Physics 2008；95：502-507 より転載)．

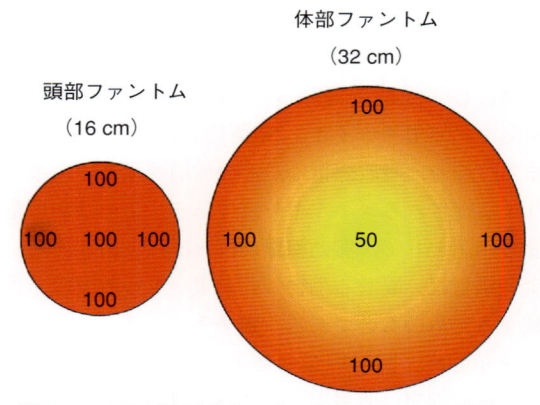

図 7-2 CT の線量分布　小さな被写体では，表面と深部の線量は同程度だが，大きな被写体では，表面と深部では 2 倍も開きがある場合がある．

方向の平均吸収線量を表している．1 回のスキャン（X 線管球の 1 回転）について測定し，総吸収線量を X 線ビーム幅で除して求める．通常は TLD (thermoluminescent dosimeter，熱ルミネセンス線量計) で測定するが手間がかかるため，長さ 100 mm の電離箱で測定するほうが実際的である．この場合は $CTDI_{100}$ と表記される．

CTDI の測定には，径 16 cm あるいは 32 cm のアクリル製標準ファントムを使用する（**図 7-3 A, B**）．$CTDI_{100}$ は測定した照射線量 (mR) を吸収線量 (mGy) に変換して求める．**図 7-2** に示したように，線量分布は表面（皮膚面）で最大となり，中心部ほど小さくなる．したがって，頭部のような小さな被写体では皮膚も深部も同程度であるが，腹部のように大きな被写体では，深部は表面の半分程度にまでな

る．この不均一は，表面，深部それぞれに適当な重みを付けた加重平均を求めて扱う．すなわち，$CTDI_w$ (weighted CTDI，重み付け CTDI) は次のように定義される．

$$CTDI_w = 1/3\ CTDI_{100,center} + 2/3\ CTDI_{100,edge}$$

ここで CTDI 100，center，CTDI 100，edge はそれぞれファントムの中心，表面で測定した値である．**表 7-2** にいろいろな径，スライス幅，コリメーションについて，標準的な CTDI を示した．スライス幅を小さくすると，幾何学的効率 (5 章参照) が低下するために CTDI は増加する．$CTDI_w$ は，特定の管電圧 (kVp)，管電流 (mA，mAs)，その他の撮像条件下での線量のよい目安であるが，一断面内の平均吸収線量を表すにすぎない．

実際の CT 検査では複数の連続スライスを撮像するので，線量分布曲線のギャップやオーバーラップを考慮する必要がある．これが $CTDI_{vol}$ である．
（シーケンシャルモード）

$$CTDI_{vol} = (N \cdot T/I) \cdot CTDI_w$$

ここで N はスライス枚数，T はスライス幅，I はスライス間のテーブル移動距離である．

ヘリカル CT の場合は，ピッチ (X 線管球 1 回転当たりのテーブル移動距離と X 線ビーム幅の比) を含めて定義される．
（ヘリカルモード）

CTの線量表示　**95**

■ 表7-1　線量と単位

量	単位	SI単位	関係式
照射線量[*1]	Roentgen(R)	C/kg	1 C/kg=3876 R (1 R=2.58×10^{-4} C/kg)
吸収線量[*2]	rad	Gray(Gy)	1 Gy=100 rad
実効線量[*3]	rem	Sievert(Sv)	1 Sv=100 rem

*1：単位体積の空気中に発生する電荷量．
*2：単位体積の被写体に負荷されるエネルギー量．
*3：異なる生物学的効果をもつ放射線を比較する．

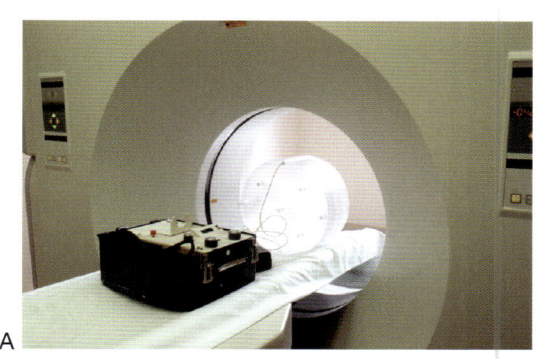

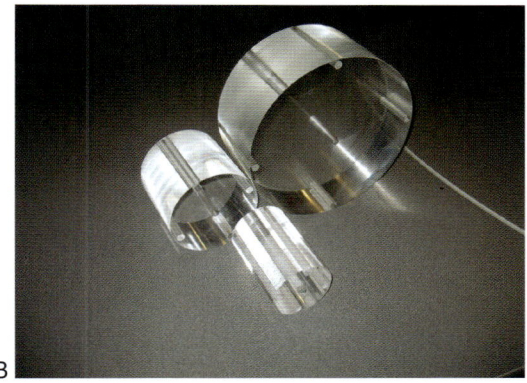

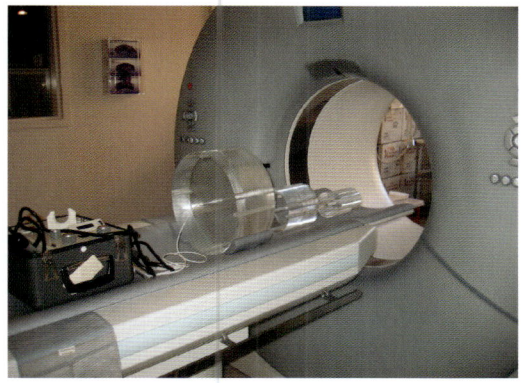

図 7-3　**CTDI$_{100}$の測定方法**　A：径32 cmの標準体部ファントムと，その表面に置かれた長さ100 mmの電離箱．B：CT線量測定用ファントム．体部用（32 cm），頭部用（16 cm），小児用（10 cm）．

$$CTDI_{vol}=CTDI_w/ピッチ$$

CTDI$_{vol}$

CTDI$_{vol}$は，MDCTスキャナの画面に直接表示され，最も利用しやすい指標である．患者被曝をある程度反映し，世界的にも広く受け入れられている．

CTDI$_{vol}$の求め方は，メーカー，研究者の間でも統一されているので，異なる撮像法の比較にも利用できる．しかし，CTDI$_{vol}$は正確な被曝線量ではなく，特定のスキャナの特定の撮像法の線量の指標であることを知っておく必要がある．個々の症例のリスクの比較，評価に使うべきではない．

CTDI$_{vol}$は，同じスキャナで撮像すれば，撮像部位によらず一定である．しかし，総照射線量は異なる．

■ 表 7-2　標準的な CTDI（シーメンス社 CT，管電圧 120 kV，頭部用 16 cm ファントム，体部用 32 cm ファントムで測定）

スキャナ	スキャンモード （N×T mm）[*1]	X 線ビーム幅 （mm）	頭部 CTDI$_w$ （mGy/100 mAs）	体部 CTDI$_w$ （mGy/100 mAs）
Sensation 64	32[*2]×0.6	19.2	14.1	7.5
（64 スライス MDCT）	20×1.2	24	12.6	6.7
Sensation 16	12×0.75	9	15.6	7.7
（16 スライス MDCT）	16×0.75	12	11.9	7.2
	12×1.5	18	13.3	6.5
	16×1.5	24	9.9	6.5
Volume zoom	4×1	4	16.4	8.5
（4 スライス MDCT）	4×2.5	10	13.7	6.9
	4×5	20	12.8	6.4
Somatom Plus	1×2	2	11.1	4.3
（SDCT）	1×5	5	11.2	6.4
	1×10	10	11.3	7.2

*1：N：DAS チャネル数，T：DAS チャネル幅．
*2：検出器数は 32 列だが 2 回照射して 64 スライスを撮像．

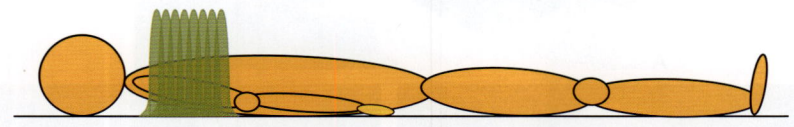

A．胸部CT：CTDI$_{vol}$＝12 mGy, 16×0.75 mm, 8 回転, DLP＝115.2 mGy-cm

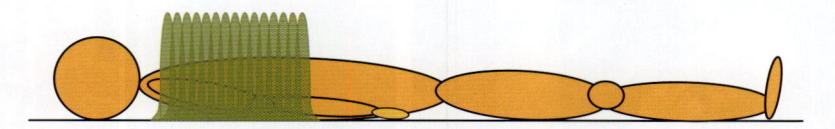

B．胸部CT：CTDI$_{vol}$＝12 mGy, 16×0.75 mm, 16 回転, DLP＝230.4 mGy-cm

図 7-4　スキャン長と被曝線量の関係　スキャン長の異なる胸部 CT の例．A と B の CTDI$_{vol}$ は同じだが，DLP はスキャン長が長い B のほうが A の 2 倍大きい．

これを表すのが次の DLP である．

DLP

DLP（dose length product）は，撮影回数，撮影範囲も勘案して CT 検査全体の総照射線量を表す指標である．以下のように定義される．

$$DLP(\text{mGy-cm}) = CTDI_{vol}(\text{mGy}) \cdot \text{scan length}(\text{cm})$$

DLP の単位は[mGy-cm]である．

特定の撮像プロトコルについて，CTDI$_{vol}$ はすべての症例において一定である（標準ファントムを 1 回スキャンして測定して求めたものであるから当然である）．しかし，DLP は患者の身長によって異なることがある．

図 7-4 に示す胸部 CT の例では，CTDI$_{vol}$ はいずれの場合も同じだが，図 7-4 B は 2 倍の範囲を検査しているので，総照射線量も 2 倍になる．この違いを表すのが DLP である．

A

Total mAs 20002 Total DLP 2736

	Scan	KV	mAs / ref.	CTDIvol	DLP	TI	cSL
Patient Position H-SP							
Topogram	1	120				7.8	0.6
ARTERIAL	2	120	450	32.31	1053	0.33	0.6
VENOUS	3	120	450	32.24	1683	0.33	0.6

B

Total mAs 28164 Total DLP 3873

	Scan	KV	mAs / ref.	CTDIvol	DLP	TI	cSL
Patient Position H-SP							
Topogram	1	120				7.8	0.6
ARTERIAL	2	120	534	38.34	1212	0.5	0.6
VENOUS	3	120	530	38.02	1437	0.5	0.6
DELAY	4	120	500	35.96	1224	0.5	0.6

C

Total mAs 43773 Total DLP 5167

	Scan	KV	mAs / ref.	CTDIvol	DLP	TI	cSL
Patient Position H-SP							
Topogram	1	120				7.8	0.6
ABDOMEN	2	120	400	28.74	1013	0.33	0.6
TestBolus	3	120	45	61.14	61	0.5	10.0
DS_CorCTA	27D	120	420	102.44	2761	0.08	0.6
AORTA	28	120	357	25.52	1332	0.33	0.6

図 7-5 線量レポートの例 A：腹部・骨盤造影 CT．動脈相，静脈相を撮像．B：腹部・骨盤造影 CT．動脈相，静脈相，遅延相を撮像．C：デュアルソース CT によるテストボーラス撮像を含む CTA．このように線量レポートは検査内容の記録になる．

DLP はスキャン範囲が広ければ増大する．現在の MDCT スキャナには，$CTDI_{vol}$と DLP の双方を表示するよう定められている．スキャナによっては，この表示を**線量レポート**(dose-report)として保存できるものもあり，これを見ると検査毎のおもな撮像条件，$CTDI_{vol}$，DLP を知ることができる．

図 7-5 に，線量レポートの例を示す．検査毎にこれを表示できる機能を備えるスキャナもあり，標準ファントムにおける計測結果を基にしたこの数値は，被曝線量の評価にきわめて有用である．**図 7-5** を見ると，患者 A，患者 B ともに腹部，骨盤の検査を行っているが，患者 B は 1 回分多く撮像していることがわかる．CT の被曝への関心が高まるなか，線量レポートの情報をチェックすることは重要である．

DLP は個々の検査の線量を最も反映しているが，撮像プロトコルを比較する場合は，患者の身長に左右されない$CTDI_{vol}$のほうが有用である(同じ胸部 CT でも身長の高い患者のほうが DLP は大きくなる)．

非ヘリカル CT では，スキャン長はすべてのスライス幅の総和である(たとえば高分解能 CT の場合，1 mm スライス幅を 25 枚撮像すれば 25 mm である)．しかし，ヘリカル CT では，最初のスライスと最後のスライスのテーブル位置の差をもってスキャン長とするとするのは不正確で，実際にはその前後にヘリカルスキャンのランプアップ，ランプダウンに伴う余分なスキャンが加わっており，その大きさはメーカーによって異なる．この余分なスキャンは**オーバーレンジスキャン**(over-ranging scan)ともよばれるが，ヘリカルスキャンの補間に必要なものである．オーバーレンジスキャンは被曝線量増加の原因となり，特にスキャン長が短い場合は，これが被曝の大きな部分を占めることになる．CT メーカーも，この点に関心を払うようになっており，必要な部分にのみ照射するような可変シールド法を提

■ 表7-3 DLP(mGy-cm)から実効線量(E, mSv)を計算する場合の重み付け係数(k)*

部位	k (mSv×mGy^{-1}×cm^{-1})
頭部	0.0021
頸部	0.0059
胸部	0.014
腹部	0.015
骨盤	0.015

＊：American Association of Physicists in Medicine：The Measurement, Reporting and Management of Radiation Dose in CT, Report No. 96, 2008.

供するところもある．
　X線透視においては，DLP類似の指標であるdose-area product(面積線量)[mGy-cm^2]が，長時間にわたる透視下の血管内治療のリスク評価に用いられる．線量評価の最終目標は，被曝リスクの評価にあるので，DLPを知るだけでは不十分であり，DLPからさらに**実効線量**を求める必要がある．

実効線量

　実効線量(effective dose, E)は，部位によって不均一な被曝のリスクを全身被曝に換算した指標で，"体の一部の被曝を全身被曝に正規化することによりリスクの比較を可能とする"(ICRP 60, 1991)ものである．被曝の生物学的影響は，線量のみならず，組織や臓器の放射線感受性によっても異なることを知る必要があり，たとえば同じ50 mGyの被曝でも，骨盤と四肢では影響が異なる．**実効線量**(E)は，この違いを反映する指標で，単位はミリシーベルト(mSv)である．
　実効線量の計算には，特定の放射線感受性臓器の線量を知る必要があり，一般には人体ファントムの吸収線量を使ったモンテカルロ法から求められる．実効線量は，X線撮影，X線透視など異なる検査モダリティや，自然放射線(ラドン，宇宙線)などの比較に用いることができる．
　実効線量は，もともと個人の職業被曝防御を目的として考案されたもので，性別，年齢を平均化した放射線障害を反映しており，医用検査への適用には限界がある．しかし，実効線量は異なるX線検査の生物学的影響を比較する手段を提供することができる．患者が"このCT検査の被曝線量はどれくらいか"と尋ねる場合，これはmGyで表される吸収線量を尋ねているのではなく，実際には"このCT検査のリスクはどれくらいか"と質問しているのである．したがって，被曝を実効線量で表すことは，その検査のリスクを他の検査や自然放射線と比較して患者に説明するのにも便利な方法である．
　いろいろなスキャナ，臓器について，実効線量を求めるソフトウェアがたくさんあるが，これは，個々の臓器の線量に，ICRP 60に定められた臓器別の重み付けを加えて加算し，実効線量を求めるようになっている．臓器線量の計算は，体重70 kgの標準的な成人を使った数学モデルに基づいているため，小児や痩せている患者の場合は線量を過小評価し，肥満患者では過大評価する可能性がある．
　実効線量を計算するには，個々のスキャナの特性，臓器別の重み付け係数などを知る必要があるが，次の式を使うとスキャナによらず比較的正確な値を推定できる．

$$実効線量 = k \cdot DLP$$

ここで，kは部位だけで決まる重み付け係数(mSv×mGy^{-1}×cm^{-1})である(**表7-3**)．実効線量を，この式を使ってDLPから計算する場合と，より精密な方法で求める場合を比較すると，両者は非常によく一致しており，10～30%程度の開きにとどまる．したがって，ルーチンではこの方法が広く用いられている．**表7-4**に，一般的なCT検査の実効線量を示す．あわせて米国内の自然放射線量を示した(訳注：原著の表には記載されていない)．これを比較することにより，CTの被曝をより身近に理解できるであろう．
　実効線量は，電離放射線被曝のすべてを説明できるわけではない．臓器によって放射線感受性は異なり，この点は実効線量に反映されてはいるが，胎児被曝，乳腺など，それぞれ個別に考えるほうがよい場合もある．標準的なCT検査における重要臓器の線量を**表7-5**に示す．各臓器の被曝線量と，ICRP 60に定められた方法ですべての臓器の線量を加算

した実効線量を併記してある．表7-6 a, b には，各種 CT 検査と CT 以外の X 線検査における実効線量と文献値を示した．

実効線量（E）の計算値は，簡易法であれ精密法であれ，推定値に過ぎないことを知っておくことは大切である．実効線量を計算するうえでの数々の前提は，個々の症例では必ずしも正しいとはいえない．$CTDI_{vol}$ は，円筒形ファントムでの実測値に基づいて計算される．したがって，実効線量の推定値は最大 40％ の不確実性があることを念頭におく必要がある．

一般に，放射線の生物学的影響は，確率的影響，非確率的影響に大別される．確率的影響は，確率に依存して被曝から 10〜30 年を経て現れるのが普通である（長期的影響）．放射線誘発癌，突然変異などがその例である．一方，非確率的影響は，閾値以下では認められず，閾値以上では被曝線量に比例して強くなり，被曝後数日〜数週間で明らかとなる．例としては皮膚紅斑，脱毛，白内障などがあげられ，死に至る場合もありうる．

通常の X 線撮影では非確率的影響が主であるが，CT の場合は確率的影響が大きな問題となる．しかし，CT 灌流画像（CT perfusion），CT 透視（CT fluoroscopy）など最新の撮像法では，非確率的影響も大きな比重を占める．BIER Ⅶ〔Biological Effects of Ionizing Radiation（National Research Council）〕報告では，放射線誘発癌（確率的影響）のリスクは 5％/Sv で，これは 1 万人が 0.01 Sv（10 mSv）に被曝すると，5 人に新たな癌が発生する計算になる．この数字は，年齢，性別についての平均値であるが，実際にはリスクは年齢，性別によって異なる（図 7-6）．

■ 表7-4　一般的な CT 検査における実効線量

検査法	実効線量 (mSv)
頭部 CT	1〜2
胸部 CT	5〜7
腹部 CT	5〜7
骨盤 CT	3〜4
腹部＋骨盤 CT	8〜11
カルシウムスコア計測	1〜5
心臓 CTA（ヘリカル）	10〜20
PET（全身）	20〜25
CT による 〜10 mSv	
PET による（25 mCi FDG）〜15 mSv	

■ 表7-5　一般的な CT 検査における実効線量．IMPACT 線量シミュレータおよび重み付け係数による計算（シーメンス Sensation 64[*1]）

部位	頭部	胸部	腹部	骨盤
スキャン長（cm）	20	30	30	20
スライス幅（mm）	20×0.6	64[*1]×0.6	64[*1]×0.6	64[*1]×0.6
管電圧（kVp）	120	120	120	120
管電流×時間（mAs）	400	200	250	250
$CTDI_w$（mGy）	46.0	14.9	18.0	18.0
DLP（mGy-cm）	920	420	540	360
重要臓器	甲状腺	肺	胃	大腸
臓器線量（mGy）	9	18	17	12
実効線量（mSv）[*2]	1.9	6.4	7.8	5.7
重み付け係数（mSv×mGy^{-1}×cm^{-1}）	0.0021	0.014	0.015	0.015
実効線量（mSv）[*3]	1.9	6.0	8.1	5.4

＊1：32 列検出器で 64 スライス撮像可能なシステム．
＊2：IMPACT 線量シミュレータから求めた値．
＊3：重み付け係数による計算から求めた値．

■ 表7-6a 一般的なCT検査における実効線量と文献値*

CT検査	実効線量(mSv)	文献値(mSv)
頭部	2	0.9〜4.0
頸部	3	
胸部	7	4.0〜18.0
胸部(肺塞栓)	15	13〜40
腹部	8	3.5〜25
骨盤	6	3.3〜10
肝(3相ダイナミック造影)	15	5〜25
脊椎	6	1.5〜10
冠動脈CTA	16	5.0〜32
カルシウムスコア	3	1.0〜12
仮想コロノスコピー	10	4.0〜13.2

＊：Mettler FA, Huda W, Yoshizumi TT, Mahesh M：A Catalog of effective doses in radiology and nuclear medicine. Radiology 2008；248：254-263 より許可を得て転載.

■ 表7-6b CT以外のX線検査における実効線量と文献値*

検査	実効線量(mSv)	文献値(mSv)
一般撮影・X線透視		
頭部	0.1	0.03〜0.22
頸椎	0.2	0.07〜0.3
胸椎	1.0	0.6〜1.4
腰椎	1.5	0.5〜1.8
胸部(正面，側面)	0.1	0.05〜0.24
乳腺	0.4	0.10〜0.60
腹部	0.7	0.04〜1.1
骨盤	0.6	0.2〜1.2
股関節	0.7	0.18〜2.71
その他の四肢	0.001	0.0002〜0.1
骨密度測定(デュアルエネルギー)	0.001	0.001〜0.035
経静脈性尿路造影	3.0	0.7〜3.7
上部消化管造影	6.0	1.5〜12
小腸造影	5.0	3.0〜7.8
注腸造影	8.0	2.0〜18.0
血管撮影		
頭頸部血管撮影	5.0	0.8〜19.6
冠動脈撮影	7.0	2.0〜15.8

＊：Mettler FA, Huda W, Yoshizumi TT, Mahesh M：A Catalog of effective doses in radiology and nuclear medicine. Radiology 2008；248：254-263 より許可を得て転載.

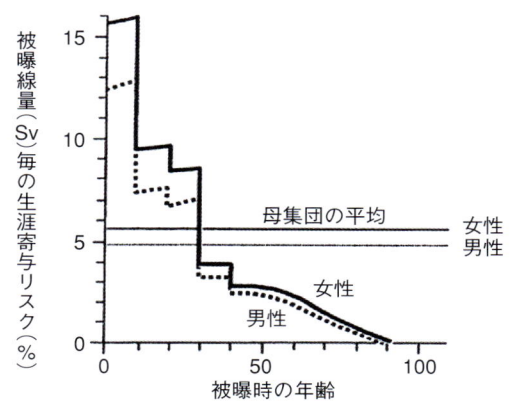

図 7-6 年齢，性別による放射線の生涯寄与リスク
平均リスクは約 5%/Sv であるが，男女によって多少異なる．リスクは年齢によっても異なり，小児は成人に比較して 2〜3 倍も高い．（ICRP Publication 60. Ann ICRP 1991；21(1-3)より許可を得て転載）．

小児は放射線感受性が高く，同じ被曝線量でも 2〜3 倍のリスクを負う．

照射線量と画質に影響するパラメータ

CT の被曝に影響する数々の要因があるが，その程度には自ずから大小がある．ここでは被曝を左右するおもな要因について述べる．

以下の要因のなかには，オペレータが操作できる技術的なものと，被写体に依存するものがある．特に前者については，画質との関係についても検討する．

管電流と mAs

管電流(mA)は，X 線管球が発生する X 線量を左右する．管電流と照射時間(s)の積を mAs という．mA も mAs も，CT の照射線量に比例する．mAs が大きいほど，被曝線量は多くなる．mAs は画像ノイズにも影響する．他の撮像条件をすべて一定とする場合，mAs を小さくすれば被曝線量は低減するが，画像はザラついたものとなる．図 7-7 には異なる mA(48, 69, 184)で撮像した腹部の画像を示す．CTDI が mA に比例して増加するとともに，ノイズは減少することがわかる．

一部の CT メーカーは，ヘリカルスキャンについて実効 mAs(effective mAs)の概念を導入している．実効 mAs は，ピッチに対する mAs の比である．ピッチを大きくする場合，ノイズを代償するためには，mA を大きく設定する必要がある（表 5-1，p.50 参照）．たとえば実効 mAs が 200 mAs の場合，スキャン時間を含めて他の条件を一定とすれば，ピッチを 1.0 から 1.5 にすると，ノイズを一定にするには管電流は 300 mA に増加する必要がある．ピッチを 0.75 にすれば，管電流は 150 mA にできる．

管電圧

管電圧(peak tube voltage, kVp)は，X 線管球の陽極-陰極間にかかる電位差で，X 線を発生させる電子を加速するエネルギーである．CT の一般的な管電圧は 100〜140 kVp であるが，kVp と線量の間には特徴的な関係がある．X 線管球の出力エネルギーは，概ね kVp の 2 乗に比例し，管電圧が 2 倍になれば照射線量は 4 倍となる．同時に，X 線の透過性にも影響を及ぼす結果，管電圧を高くすると平均 X 線エネルギーが増加し，画像コントラストは低下する（図 7-8）．

管電圧は，通常 1 つの検査のなかでは一定とする．頭部，肩，あるいは骨盤など X 線吸収の大きな領域では，大きな管電圧(120〜140 kVp)が必要であるが，やせた患者，小児などは，小さな管電圧(80〜100 kVp)を使用することができる．管電圧と線量の画質との関係を頭部，腹部について図 7-9 A, B に示す．たとえば，kVp を 120 から 135 に増加すると，$CTDI_w$ は 12〜29% 増加することがわかる．

ピッチ

5 章でみた通り，ピッチは X 線ビーム幅とテーブル送り幅の比である．ピッチと被曝線量には密接な関係があり，被曝線量はピッチに反比例して増大する．つまり，ピッチを大きくすると被曝は低下し，小さくすると被曝は増大する．腹部，骨盤領域では，1 以上のピッチで十分であるが，小ピッチを要求する特殊な検査では被曝が大きい．特に心臓 CT ではピッチ 0.2〜0.4 が必要で，患者被曝は大きなものとなる．図 7-10 には，腹部 CT におけるピッチと被曝，画質の関係を示した．

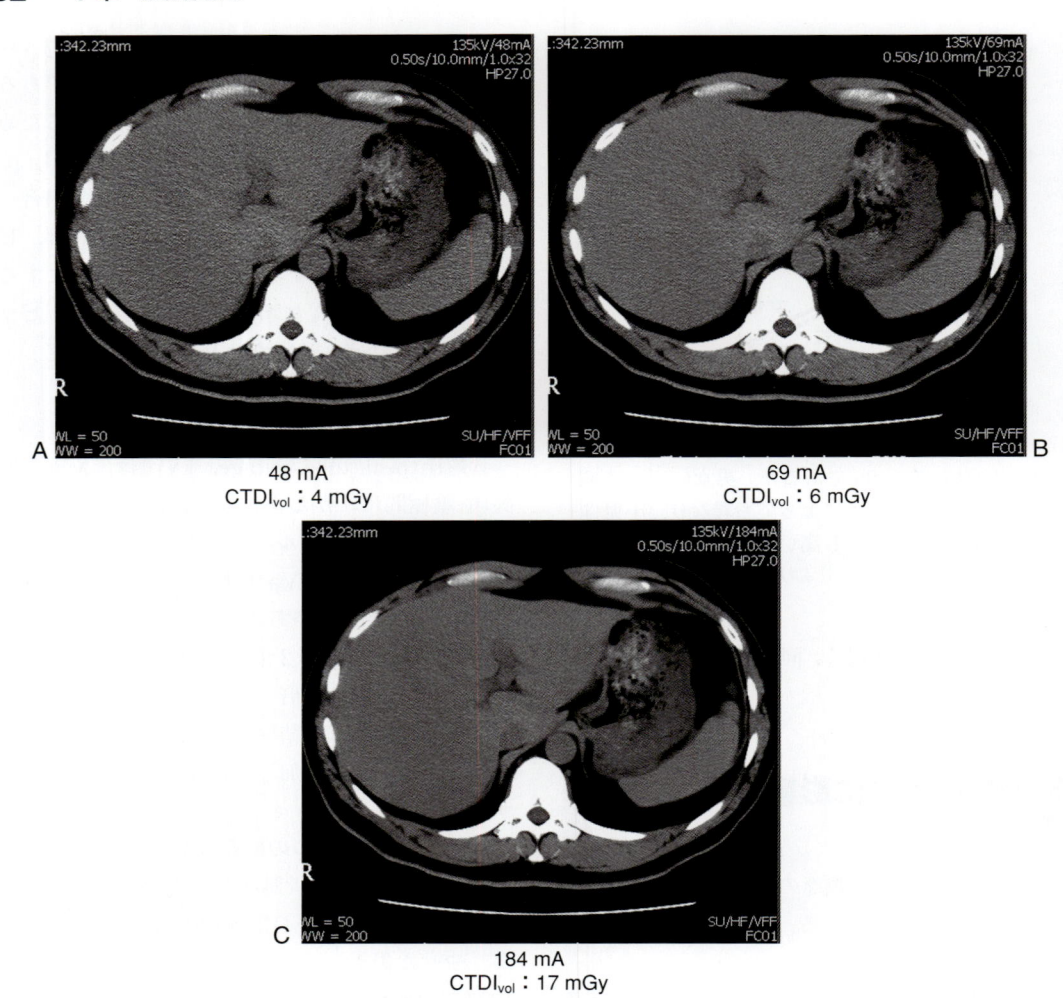

図 7-7 管電流(mA)と被曝，画質の関係 管電流以外の条件を一定として比較．管電流を大きくすると，被曝は比例して増大するが，画質は向上する．

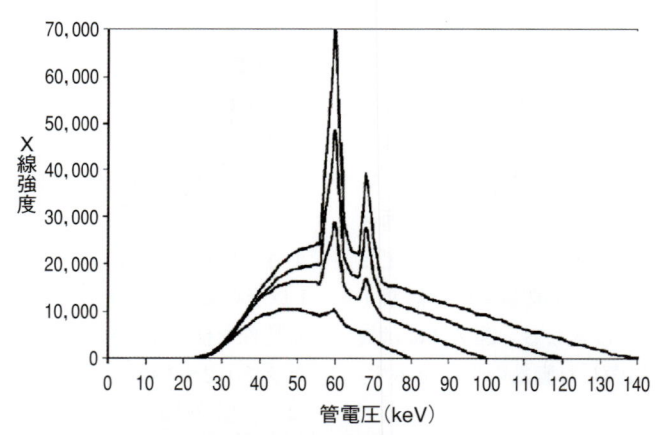

図 7-8 管電圧と X 線スペクトルの関係(80〜140 kVp)

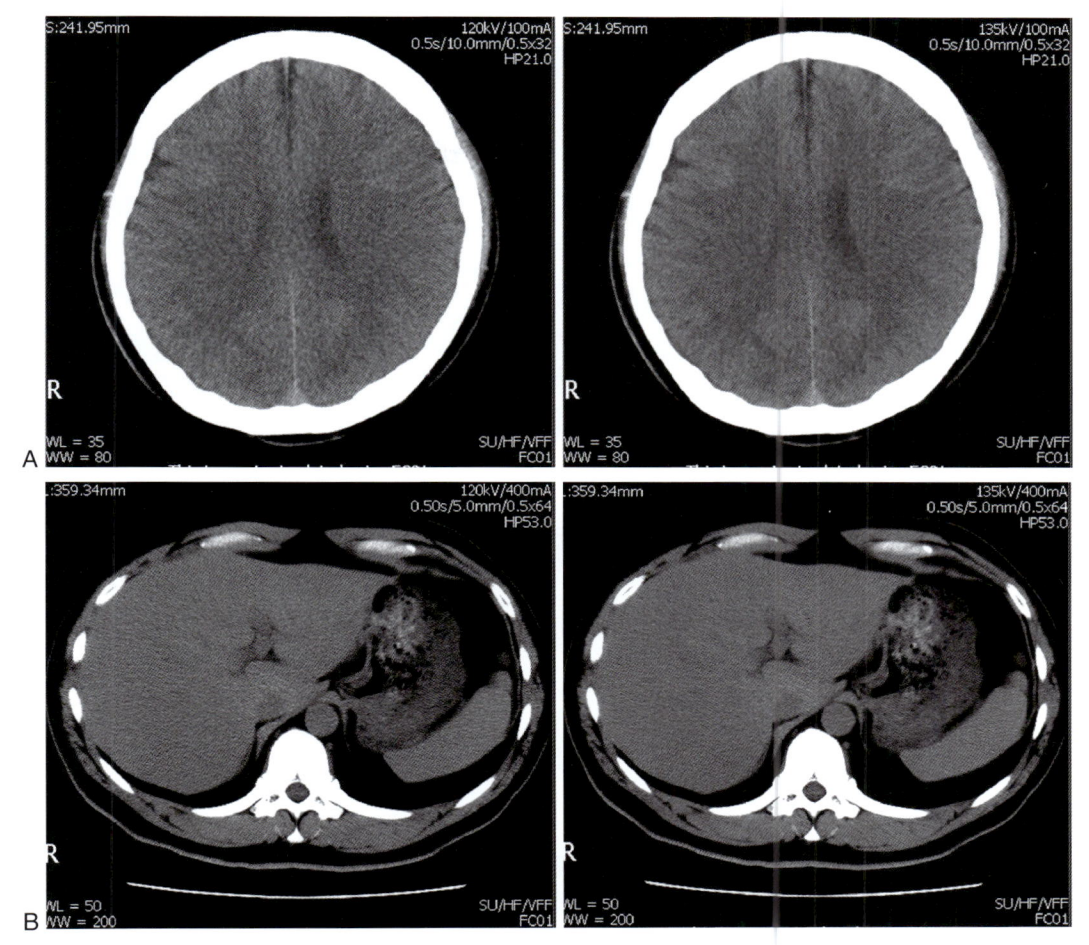

図 7-9 **管電圧(kVp)と被曝,画質の関係** 管電圧以外の条件を一定とし比較. **A**:頭部. 管電圧を 120 kVp(左図)から 135 kVp(右図)に 12% 大きくすると被曝は 29% 増加するが,画像ノイズの低減は 14% にとどまる(右図). **B**:腹部. 同様に管電圧を 12% 大きくすると被曝は 27% 増加し,画像ノイズは 25% 低減する(右図).

フィルタと線量分布

　フィルタは,X線管球と被写体の間に置くもので,低エネルギーX線(軟線)を吸収してX線を硬くする.低エネルギーX線は患者被曝(特に皮膚線量)に寄与することから,X線は硬いほうが望ましい.前にも見た通り,フィルタはX線の平均X線エネルギーを増大させる.CTのフィルタは,被写体のX線分布が均一となるようにボウタイ(bowtie)型のものが使われるのが普通である.頭部,体部,心臓用など部位別に,あるいはサイズ別のフィルタが用意されている.

X線ビーム幅

　X線ビーム幅は,X線管球から出たX線ビームが被写体に入射するときの幅で,アイソセンターで定義される.SDCT(single-detector CT)では,ビーム幅はスライス幅に等しい.しかし,MDCTでは,ビーム幅はDASチャネルの数と個々のDASチャネルの幅の積である.したがって,検出器構成が 2×0.5 mm の場合はビーム幅は 1 mm,4×1 mm なら 4 mm,4×2.5 mm では 10 mm,16×1.25 mm では 20 mm,64×0.625 mm では 40 mm となる(**図 7-11**).ビーム幅がさらに大きくなると(320×0.5 mm = 160 mm),広範囲をカバーできる利点が生まれ,

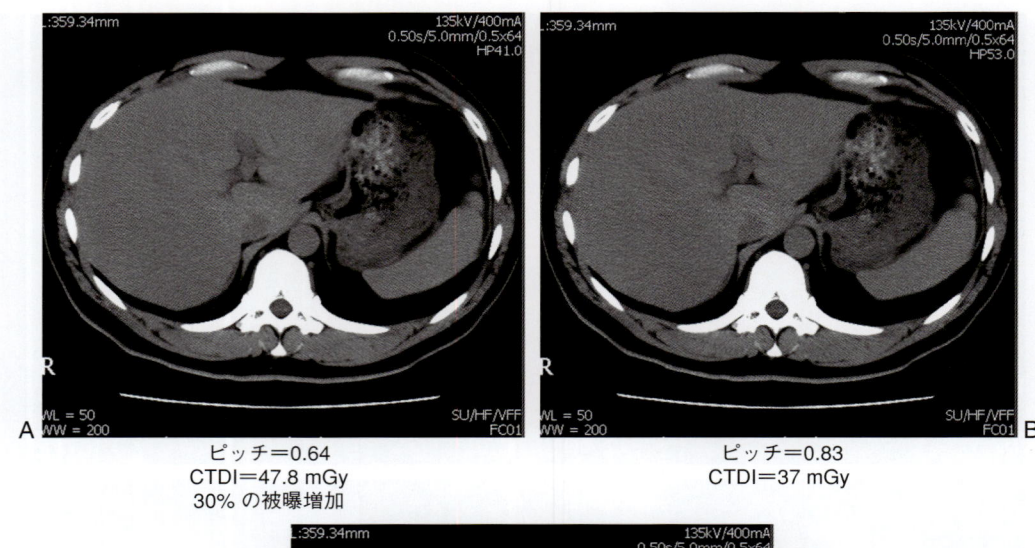

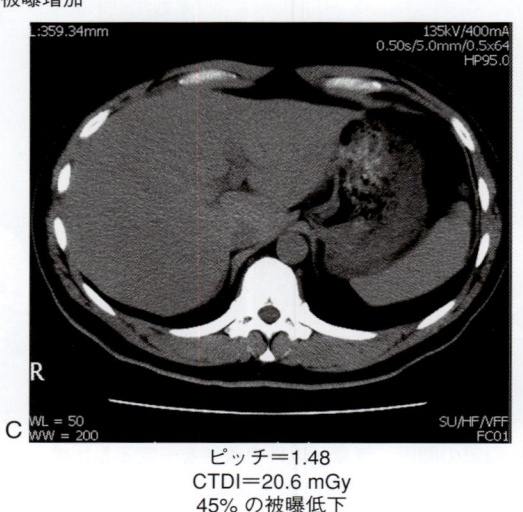

A　ピッチ＝0.64　CTDI＝47.8 mGy　30％の被曝増加

B　ピッチ＝0.83　CTDI＝37 mGy

C　ピッチ＝1.48　CTDI＝20.6 mGy　45％の被曝低下

図 7-10　ピッチと被曝，画質の関係　ピッチ 0.83 に比較して，被曝はピッチ 0.64 で約 30％増加，ピッチ 1.48 で約 45％減少する．検査の内容によっては，ピッチ 1 以上でも十分な場合が多いが，レトロスペクティブ法心臓 CT は，非常に小さなピッチ(0.2〜0.4)が必要とされる．

たとえば心臓全体をガントリ 1 回転でスキャンすることも可能となる．

可変管電流方式

可変管電流方式(**自動照射制御技術** dose-modulation)は，撮像部位によって管電流を変化させて，被曝を低減する方法である．X 線透視には自動露出制御(automatic exposure control：AEC)システムがあるが，通常の CT はこれに相当する機能を備えていないので，すべて同じ mA で撮像される．しかし，可変管電流方式では頸部，肩，胸部，腹部と撮像部位が変化すると，それに応じて管電流も変化する．メーカー各社の被曝低減対策については，次の 8 章に詳述する．

検査の反復

スキャンを反復すれば，それだけ被曝は増加する．たとえば胸部では，造影前後の 2 回，肝臓の 3 相造影では 3 回の繰り返しがある(**図 7-5**，p. 97 参照)．1 回の検査のなかでの反復に加えて，短期間に何回も再検される場合もある．どの程度まで反復が必要で適切かという点は，重要だが単純には答えられな

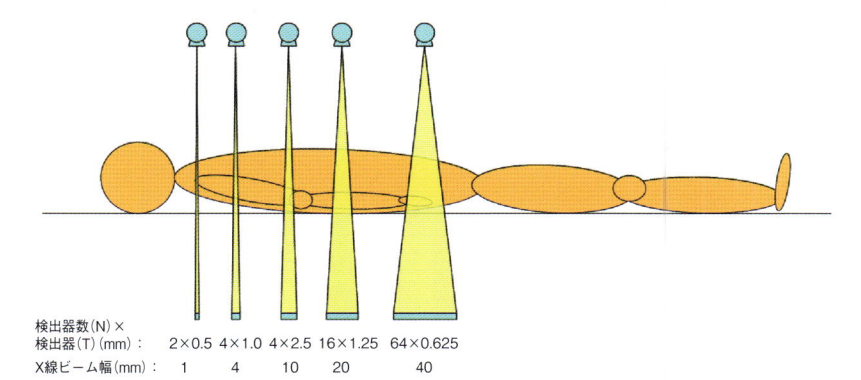

照射線量と画質に影響するパラメータ **105**

図 7-11 検出器構成とX線ビーム幅 アイソセンターにおけるX線ビーム幅は，DASチャネル数とチャネル幅の積で決まる．

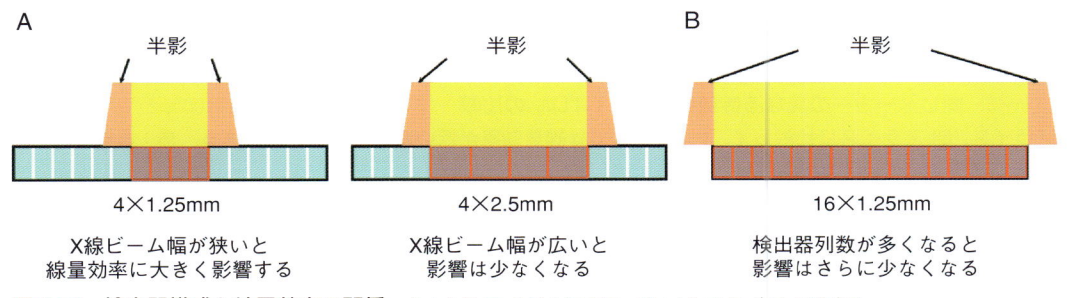

図 7-12 検出器構成と線量効率の関係 A：4スライスMDCT，B：16スライスMDCT．

い問題であり，このような多数回検査は被曝のうえからも大きな問題である，主たる生物学的影響は確率的影響で，これは加算的ではないが，検査の都度，確率的影響は増大する．

MDCTの線量効率

線量効率（dose efficiency，または幾何学的効率 geometric efficiency）は，特にX線ビーム幅を細くコリメートする場合に問題となる．MDCTでは，z軸方向に並ぶ検出器列に，ほぼ同数のX線光子が入射することが必要である．このため，検出器の幅を超えてX線幅を広げる**オーバービーム**（over-beaming，訳注：5章，p.64参照）が行われ，これが被曝増加の一因となる（**図 7-12**）．X線ビーム幅のどの程度が無駄になるかは，撮像プロトコルによっても異なる．少数の薄い検出器構成（たとえば4×0.5 mm）で撮像する場合は，厚い検出器構成（たとえば16×0.5 mm）に比較して損失は大きくなる．**図 7-13**にこの関係を示す．同じメーカーの4スライス，16スライス，64スライスのMDCTについて，標準化したCTDI$_{vol}$をみると，4スライスMDCTの場合に有意に大きくなる．X線幅が狭く，チャネル数が小さいほど線量は多くなり，幾何学的効率に優れる広いX線ビーム幅では線量が低減することがわかる．

遮 蔽

撮像領域の周囲を遮蔽すること（shielding）は，特にヘリカルCTの被曝低減には有用である．また最近は，特定臓器の遮蔽に関心が払われている．たとえば，胸部CT，心臓CTの撮像に際して，乳腺の上にビスマス製シールドを置くことにより，X線ビームの方向によっては乳腺の被曝を減らすことができる．しかし，その直下にアーチファクトを生じたり，画質が劣化したりする可能性がある．シールドの使用については，それに要するコスト，手間，衛生面の問題などを総合的に考える必要がある．また，自

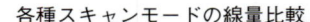

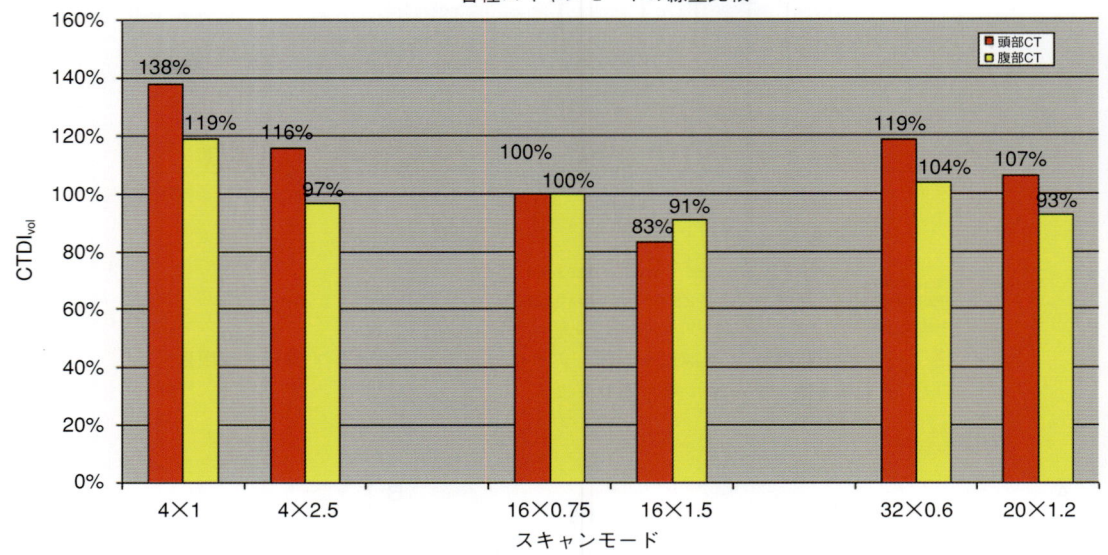

図7-13 同じメーカーの異なる機種におけるCTDI$_{vol}$の比較　16スライスMDCTを100%として表示．16スライス，64スライスに比較して，4スライスでは線量効率が低いために線量は増加する．赤：頭部CT，黄：腹部CT．

動照射制御を併用する場合は，シールドをいつ置くかについても考える必要がある．スカウト撮像後にシールドを置くと，自動照射制御に大きな影響を及ぼすことになる．どのような物質を使っても，シールドからの内部散乱線を避けることはできない．管電流を低くして，被曝線量を全体に低減するほうが，シールドを使うよりも効果は大きい．

CTガイド下生検，CT透視（フルオロスコピー）などにおける，検査室内の術者の遮蔽も重要な問題である．CT透視では，術者はガントリのすぐ側に立つことになるが，ここは散乱線が最も多いところである．したがって，CT室内に入室する場合に適切な遮蔽が必要である．

画像再構成法

画像再構成は，被曝とは無関係であるが，コンピュータの性能が向上した現在，1回スキャンを行ってデータを取得すれば，あとからさまざまな再構成を行うことが可能となり，被曝を気にすることなく，複数のデータセットを作ることができる（図7-14）．検出器構成64×0.625 mmのような薄いスライスで撮像すれば，非常に高精度の3次元画像を再構成することができ，ノイズの少ない厚い画像を作ることもできる（図7-15）．1つのデータに，異なる再構成法を適用することも可能である．

次に，CTの被曝線量に影響を及ぼす被写体側の要因としては，サイズ，スキャン範囲，撮像回数，遺伝的放射線感受性，年齢，性別などがある．

被写体のサイズ

撮像条件を左右する条件のひとつに被写体のサイズがある．大きな患者の場合は，体厚の大きいところにも十分なX線量を維持するために管電流，管電圧などを高く設定する必要がある．この場合，表示されるCTDI$_{vol}$値は被曝線量の目安としては不適当である（訳注：CTDI$_{vol}$は標準体重の人を想定した値であるため）．

年齢

前述のように，被曝のリスクは年齢が低いほど大きく，小児は成人の2～3倍のリスクがある．

性別

乳腺のような重要臓器が撮像範囲に含まれる場

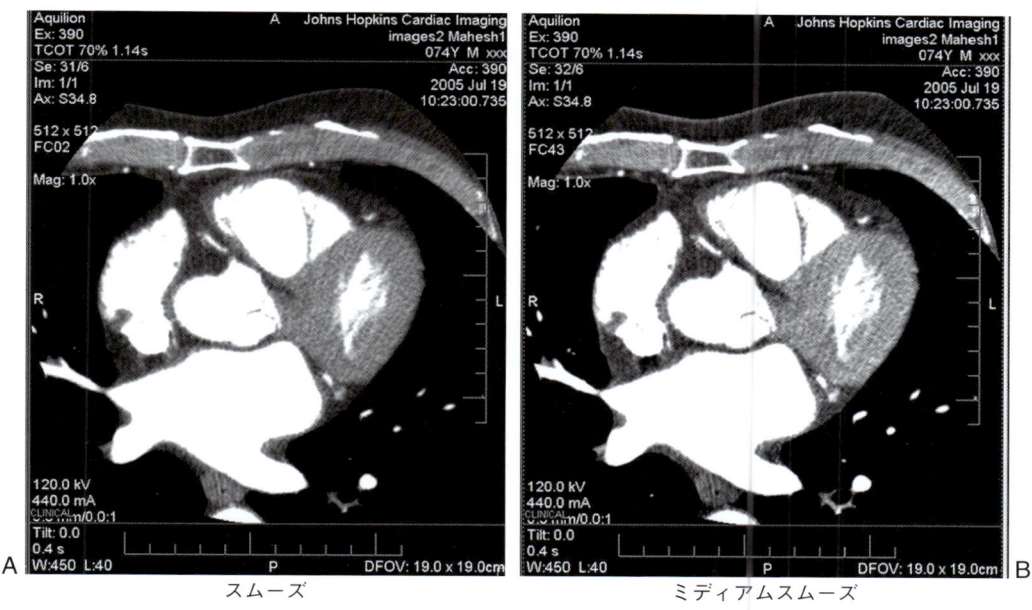

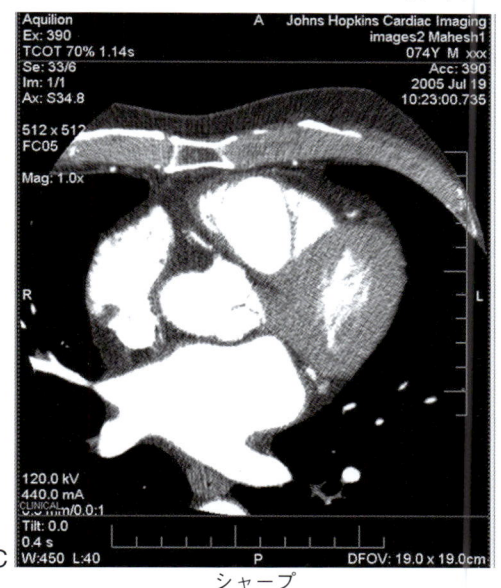

照射線量と画質に影響するパラメータ 107

図7-14 画像再構成アルゴリズムと画質の関係 コンピュータの性能が向上したため，同じデータに異なる再構成アルゴリズムを適用して高分解能画像，低ノイズ画像を同時に作ることができ，スキャンを繰り返すことなく異なる画像を観察できる（A〜C）．

合，被曝のリスクは性別にも依存する．たとえば心臓CTでは，女性のほうが乳腺の被曝が大きい．一次X線の照射範囲に重要臓器が含まれる場合は，特に撮像条件の最適化が重要である．

スキャン長

総線量は常に撮像範囲に左右される．身長が高ければDLPが大きくなり，実効線量が増加する．DLPは，検査プロトコルの被曝の比較には不適である．

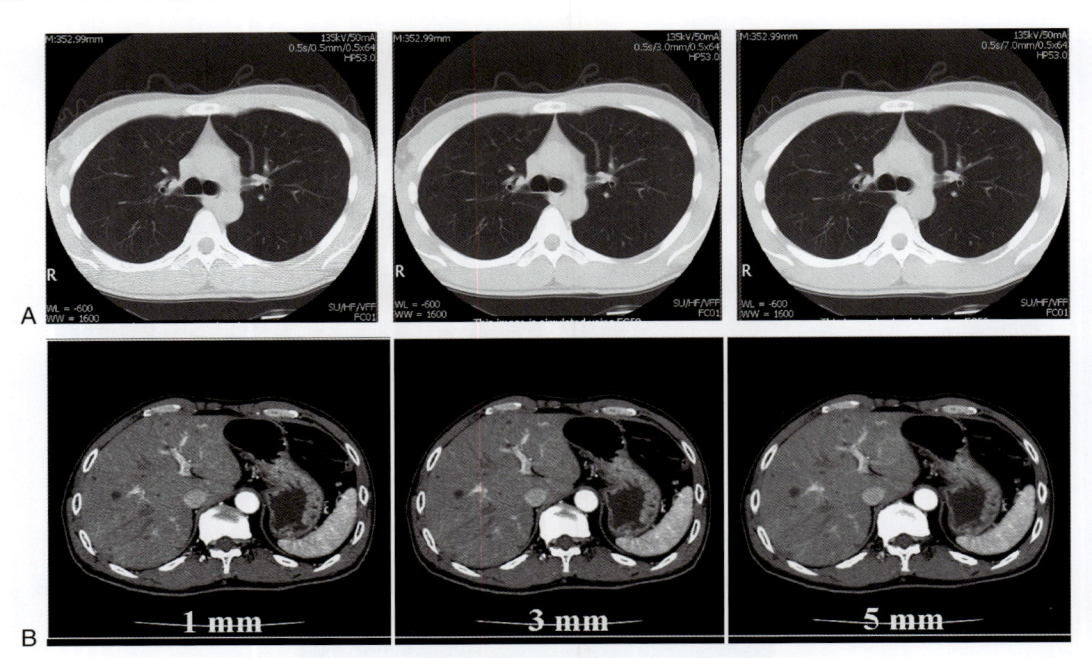

図 7-15 スライス幅と画質の関係 A：胸部 CT，B：腹部 CT．薄いスライス幅では，画像はシャープで空間分解能が高いが，ノイズは多くなる．厚いスライス幅にすると，ノイズは低下するが画像のシャープさも失われる．16 スライス，64 スライス MDCT では，最も薄い検出器構成で撮像しておき，後から薄い画像と厚い画像を作ることにより，3 次元再構成用の高分解能画像と，低ノイズ画像を作るとよい．

■ 表 7-7 撮像条件と被曝，画質の関係

パラメータ	被曝への影響
管電流	・mA に比例して増大
管電圧	・関係は複雑（管電圧と被曝の関連は不明） ・X 線透過性に影響
スキャン時間	・スキャン時間に比例して増大
ピッチ	・反比例して減少 ・小ピッチ（<1）で線量増加，大ピッチ（>1）で線量低下
スライス幅	・薄いほど線量増加 ・たとえば 4×0.5 mm では 64×0.5 mm より線量増加
フィルタ	・軟 X 線の除去に有効
スキャン長	・比例して増大 ・撮像時間が短ければ線量低下
心臓 CT	
プロスペクティブ心電トリガ法	・心周期の一部のみ撮像するので被曝低減 ・利用できるデータに制約あり
レトロスペクティブ心電ゲート法	・心周期を通して撮像するので被曝増大 ・再構成に使用するデータはその一部

まとめ

　CTの被曝線量は，通常のX線撮影と比較すると大きいが，血管内治療のX線透視や，核医学とは同程度の場合がある．CTによるリスクは小さいとはいえ，ますますCT撮像が増加している現在，その影響を無視することはできない．CTの被曝は常に可能な限り低くしなくてはならない(ALARAの原則＝as low as reasonably achievable)．表7-7に各種パラメータと線量の関係を示した．

　被曝線量に影響を及ぼす，さまざまな撮像側の要因，被写体側の要因がある．次の8章では，各メーカーの被曝低減対策を詳しく紹介する．

本章のまとめ

ⅰ）$CTDI_{vol}$は，スキャナに表示され，最も利用しやすい線量の指標であり，異なる撮像条件やスキャナの間で被曝線量を比較するために利用できる．

ⅱ）$CTDI_{vol}$は，個々の症例について必ずしも正確な値ではないが，特定のスキャナ，撮像法の線量の指標として用いることができる．

ⅲ）$CTDI_{vol}$は，小児，痩せた患者では線量を過小評価し，肥満患者では過大評価する．特に小児の場合は，表示される値を修正する必要がある．

ⅳ）DLPは，身長に応じて変化する．

ⅴ）実効線量(E)は，個々の症例ではなく，標準ファントムで計測されるもので，その推定値には最大40％の不確実性がある．

ⅵ）被曝線量に最も大きな影響を与える条件は，管電流，管電圧，ピッチである．

8 放射線被曝対策

はじめに

近年の技術進歩により，CTの臨床応用は飛躍的に発展した．1970年代の導入以来，CTの普及には目覚ましいものがあり，米国内のCT検査件数は，2000年以来，10%/年のペースで増加の一歩をたどっている．米国放射線防護測定審議会(National Council of Radiation Protection：NCRP)の報告によると，2006年の米国内の放射線検査にCTが占める割合は，件数では17%であるが，実効線量ではおよそ49%に達している(訳注：図7-1, p.94参照)．CTがもたらす医学的利益は，被曝による不利益を上回るものではあるが，一般国民に対する被曝線量の増大はCT被曝低減への関心を喚起しており，画質を損なうことなく被曝を低減する方法を開発することが重要となっている．

CTは，一般X線撮影，X線透視などと異なり自動線量制御機構を備えていないことから，ALARAの原則(訳注：7章, p.109参照)を遵守しつつ画質も維持できるような撮像法が必要となる．このため，CTメーカー各社は，それぞれにさまざまな被曝低減方法をMDCTのために開発している．この方法は，ハードウェアによるもの，ソフトウェアによるものに大別され，たとえば再構成アルゴリズム，管電流制御法などが工夫されている．本章では，MDCTメーカー各社による被曝低減法を紹介する(掲載はアルファベット順)[†1]．

GE ヘルスケア

■Thomas Toth, Jiang Hsieh, PD

本項では，GEヘルスケア(以下GE)のCTスキャナで使用可能な線量管理技術について述べるが，その内容は以下の3つに大別できる．1)ハードウェア設計と実装，2)線量における画質最適化アルゴリズム，3)ソフトウェアによる管電流制御．

ハードウェアの設計と実装

焦点外X線の抑制

線量低減は，まずX線管球から考える．焦点に衝突した一次電子が反跳して生じるのが二次電子であるが，これが陽極にランダムに衝突して発生するのが焦点外X線(off-focal radiation)である．焦点

[†1] 訳注：各社に共通する機能は，対応関係がわかるように一覧表を作成し，章末に掲載したので参照されたい．

外X線は，患者被曝を増加させると同時に，骨の辺縁部のように解剖学的構造が急に変化する部位でアーチファクトの原因となり，また画像ノイズを増加させる原因となる．GEのX線管球は，被曝線量を低減するために，散乱電子線抑制リングを備えており，二次電子を捕捉して焦点外X線を最小限に抑えることにより被曝を5％低減し，アーチファクトも最小限とすることができる．

X線ビームフィルタ（X-ray beam filtration）

被写体に応じて適切なX線ビームの質と強度プロファイルを選択することにより，線量効率（dose efficiency）を理論的に最適化することができる．撮像視野（scan field of view：SFOV）を指定すると，線質を決定するX線フィルタと，撮像視野内のX線強度分布を決定するボウタイ（bow-tie）フィルタがそれぞれ選択される．SFOVはその名称が表す解剖学的部位の撮像にそれぞれ最適化されている．GEのMDCTは，多くのボウタイフィルタと，2つのX線質フィルタを備えている．頭部，小児の場合，ボウタイフィルタはスモールあるいはミディアムを選択すれば，小範囲にコリメートされた低エネルギーX線となり，径30 cm以下の部位の撮像に適した条件となる．低エネルギーX線は組織コントラストを向上させ，小範囲にコリメートされたX線は，適切にポジショニングされている限り小さな被写体の表面線量を低減することができる．心臓CTでは，撮像領域が心臓に限定されるので，スモールあるいはミディアムを使用することによって，線量を低減すると同時に画質も向上する．ラージフィルタは，幅広い線量分布と高エネルギーX線が得られ，大きな解剖学的構造の撮像に適している．被写体が大きいと，低エネルギーX線は被写体に吸収されて被曝を増やすだけで，肝腎の検出器まで到達しない．したがって，ラージフィルタを選択することにより，広範囲にわたって画質を維持するのに十分なX線強度を得ると同時に，表面被曝を低減することができる．一般に，ボウタイフィルタは，これを使わないときに比較して表面線量を最大50％まで低減することができる．

z軸方向の幾何学的効率

MDCTでは，z軸方向に配列された検出器列に均等な強度のX線（本影部分 umbra）が入射することが，均質な画像を得るために必要である．z軸方向の検出器端でX線強度が低下する部分（半影部分 penumbra）は画像構成に利用されず，被曝を増加させるだけである．したがって，適切な焦点サイズを選択すると同時に，自動フィードバック制御によるコリメーションによって，この半影部分をできるだけ狭くすることが必要である．大きなX線管球エネルギーが不要な場合は，自動的に小焦点が選択され，半影の範囲を半減できる．同時に，X線ビーム追跡システム（active beam tracking system）が検出器上のX線ビームの位置を常にモニターしており，数ms毎にコリメータを調整し，半影部分が検出器列端の外に位置するように制御している（図8-1）．X線ビーム追跡システムが備わっていない場合，焦点は熱的な要因，機械的な要因よってランダムに移

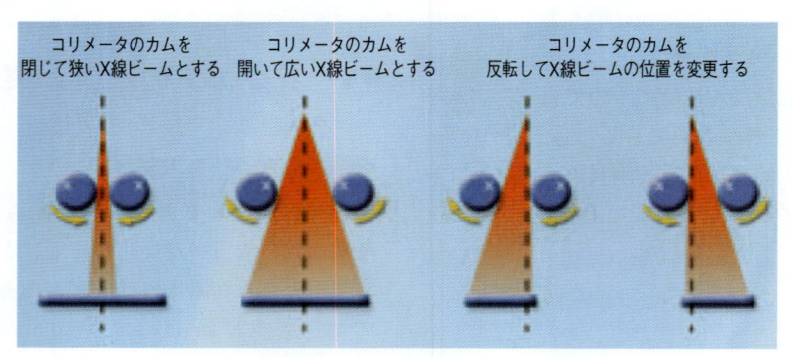

図8-1 焦点を追跡してX線ビームを双方向的，連続的にモニターし，数ms毎にX線ビームの幅を調整する．

動するので本影の位置も変化し，これが常に検出器列内におさまるようにコリメータを広く開放しておく必要がある．GE の MDCT コリメータは，カム機構により X 線ビームを z 軸上で自由に制御することができ，検出器上で画像情報として有効に利用される部分にのみ集光することができる．

シャッターモードコリメータ(Shutter mode collimation）

GE のコリメータは，ヘリカルスキャン開始時，終了時のオーバーレンジスキャン（訳注：7 章，p. 97 参照）に伴う被曝の大部分を遮蔽できるように設計されている．オーバーレンジスキャンを最小限とするヘリカル再構成アルゴリズムが採用されているが，それでも被写体が撮像領域に移動する際に，撮像領域外の検出器列のデータは画像再構成に利用されず無駄になる．GE は，画像再構成に利用されない検出器領域への照射を，コリメータのカムを回転して動的に遮蔽するシャッターモードを開発している．

データ収集システム(DAS)

骨盤，肩など，大きな領域を低線量で撮像するような状況は，データ収集システム(data acquisition system：DAS)にとっても難題である．X 線信号が小さい状態では，電子回路固有のノイズが相対的に大きくなり，ノイズがデータの大部分を占めるようになって画質は著しく劣化する．GE の DAS は，次のような方法で回路のノイズを最小限に抑制している．1) HiLight^{TM} あるいは Gemstone^{TM} シンチレータは，99％の検出効率と大きな光信号出力特性を備えている．2) 背面通過型フォトダイオード(backlit photodiode)は，光路を遮るワイヤを廃することにより，非常に小さな検出器ピクセルについてもシンチレータの光信号を 100％捕捉することができる．3) 電子回路を小型化して干渉信号の混入を最小限とし，また電気信号リード長を短縮することにより，不要な静電容量を低減している[†2]．この結果生まれたコンパクトかつ効率に優れた DAS は，光子量が非常に小さい状態でも大きなノイズを生む

ことなく信号を検出できる性能を備えている．

画質最適化アルゴリズム

適応型フィルタ(Adaptive Filtration)

イメージデータ空間に適用するスムーズフィルタ（ソフト再構成カーネル）は，画像のノイズを低減する一方，画像の輪郭がノイズで不明瞭になるという問題を抱えている．GE では，画像の局所的な特性に応じて動的に変化する一連のフィルタを用意している．この適応型フィルタ(adaptive filtration)は，ボクセルの統計データを使って自らの特性を変化するものである．具体的には，画像に濃度勾配（グラジエント）が存在するような画像では，濃度勾配の方向に沿ってスムージングを行い，これに垂直な方向では，むしろエッジをやや強調するような処理を行う．等方向性スムージングフィルタ(isotropic smoothing filter)は，統計学的に画像の輪郭情報が乏しい領域に用いられる．このような適応型フィルタ処理により，バックグラウンドノイズが低減して解剖学的な特徴を認識しやすくなり，ひいては画質の向上，被曝低減につながることになる．

これとは別に，ローデータ空間において再構成前に適用する適応型フィルタがある．サイズが大きく，前後径と左右径が非対称な被写体の場合，画像ノイズが強いストリークアーチファクトを生むことがある．GE の CT は，ローデータに適用するレベル依存性フィルタを備えている[†3]．これは，ローデータの信号レベル，ノイズレベルを計測して，必要なビューにのみ適用されるもので，常に動作しておりユーザが設定する必要はない．

1）3 次元頭部用適応型フィルタ

特に脳の撮像に最適化された一連の動的アルゴリズムで，ボリュームデータを解析して，解剖学的構造が存在しない部位，存在する部位を同定し，前者には等方向性スムージング処理を，後者にはエッジ保存あるいはエッジ強調処理を施すものである[†4]．

[†2] 訳注：Volara DAS という名称で，フィリップスの Tach チップに相当する．
[†3] 訳注：Advanced Artifact Reduction(AAR)とよばれ，東芝の Boost^{3D} に相当する．

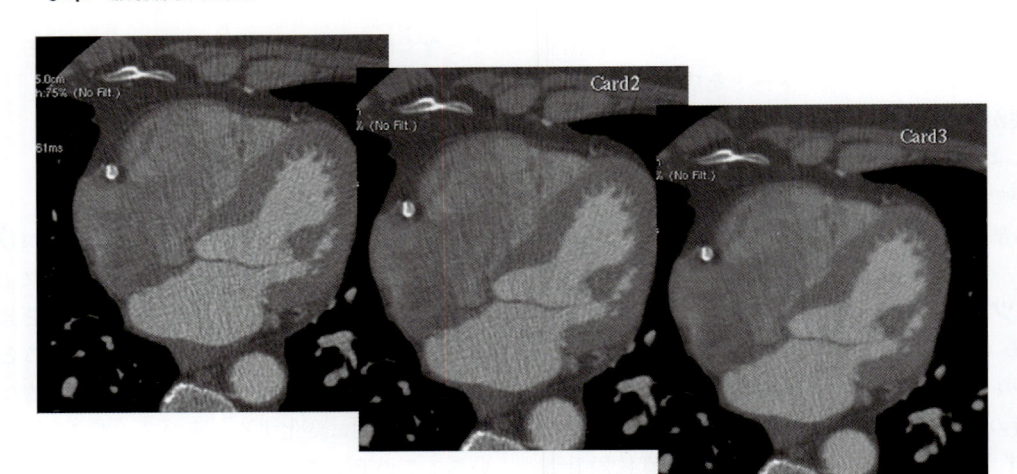

図8-2 心電ゲート心臓CTにおける適応型フィルタの効果 心臓のエッジを維持しつつノイズを低減できる．（右側の2枚には強度の異なる適応型フィルタを使用）

3段階のフィルタ（ハイ，ミディアム，ロー）を選択することができ，30％のノイズ低減，画質の向上が得られるので，線量を低減することができる．

2) 心電ゲート心臓CT用適応型フィルタ

心臓CTはさまざまな課題を抱えており，画像ノイズも多い傾向がある．これには非常に撮像時間が短く，かつmAsが低いという条件に加え，心位相の予想外の変動による心電同期管電流制御（後述）に起因するノイズ増大もある．このようなノイズは，心臓CT用に設計された適応型フィルタによりある程度低減することが可能である．現状では，GEは心臓用にノイズを低減しつつエッジを保存するような3つの適応型フィルタを用意している．このうち最も強いフィルタは，肥満患者の撮像に際して画質の向上，被曝の低減を実現するように設計されている．このような適応型フィルタを使用することにより，線量を10～30％低減することができる（図8-2）．

反復再構成アルゴリズム（iterative reconstruction algorithm）

反復再構成アルゴリズムは，計測されたプロジェクションデータから断層像を再構成するアルゴリズムのひとつである．この方法は，SPECT, PETでは広く用いられているが，X線CTの場合は現状では採用されていない．その主たる理由は，CTの標準的再構成アルゴリズムであるフィルタ補正逆投影法（filtered back projection：FBP）に比較して明らかに遅いことにある．

モデルベース反復再構成（model-based iterative reconstruction：MBIR）

GEは，**モデルベース反復再構成**アルゴリズムの研究に前向きに取り組んでいるが，近年，この方法により画像ノイズを格段に低減すると同時に，空間分解能を改善し，アーチファクトも低減できることが示されている．画像ノイズを低減できれば，撮像条件を緩和して患者被曝を低減することが期待できる．MBIR法の場合，画像ノイズと空間分解能のトレードオフの関係が従来のFBP法とかなり異なり，あまりノイズを増加することなく小さな構造物の空間分解能を向上することができる．このようなMBIR法の利点は，CTシステムの正確なモデル化に由来している．

従来のFBP法では，数学的に問題を解くために数々の単純化を前提としている．たとえば，X線焦点の大きさ，検出器ユニットの大きさは無限小と仮定しており，再構成するボクセルの大きさは無視さ

---

†4 訳注：Neuro 3D Filterとよばれる．

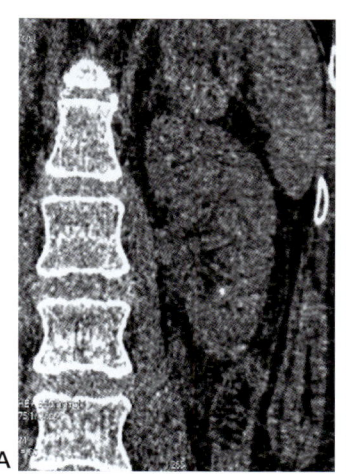

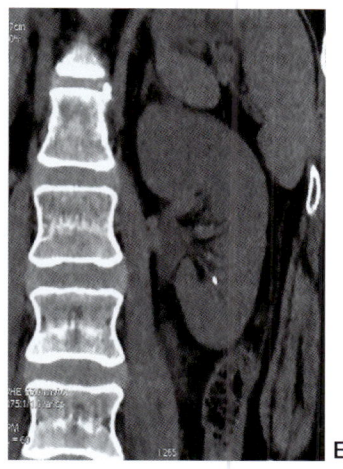

図 8-3 ASIR 法により再構成した画像（B）は，従来法（A）に比較してノイズが少なく，低コントラスト分解能に優れている．

れ，計測信号は完全なものとみなされる．このような仮定は，当然のことながら現実とは異なるので，これが画質低下の原因となる．一方，MBIR 法では，X 線焦点，検出器ユニット，ボクセルなどの実際の大きさ，形状を考慮して CT システムの光学的モデルを構築する．また，システム全体のノイズ特性も適切にモデル化する．

MBIR 法と FBP 法の比較研究では，MBIR 法は高分解能 FBP 法に比較してノイズを 80％低減し，x-y 平面，z 軸方向ともに空間分解能は向上することが示されている．MBIR 法が商用機に搭載された暁には，画期的な画質の向上，被曝低減が実現できるものと期待される．

適応型統計学的反復再構成（adaptive statistical iterative reconstruction：ASIR）

MBIR 法は，CT 画像の空間分解能の向上，ノイズの低減に有効であるが，計算が複雑なためスピードが遅く，そのままでは臨床応用には不向きである．そこで，MBIR 実装の第一歩として，GE の最新スキャナでは**適応型統計学的反復再構成**（ASIR）アルゴリズムを採用している．ASIR 法は，CT システム全体をモデル化するのではなく，イメージング処理の統計学的特性のみをモデル化する方法で，計算量が大幅に減少するため，特別なコンピュータハードウェアを用意すれば臨床応用も可能である．ファントム実験および臨床例では，画質を維持しつつ，低コントラスト分解能の 40％向上，被曝線量の 50％低減を図ることに成功している（図 8-3）．

小児用カラーコード

GE は，Broselow-Luten 小児計測システムに基づくカラーコードを採用している．このシステムは，年齢に応じて適切な投薬，機器のサイズ選択を確実なものとするもので，多くの救急外来，小児病院で採用されている．具体的には，小児の身長，体重に応じて 9 色のカテゴリーに分けられており，個々の患者にその色の腕輪を装着する．GE の**小児カラーコードシステム**は，簡単に小児用プロトコルを選択できるようになっており，身長，体重によるプロトコルの誤選択による過剰被曝の防止を目指している．具体的には，スキャンプロトコル選択画面にカラーコードが表示され，オペレータは患者の腕輪と同じカラーを選択するだけで，適切な線量を設定することができる．カラーコードによって，身長，体重に応じたプロトコルが自動的に選択されるので，エラーを防止できることになる．

これに加えて，適切な**ノイズインデックス**（noise index）による mAs の選択により，広い範囲の小児のサイズに対応して被曝の低減，均質な画質の維持を実践することができる（図 8-4）．さらに，サイズ

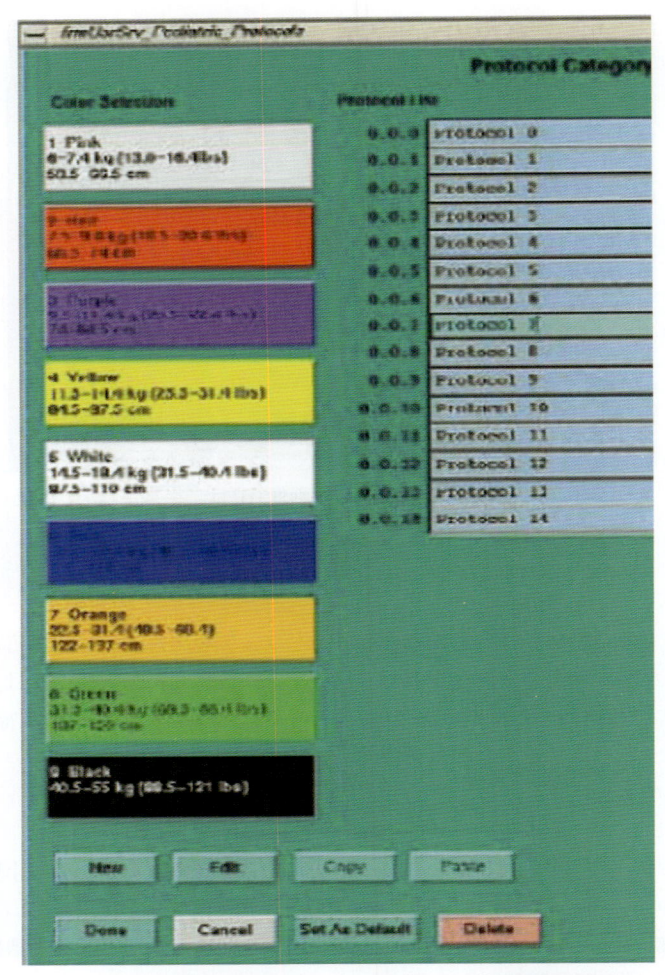

図 8-4 小児用カラーコードは，CT における小児被曝低減を目的とするもので，身長，体重に基づく撮像プロトコルの選択エラーを低減する．

や撮像部位に加えて，診断目的，これまでのスキャン回数などの情報に基づいて線量の変更を推奨する機能も実装されている．

照射線量の記録と表示

　GE のスキャナは，コンソール画面に，スキャン毎の $CTDI_{vol}$，CTDI ファントムの種類，DLP を表示すると同時に，テキスト画面として記録される．さらに最新のスキャナでは，DICOM 準拠の線量レポートに対応しており，これを電子的に記録，送信，解析することができる．

ソフトウェアによる管電流制御

AutomA

　GE の AutomA は，CT 用**自動露出制御**（automatic exposure control：AEC）システムのひとつで，被写体の大きさに応じて，オペレータが指定したノイズレベル（**ノイズインデックス**）を維持するように X 線管電流を自動的に制御するものである．これにより診断に求められる画質を維持しつつ，線量を制限することができる．AutomA のソフトウェアは，スカウト撮像のデータから撮像範囲の X 線吸

収プロファイルを求め，指定されたノイズインデックスを維持するべく管電流を制御する．ノイズインデックスは，被写体のX線吸収特性に似た均一なファントムをスキャンして標準的な再構成アルゴリズムで画像再構成した場合の，中心部分の標準偏差に概ね等しい．スキャン中，AutomAはスカウト撮像から事前に取得したデータをもとに，z軸方向のテーブル位置に応じて連続的に管電流を変化させる．AutomAの設定画面では，スキャン中に使用するmAの最大値と最小値を指定することもできる．

ノイズインデックスは，臨床的に望ましい画質を指定する方法である．ノイズインデックスを大きくすると，画像ノイズは増大し，照射線量は減少する．ノイズインデックスを小さくすると，ノイズは減少し，照射線量は増加する．一般に画像ノイズは，CTの画像上，最も目につきやすい特性のひとつであり，ノイズインデックスの選択は検査結果に即反映する．非常に太った患者で多少大きなノイズは許容しうるような場合，あるいは非常に痩せた患者でも小さな病変を細かく観察するためにノイズをさらに減らしたい場合など，状況によっては通常と異なるノイズインデックスの選択が必要となる場合もある．

AutomAを使用する際に考慮すべき実際的なポイントを追加しておく．

1）システムは，指定されたノイズインデックスを維持するのに必要なmAを決定するために，そのスタディの最初に再構成されるシリーズのスライス幅を使用する．したがって，たとえば読影用の2D画像に厚いスライス，再構成用の3D画像に薄いスライスが必要な場合，所望のノイズインデックスを設定した厚いスライスを最初のシリーズとする必要がある．

2）システムはスキャン前に，これから撮像するプロトコルにおけるmAの変化を一覧表にして表示する．この表を見ることにより，mAが許容範囲にあること，設定した最大mA，最小mAによる制約（足切り）がないことを確認する．もし足切りされている場合は，目標のノイズインデックスを満足できず，線量あるいはノイズが過剰となることがある．

3）AutomAを使用することにより，大多数の例で固定mAに比して被曝線量を低減できるが，非

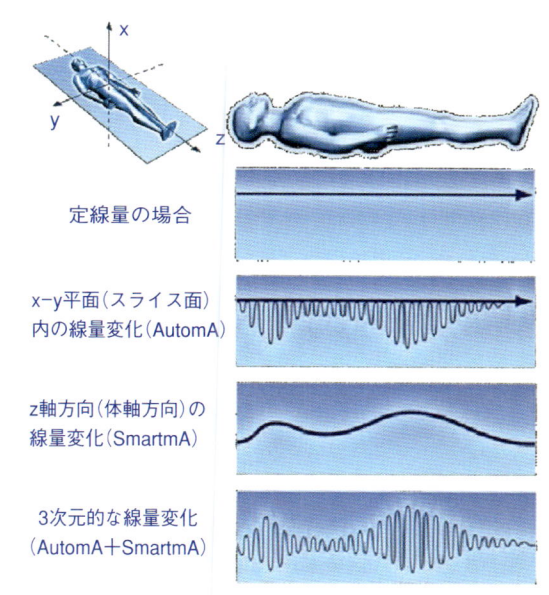

図8-5 AutomAとSmartmAの原理

常に肥満した患者では，適切な最大mAが設定されていないと，かえって被曝線量が増加する場合がある．

SmartmA

SmartmA（x-y平面内の可変制御）は，AutomAとは異なる目的のアプリケーションである．たとえば肩のように高度に非対称な部位では，前後方向のX線吸収は小さいため，側面方向に比較するとノイズが小さい．したがって，圧倒的に多い前後方向のX線量を減らしても全体のノイズに大きな影響を与えることはない．このようにSmartmAは，AutomAと組み合わせることにより，3次元的に線量を制御して，オペレータが指定した画質に応じて被曝を最低限に抑えるものである（図8-5）．AutomAと同じくSmartmAは，スカウト撮像における投影データの面積，強度の非対称性に基づいて線量を制御している．

GEが採用している，スカウト撮像を使用してx, y, z方向の電流可変量をプロスペクティブに求める方法は，直前のガントリの位置からリアルタイムに求める方法に比べていくつかの利点がある．大きな検出器，標準的なピッチで撮像する場合，ガントリが半回転する間にもテーブルが大きく移動して撮

像部位が変化しているので，直前の mA が必ずしもその位置に最適なものとは限らない．さらに，管球の温度上昇，あるいは冷却によって管電流は変化する．この陰極の熱慣性(thermal inertia)によっても，mA の制御速度に制約が加わる．mA の変化量が事前にわかっていれば，熱慣性の分まで考慮して mA を早めに制御して，撮像部位の変化に同期することができる．また mA 変化量が事前に決まっていれば，管球熱容量，照射線量を正確に計算し，スキャンの前に表示することも可能となる．一方，リアルタイム法ではこれらの重要なパラメータを推測で求めざるをえない．

感受性臓器の管電流制御

GE の CT の mA 制御は柔軟性に富んでおり，たとえば乳腺のような体の前面にある重要臓器の上に X 線管球が位置すると，mA を低下させるようなシステムを現在開発中である．このような線量制御は通常の線量レポート表示上は大差ないが，患者の被曝低減に資するところは大きい．

低電圧・低電流撮像と X 線の高速スイッチング制御

低い管電圧設定は，被曝を低減しつつ CN 比(contrast to noise ratio：CNR)を向上させるよい方法であり，特に造影 CT，CT 灌流画像，CT 血管撮影(CT angiography：CTA)などヨード造影剤を使用する場合に有効である．その理由は，ヨード原子による X 線吸収が，体内のその他の原子に比較して著しく大きいことにある．しかし，管電圧を低く設定する場合は，被写体の大きさに応じた考慮も必要で，画質を維持するため mA を大きくしなくてはならない場合もある．GE の CT では，広い範囲の管電圧，管電流を選択することができる．

X 線をオン/オフするスイッチング速度も被曝低減に影響する．特に，プロスペクティブ心電トリガ法(GE の SnapShot-Pulse)や，心電同期管電流制御(後述)を併用する場合など，スキャン時間が非常に短い場合にはその影響が著しい．スイッチング速度が高速になれば，余分な立上がり時間，立ち下がり時間が減少し，結果として被曝を低減できる．

心臓 CT における線量低減

レトロスペクティブ心電ゲート法によるヘリカル冠動脈 CTA は，比較的被曝量が多い．そのおもな理由は，通常のヘリカルスキャンよりも非常に小さなピッチを使用することにある．これは，すべての心位相，すべての撮像位置において連続的なデータセットを確保する必要性によるものである．64 列 MDCT では，通常 0.18～0.3 のピッチを使用するが，この場合 1 か所を 3～5 回スキャンすることになる．しかし，通常の臨床診断では，1 つの心位相の画像があれば用が足りるため，大部分のデータが捨てられることがある．

心電同期管電流制御

広範囲の心位相に応じた撮像が必要な場合，心電同期管電流制御(ECG dose modulation)は CTA の被曝を低減する最も有効な方法となる．これは，心位相の一定の部分のみ管電流を大きくしてノイズを低減し，それ以外の心位相では管電流を最大値の 20% まで低減する方法である．これにより，被曝線量を 30～50% 低減することができる．

SnapShot-Pulse 法(プロスペクティブ心電トリガ法)

必要な心位相の時のみ X 線を ON とし，それ以外は OFF にする方法で，かなりの被曝低減を図ることができる．注意すべきは，この方法は心機能の評価が不要な場合のみ利用可能な点である．step-and-shoot 法といわれることもあるが，これはテーブルが静止している場合のみ X 線を照射し，続いて次の位置にテーブルを移動(ステップ)して撮像するためである(図 8-6)．この方法で最大限の被曝低減，ステップ間のデータ連続性を得るためには，正確なテーブル移動と，心電波形に同期した X 線の精密なオン/オフ制御が必要である．それに加えて，心電同期コーンビームデータからシームレスに(継ぎ目なく)連続する画像を再構成するためのアルゴリズムも必要である．GE の 64 列 MDCT は，SnapShot-Pulse という名前でプロスペクティブ心電同期法を提供している．SnapShot-Pulse は，40 mm の撮像範囲(検出器幅 0.625 mm×64 列)と，高

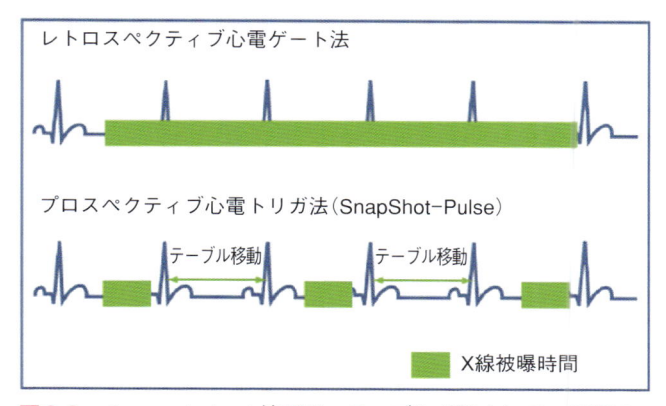

図 8-6　step-and-shoot 法では，テーブルが静止している間に，心周期の一定部分でのみ X 線を照射することで，被曝線量の低減を図る．

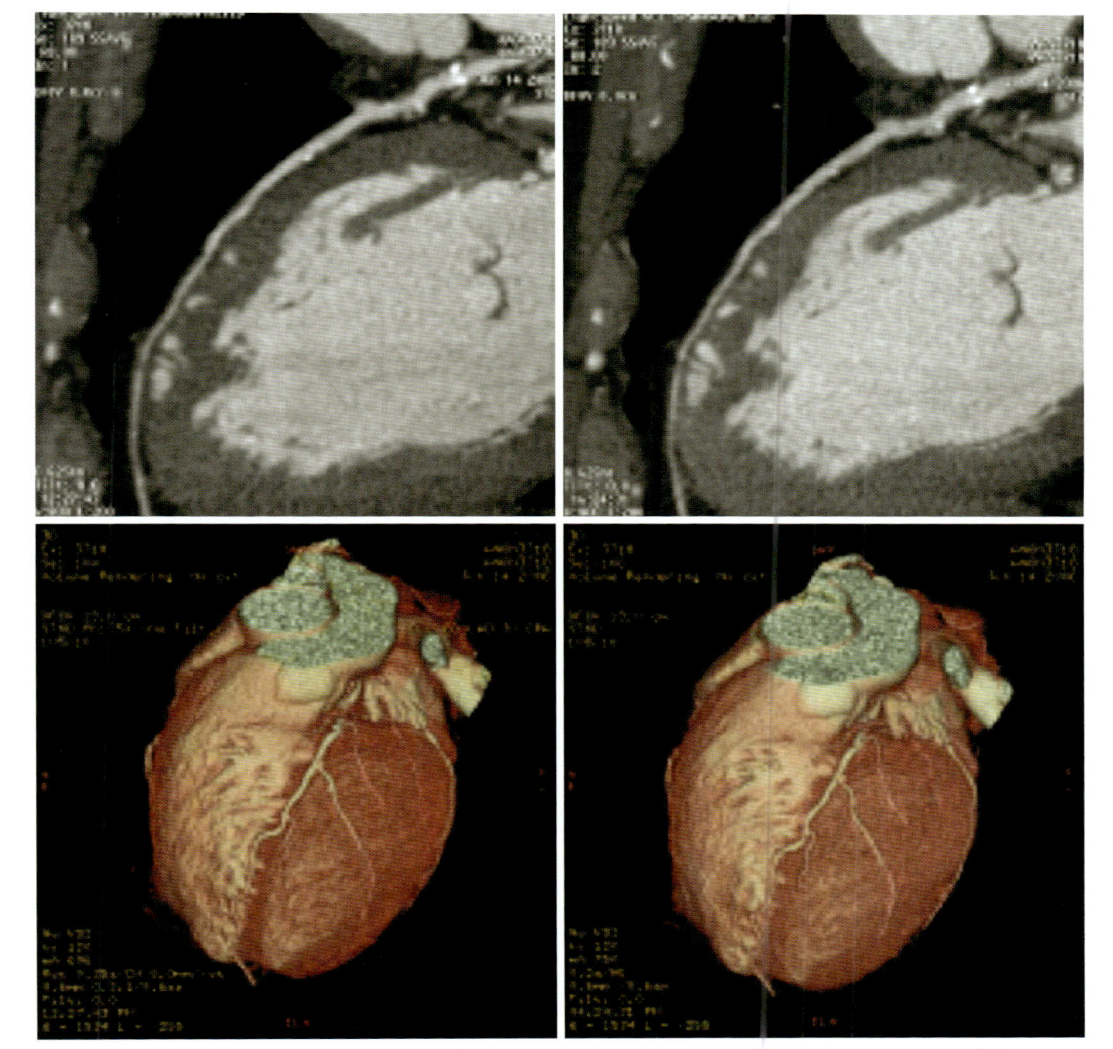

図 8-7　SnapShot-Pulse を使用した心臓 CT　左はヘリカルモード，右は SnapShot-Pulse で撮像したもの．SnapShot-Pulse はヘリカルモードより線量が低いにもかかわらず，画質に差がない．

度な再構成アルゴリズムを生かして，3～4回のシーケンシャルスキャンで心臓全体をカバーすることができる．この方法は，既に多くの症例で有用性が示されており，心電同期管電流制御を使わないレトロスペクティブ法に比較して最大83%の被曝低減を実現できること，通常のプロスペクティブトリガ法と同等以上の画質が得られることが明らかとなっている（図8-7）．

まとめ

GEは，CTの被曝を最小限とする多彩な線量管理法を提供している．ユーザはこの方法に習熟し，適切に利用することが必要である．GEはそのためのトレーニングプログラムも用意している．

謝辞

本章の構成と資料提供についてUri Shreter氏に謝意を表するとともに，本章に記載した被曝低減技術を実用化したGEの技術チームの努力にも賛辞を惜しまないものである．

フィリップス・メディカル・システム

■Nirmal K. Soni, PhD, N. Abraham Cohn, PhD

被曝線量と画質のバランスは，CT技術開発のキーポイントである．フィリップス・メディカル・システム（以下，フィリップス）は，患者被曝線量の低減に向けて以下の3つの観点からアプローチしている．1) システム全体を通じて線量効率を向上すること，2) 線量を低減しつつ画質を維持する数々の管電流制御技術を開発すること，3) 被曝に関する意識を喚起するとともに，容易に計測できる環境を提供すること．

ハードウェア設計と画質最適化アルゴリズム（線量効率の向上）

過去10年間，技術革新を通じてフィリップスはCTシステムの線量効率（dose efficient）を追求してきた．具体的には，X線フィルタ，検出器，画像再構成アルゴリズム，画像処理アルゴリズムなどの改良があげられる．

X線フィルタ

フィリップスのBrillianceシリーズでは，内部フィルタとして2.5 mmアルミ当量（80 kVp）のフィルタに加えて，1.2 mmチタンフィルタを実装している．これにより従来よりX線は硬くなり（高エネルギー成分が増大し），皮膚線量を低減できる．

データ収集システム（DAS）

線量効率は，検出器技術のブレークスルーによっても向上している．通常のDAS (data acquisition system) は，画像データをアナログ方式で収集，送信するが，これは電子部品，マイクロフォニック効果，電気ケーブル，標遊電磁界 (stray electromagnetic field) などに起因する外部ノイズに大きく影響される．近年，ガドリニウム酸化イオウ (gadolinium oxysulfide：GOS) クリスタルアレイと背面透過型フォトダイオードを一体化したTachチップが開発された．これは，光検出器の信号をチップ上で直接デジタル信号に変換することにより，システムのノイズを大幅に低減するものである．Tachチップは，独自の信号処理により，その内部でアナログ部分とデジタル部分を完全に分離し，ノイズ性能を最適化するように設計されている[†5]．その高感度，高スピード，低ノイズ特性は，百万倍以上のダイナミックレンジを実現している．Tachチップの利点をまとめると，次のようになる（図8-8）．

- 大きな被写体において線量を低減

[†5] 訳注：現行機種では，実に50%電子的ノイズを低減したTACH2が搭載されている．

Tach DASと信号・ノイズの関係

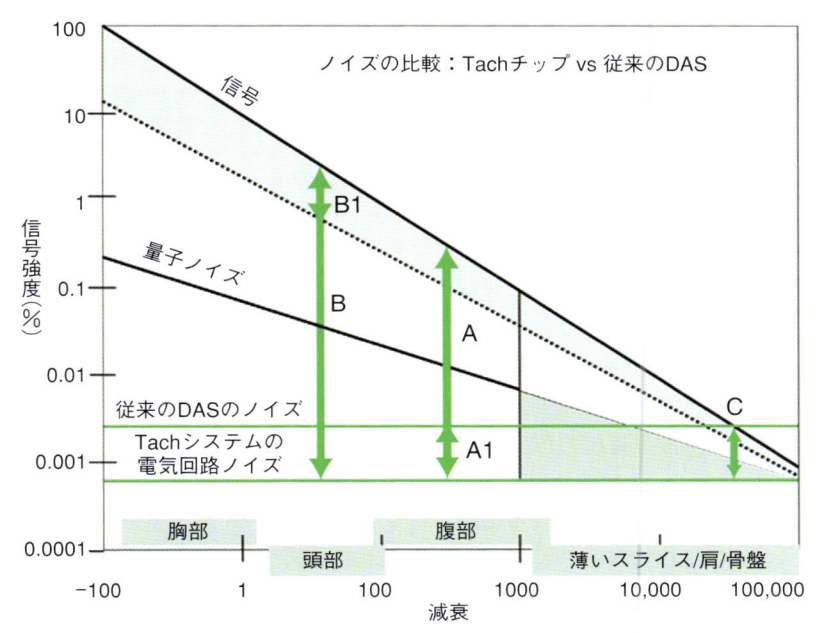

図 8-8　Tach チップ DAS の性能　A：同じ線量であれば，非 Tach システムに比して画質（S/N 比）が向上する．A1＝Tach システムにより得られるゲイン．B：同じ画質を維持するのであれば，Tach システムにより線量を低減できる．B1＝Tach システムにより削減できる線量．C：非 Tach システムではノイズに埋もれてしまう信号も Tach システムでは検出できる．この結果，診断に十分な画質を保って低線量撮像が可能となる．

- 最高の画質，低線量のスクリーニングプロトコルが可能．
- 低コントラスト分解能を向上．
- 空間分解能を最大限に向上．
- 基本的に線形レスポンスを提供．
- 各チャネル毎に 20 ビットの A/D コンバータをもつので多重伝送が不要となり，クロストークが防止される結果，リング，バンド，ストリークなどのアーチファクトを解消．
- ガントリ回転速度にかかわらず 1 回転当たり 2000 ビューのデータを収集できるため，アーチファクトのない，画像の周辺部まで一貫した高分解能を維持する高画質の心臓イメージを提供．

ヘリカルコーンビームデータの画像再構成

z 軸方向に大きな広がりをもつ幅 40 mm の検出器の導入により，画像再構成に新たな技術が必要となった．コーン角（cone angle，X 線ビーム縁とガントリ回転面のなす角）が大きくなるにつれて，回転軸上の X 線吸収分布に不均等が発生するようになり，これがコーンビームアーチファクトの原因となる．これを低減する一つの方法は，ヘリカルデータに対する**近似再構成法**（approximation reconstruction method）の適用である．この方法は，不完全な管球軌道を扱う方法で，得られた X 線減弱係数分布の 2 次元フーリエ分解に基づく数学的にシンプルかつ効率的な方法である．

近似再構成法では，各ボクセルを含む傾斜平面上にあるデータを補間したものだけを逆投影することにより，コーンビームアーチファクトを抑制することできる．実際的な面から言うと，各ボクセルにはそのボクセルを通過するすべてのプロジェクションの補間値を逆投影する必要がある．すべてのプロジェクションデータを利用することは，線量効率の

向上，すなわち画像ノイズの低減を意味する．CTにおける主たるノイズは，X線ビームに含まれる光子量のポアソン分布に従う．さらに，完全逆投影法は体動アーチファクト，z軸上のアンダーサンプリングに起因する風車状アーチファクト（windmill artifact）[†6]の低減にも有効である．

　近似再構成法は，コーンビームアーチファクトの抑制，画像ノイズの低減を同時に実現することができる．CTの横断（軸位断）画像のノイズの周波数特性は，通常4 lp/cm以上であるが，コーンビームアーチファクトはさらに低周波数成分を含んでいる．したがって，コーンビームアーチファクトを抑制するには，各ボクセルを通過する小範囲の角度のプロジェクションだけを使用して，低周波数画像を得れば十分である．一方，画像ノイズを低減するには，ボクセルを通過するすべてのプロジェクションから高周波数画像を取得する必要がある．この低周波数画像，高周波数画像を足し合わせることにより，最終的な画像を得ることができる．

エクリプス・コリメータ（Eclipse collimator）

　エクリプス・コリメータの基本は，画像再構成に寄与する検出器だけにX線を絞ることにより，z軸方向の照射範囲を低減することにある．ヘリカル撮像では，スキャンの開始時，終了時の線量が有意に大きい．この"オーバースキャン"の範囲は，スキャン開始時にテーブルの移動に応じてコリメータのブレードを開いて画像再構成に必要な範囲にX線を制限し，終了時に再び閉じることにより低減できる．コリメーションの幅が40 mm以上の場合は，このようなコリメータ機能が必要となる．

管電流選択技術

　管電流の選択，制御技術が，被曝線量を低減すると同時に高画質を維持するために開発されている．

自動管電流選択機能（automatic current selection：ACS）

　自動管電流選択機能（ACS）は，計画しているスキャン全体について最適な管電流を設定する方法である．この方法では，スカウトスキャンを使って，被写体の大きさ，水当量径（water equivalent diameter）[†7]を推測し，減弱係数の分布と内部の参照値を比較して，診断目的に応じたmAsを提示する．これにより，スキャン毎に，所望の画質（ノイズレベル）を最小限の被曝線量で達成することができる．たとえば，実測X線減弱係数が参照値よりも小さければ，アルゴリズムはmAsを小さくするようなアドバイスを提示する．

　ACSでは，各撮像プロトコルは，参照データベースに基づくベースラインmAsを保持している．プロトコルによって必要とされる画質は異なるため，各プロトコルが保持するmAs値も異なっている．スカウト画像を撮像すると，スムージング処理により画像から急激な濃度変化を除去した後に，等価サイズ（equivalent size）を計算する．得られるデータは1次元で，正確な2次元情報ではないが，被写体の最大厚は十分正確に推定できる．一般的に楕円形あるいは円形モデルを使用して断面を求め，長軸/短軸を推定する．

　次に，等価サイズから診断目的に応じたmAsを決定するが，そのためには標準サイズに応じたノイズレベルを決めておく必要がある．計算により求めた患者サイズを標準サイズと比較し，プロトコルに設定された画質と同等の画質が得られるmAsが決定される．計算されたサイズが標準サイズより大きい場合，あるいは小さい場合は，提示されるmAsはプロトコルに設定されているmAsよりも大きく，あるいは小さくなる．ACSでは，診断目的，被曝低減の状況に応じて，ユーザが異なるノイズレベルを選択できるようになっている．ACSによるmAs選択は，プロトコル，モデル計算，ノイズレベル選択，診断目的などに依存して変化する．通常，

[†6] 訳注：風車状アーチファクト：ヘリカルピッチが大きい場合に，補間データの不足により発生する渦巻き状のアーチファクト．

[†7] 訳注：water equivalent diameter（水当量径）：物体のX線減弱係数を，それに等しい減弱係数を与える水ファントムの径で表示したもの．

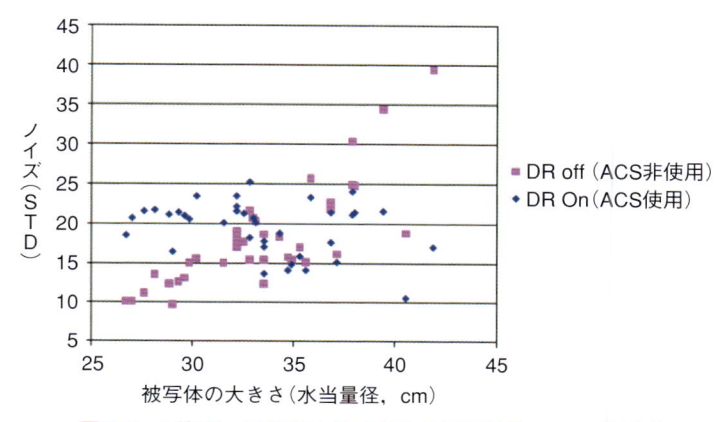

図8-9 2施設，40例によるACSの使用経験　ACS使用時（DR on），非使用時（DR off）のノイズとFOVの関係を示す．

ノイズレベルには，画質，被曝の両面から広い選択の余地がある．ACSは，プロトコルのデフォルトのノイズレベルをデータベースとして保持しているが，ユーザがmAsを変更するとデータベースが自動的に変更され，ユーザの好みを反映するようになる．

ACSの評価を目的として，2施設（イスラエル：Carmel Medical Center，フランス：Angers University Hospital）で40例について，64列MDCT（Mx8000IDT）で腹部（水当量径34.5 cm）を撮像した成績を図8-9に示した．ACSをオフにすると，直径に対するノイズ変動が明らかに大きいことがわかる．

動的線量制御（dynamic dose modulation：DDOM）

X線経路iにおける至適管電流は，その経路上のX線減弱係数の平方根に比例する．すなわち

$$(mA)_i \propto \sqrt{A_i}$$

ここで，A_iは経路i上の減弱係数である．経路によっては減弱係数が大きく異なる場合がある．たとえば，肩の場合は左右方向の減弱は，前後方向に比較して非常に大きい．したがって，管球が被写体周囲を回転する際の管電流の変動はかなり大きく，X線発生器の能力を超えてしまう．この問題を解決するために，最適解ではないが一般的に使用されている方法として，管電流を減弱係数の平方根ではなく，Aのα乗（A^α）に比例させる方法がある．ここでαは0.5より小さい正数である．

動的線量制御（DDOM）は，被写体の大きさに応じて管電流を変化させるものである．ヘリカルスキャンでは，それぞれの角度におけるプロジェクションデータが必要であるが，このデータにフィルタ処理などを施したうえで，各角度における最大減弱係数が求められる．DDOMはそこから180°あるいは360°離れた位置の管電流を予測する．管球/X線発生装置の遅延時間を考慮して，予測された管電流が正しい角度で発生するように考慮する必要がある．DDOMによる線量低減効果は，被写体の形状によって異なる．たとえば円筒形の水ファントムをアイソセンターに置いてスキャンする場合は，管電流制御は行われず被曝低減効果もない．臨床研究では，頭部で10%，胸部で20〜40%の低減効果があることが示されている．

体軸方向の線量制御（longitudinal dose modulation）

z軸方向（体軸方向）のmAs制御を，Z-DOMという（図8-10）．Z-DOMは，z軸方向の画質の均一性を制御するもので，z軸方向のX線減弱係数に応じて管電流を制御する方法である．

Z-DOMを使用する意義は2つある．すなわち，1) 目的とする画質を得るために低線量で十分な場合に，X線減弱係数が小さい臓器の被曝線量を低減

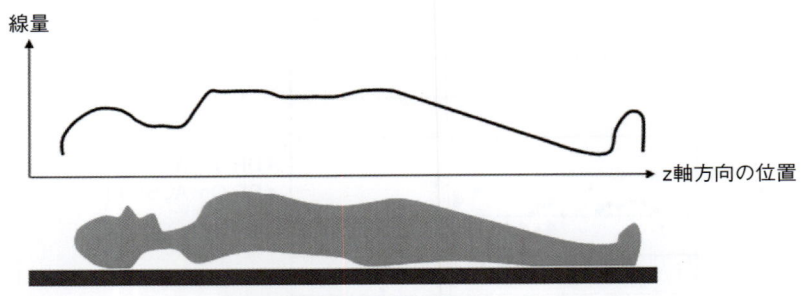

図 8-10 z 軸方向の線量制御（Z-DOM）．

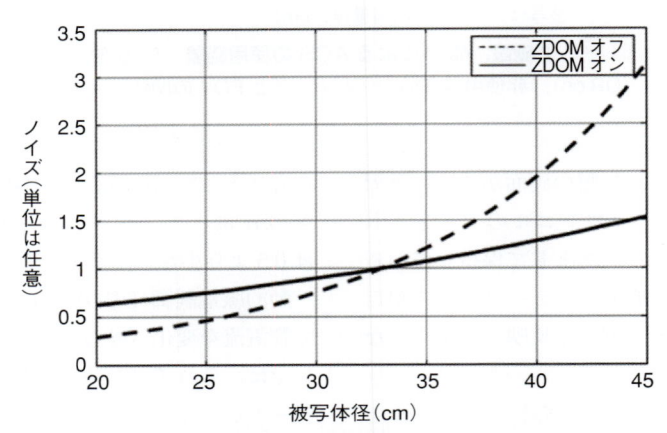

図 8-11 被写体の大きさとノイズの関係　実線：Z-DOM オン，破線：Z-DOM オフ．

する，2) スキャン中，画質を一定に維持する．

Z-DOM を使用しない場合，mAs は一定となり，体軸に沿って臓器の X 線減弱係数（水当量径）に応じてノイズが変化するが（**図 8-11**，点線），Z-DOM を使用すれば体軸上でノイズはほとんど変化しない（**図 8-11**，実線）．体軸上のノイズの変動は，ノイズファクタにより決定される．**図 8-11** からわかるように，被写体の大きさが変化してもノイズはほとんど変化しない．ノイズファクタを 1 にするとノイズは均一となる．

Z-DOM 用撮像の前に，スカウト撮像が実行され，そのデータから z 軸上の水当量径が求められる．mAs はユーザあるいは ACS により設定され，規程によりその中の最大 mAs がそのスキャンの mAs として表示される．最小 mAs，平均 mAs も同時に表示される．最大 mAs と事前に求められた水当量径をもとに，さらに撮像条件に応じた管球の特性も考慮に入れて，z 軸上の mAs プロファイルが求められる．

Z-DOM を ACS と併用することにより，異なる症例間，あるいは同一症例内のノイズの均一性が向上し，小さな患者，X 線減弱係数の小さな臓器（肺など）における線量低減を図ることができる．腹部の場合，平均 mAs は最大 mAs の 32% 程度低減する．

心臓 CT における被曝低減

心臓 CT は，拍動している冠動脈を描出する必要があるので，高時間分解能は必須である．高時間分解能を達成する一般的な方法は，マルチサイクル再構成モード（multicycle reconstruction mode）を利用することである．この方法は，連続するいくつかの心周期のデータを使用し，各心周期では比較的動

きの少ない部分のみを使用する方法である．この場合，2つのパラメータ設定が画質を左右する．1) 大きな管電流：条件の厳しい180°再構成でもノイズを低減できる．2) 小さなピッチ：マルチサイクル再構成においてできるだけ多くのデータポイントを収集する．しかし，このいずれも被曝線量の増加を意味する．

被曝低減法はいくつかあるが，おそらく最も有効なものはプロスペクティブ心電トリガ法である．その原理は単純かつ直観的である．すなわち，心拍動は周期的なので心周期をモニタすることにより最も動きの少ない時期を予測することができ，その時期のみX線をONとし，それ以外はOFFとすることである．フィリップスでは，Brilliance Ver 2.0でCardiac Dose Modulationとしてこの方式を導入している．この場合，管電流は静止期にはほぼ最大値（100％），それ以外は20％に制御され，被曝線量を通常の心臓CTに比べて50％程度まで低減できる．

ヘリカルスキャンにおけるこの方法は大部分の症例で有効であるが，不整脈がある場合はうまく動作しないことがある．そこでフィリップスは，心臓の静止期にX線照射を同期する新たなプロスペクティブ心電トリガ法を用意している．これは，不整脈が検出されると，プログラムが作動してテーブルの移動を一時中止して不良データを補償する方法である．この方法により通常のヘリカルスキャンに比べて75％の被曝低減が得られる．心臓全体を1回のスキャンでカバーできる次世代のCTでは，プロスペクティブ法のいっそう大きな利点が期待できる．

まとめ

フィリップスのCTは，高画質を保ちながら被曝線量を最適化するさまざまなツールを備えている．フィリップスのCTでは，すべてのスキャンプロトコル，すべてのスキャン条件についてCTDI$_{vol}$, DLP (dose length product) などの線量パラメータがオペレータコンソールに表示され，ユーザが線量を評価できる．さらに，スキャナの特徴をユーザが容易に理解できるように，マニュアル，オンサイトトレーニング，教室トレーニング，社内出版物，ユーザミーティング，コンピュータ教材などを提供している．

近年，CTの普及とともに，公衆被曝線量の増加が問題となっている．フィリップスは患者線量をALARA (as low as reasonably possible) の原則によって管理するとともに，被曝を低減しつつ最高の画質を提供する研究を続けている．ALARAの原則に従うためには，診断に必要な画質を得るために最小限の被曝線量を選択する必要がある．

謝辞

本章の内容については，以下にあげるフィリップスの技術者の多大な協力を得た．Nirmal K. Soni, PhD, N. Abraham Cohn, PhD, Shmuel Glasberg, PhD, Peter C. Johnson, Eran Langzam, PhD, Zhongmin Lin, PhD, Hugh T. Morgan, PhD, Galit Naveh, PhD, Mark Pepelea, PhD, Iris Sabo-Nabadensky, PhD, Gilad Shechter, PhD, Efrat Shefer, PhD, Chris Vrettos.

シーメンス

■Christoph Suess, PhD

シーメンスは，常にCT技術革新の最先端にあって，いくつもの線量低減技術の開発を通じて線量効率に優れたCTスキャナの設計に邁進している．

ハードウェア設計と画質最適化アルゴリズム

被曝には，CTの多くの構成要素が関係する．まず第一に，管球/コリメータの後ろに置かれている平板フィルタが，被曝低減に非常に大きな役割を果

している．シーメンスの CT は，5.5～11 mm アルミ当量の強力な平板フィルタを一貫して採用しており，これは法的に求められる最低値である 2.5 mm アルミ当量よりもはるかに厚い．これに伴い，管球の負荷は多少大きくなるが，特に大きな被写体を撮像する場合は，画質を損なうことなく被曝を低減することができる．これに加えて，ファンビーム辺縁部の線量を 1/10～1/15 に低減し，撮像視野を制限することのないような形状フィルタ(shaped filter)を使用している．

低線量撮像には，効率に優れた X 線検出器が必須である．シーメンスのすべての CT に採用されている UFC (Ultra Fast Ceramic) 素材は，残光時間が著しく短く，残光補正なしに 5 kHz のサンプリングレートを実現している．同様のことは散乱線についてもいえる．一般に計測データに補正を加えるとノイズは増加する．これを避けるために，シーメンスは各検出器エレメントに，スロット比最大 20，厚さ 100 ミクロンのタングステンシートのコリメータを備えている．これにより，z 軸方向の撮像範囲が広く散乱線も多い 64 列 MDCT においても，画質や線量効率 (dose efficiency) を損ねる後処理による散乱線補正を不要としている．

MDCT における過剰被曝の主たる原因として，オーバービーム (overbeaming) があげられる(訳注：5 章, p. 64 参照)．オーバービームは，z 軸方向の線量効率を低下させ，CTDI，患者被曝を増加する．1995 年以降，シーメンスのすべての CT (SOMATOM) は，スキャン中に 20 μ 秒間隔で管球コリメータをリアルタイムに制御する機構を備えている[†8]．さらに新しい STRATON 管球は，内蔵のリアルタイム制御機構により，回転陽極による焦点の z 軸方向の変動を除去することができる．これらの技術により，MDCT, SDCT いずれにおいても，ハードウェアに制約されることなく理論限界までオーバービームを低減することができる．

ヘリカルスキャンでは，再構成範囲を超えるスキャンが必要となることがある(**オーバーレンジスキャン**)が，動的コリメータ[†9]の開発により，この不要な被曝を回避することができる．この場合コリメータは，ヘリカルスキャンの開始時には部分的に閉鎖しており，最初の 1 回転で全開となり，スキャンの最後に再び閉鎖する．0.3 秒/回転にも達する最新の高速スキャナでは，テーブル移動に同期してきわめて高速かつ精密なコリメータ制御が必要となる．この方法により，長さ 100 mm のヘリカルスキャンで 35％，心臓 CT で 25％の被曝低減が達成されている．

ノイズ低減のためのデータ・画像処理

ローデータおよび画像データを対象とする特殊な適応型フィルタも，ノイズ低減，線量低減に有用である．シーメンスの SOMATOM シリーズは，いくつかの動的フィルタを備えており，SDCT において異なる検出器エレメントからのデータを統合したり(リニアフィルタ)，MDCT においては異なる列の検出器エレメントからのデータを加算して(2D フィルタ)，プロジェクションデータのノイズを低減する．

シーメンスは，あらゆるデータに対応できる新しいノイズ低減アルゴリズムを実装している．このアルゴリズムは，画像の構造を解析することにより，空間分解能の劣化を最小限にとどめ，3 次元的に多方向の分散を求めて得られる形態学的な局所特性からエッジの方向を検出する方法である．具体的には，複数のフィルタを適用して 3 組の中間データセットを生成する．すなわち，可変カーネルを用いた周波数領域フィルタによる横断(軸位断)面の 2 次元畳込みデータ，分散が最小となる方向の動的一次畳込みデータ，ならびに最小分散と最大分散に直交する方向の一次畳込みデータを用意する．

この 3 つのデータセットを，分散の局所分布に応じた重み付けをして合成することにより，ノイズ，情報の劣化を最小限とする動的フィルタを構成することができる．

ファントム実験では，この方法により微細構造や輪郭を損なうことなく最大 40％のノイズ低減が可能であることが示されており，鮮鋭度-ノイズ比も

[†8] 訳注：Active beam tracking system のこと．シーメンスでは，Lock-on Collimator とよばれている．
[†9] 訳注：Adaptive Dose shield とよばれる．

■ 表8-1　小児用プロトコルのためのmAs設定：データはSomatom Sensation 64用であるが，mAs設定はシーメンスのすべてのCTスキャナに適用

体重(kg)	胸部スキャンでのmAs（成人設定の%）	腹部/骨盤スキャンでのmAs（成人設定の%）
<15	15	15
15〜24	25	25
25〜34	40	35
35〜44	60	50
45〜54	80	75
>54	100	100

体重15kg以下の小児の撮像条件は，腹部25mAs，胸部15mAsで，成人の15%まで低減されている．

同程度に改善される．臨床例でも，診断情報を損なうことなくノイズを30%低減することができる．このように，本法は計算の効率性と大きなCT画像ノイズ削減効果を兼ね備えたアルゴリズムであり，現在のところ心臓CT，低線量スクリーニングCT，デュアルエネルギーCTなどのルーチンに適用されている．

線量表示

1997年，シーメンスはすべてのスキャナにCTDI$_{vol}$表示機能を搭載した．これは，フィルタ，コリメーション，オーバービーム，ヘリカルCTのオーバースキャンなど，被曝線量に影響するすべての設定を表示できる．

1999年には，搭載されているすべての標準プロトコルについて，CTDI，実効線量に関する情報を提供した．データは，平板フィルタ，形状フィルタ，管電圧，コリメーション，ジオメトリなど重要なパラメータをすべて考慮してモンテカルロ法により求めたものである．

臨床目的，患者サイズに応じたプロトコルの最適化

シーメンスのCTには，あらゆる臨床目的に応じて，数多くのプロトコルが搭載されている．まず，被写体の大きさ，必要とされるコントラストに応じて管電圧(kVp)を選択する必要があり，mAs，管電圧，コリメーションが，被曝線量とノイズレベルを決定する．線量をある程度大きくしても，空間分解能とフィルタ補正逆投影法のカーネルによるノイズのバランスで画質は頭打ちになる．SOMATOMシリーズは，100以上のスキャンプロトコルと，その詳細な内容，臨床目的の情報を提供している．

小児用プロトコルの最適化

特に小児の撮像では，患者サイズに応じてmAsを大きく変更する必要がある．ルーチン撮像では，体重と年齢に応じて小児用プロトコルを最適化することが，最も簡便かつ安全である．頭部撮像の場合，X線減弱係数はおもに頭蓋の石灰化の程度によって決まり，年齢とともに増加して6歳で成人と同程度となる．このため，シーメンスは年齢別に4グループに分けてプロトコルを提供している．

小児の胸部，腹部撮像では，石灰化の影響は小さく，軟部組織の厚さがおもな要因となり，このためには体重が最もよい指標となる．このため，シーメンスは体重別にmAsが異なる6グループのプロトコルを用意しており，最も小さい体重15kg以下のグループでは，mAsは成人の15%に設定されている（表8-1）．表8-1のmAs設定により，成人に比較して頭部では1/4，腹部・骨盤では1/7まで線量を低減できる．フォローアップ検査など画質がそれほど求められない場合は，この設定よりもさらに低減することも可能である．

初期のCTでは，管電圧を最適化することが重要な問題であった．管電圧を低く設定すると，骨，ヨード造影剤，軟部組織のコントラストは向上し，特に性能の低い管球ではX線出力を大きく減らすことができる．特に，小範囲を低ないし中等度の管球負荷で撮像することが多い小児領域では，低電圧を利用しやすい．CTの画質は，空間分解能を一定にすれば，画像ノイズ，コントラストの兼ね合いで決まる．

小さな被写体を80 kVp，120 kVpで撮像する場合，画像ノイズと線量だけをシミュレーションで比較すると，45 kg以下の小児では，両者に大きな違いはない．すなわち，いずれも被曝増加をあまり気にすることなく使用できる．線量，ノイズ，造影剤コントラストを考えると，80 kVpではSN比（signal-to-noise ratio 信号雑音比）が40％向上する．したがって，小児の造影検査では，線量を半分に減らすことができる．SOMATOMシリーズの小児用プロトコルは，CT血管撮影（CTA）には低管電圧を採用しているが，多くの施設では80 kVpをその他すべての小児造影検査に拡大して使用している．成人の場合も，頸動脈CTA，やせた患者一般，あるいはやせた患者の冠動脈CTAなどでは，やはり低管電圧を使用して，被曝を低減することができる．プリセットの小児用プロトコルにおける管電流，管電圧の最適化は，シーメンスのすべてのMDCTで被曝線量の低減を実現している．以上に述べた，スキャナの基本設計，撮像上の検討に加えて，広い応用範囲をもつ最新の技術である管電流制御，自動露出制御について次に解説する．

管電流制御

ヘリカルスキャンにおいては，1回のスキャン中に被写体のX線吸収は大きく変化するにもかかわらず，過去には，最新のCTでも管電圧，管電流は一定としてスキャンされていた．1990年代になると，画像再構成におけるノイズの研究の結果，ピクセルのノイズは主として減弱係数が大きいプロジェクションデータによって決まることが明らかとなった．この問題に対応して，異なるプロジェクションのノイズを平均化し，一定のノイズレベルまで線量を減少させるために，管電流を減弱係数の平方根に比例して変化させる方法が考え出された．この方法は，非正円形の断面をもつ被写体に対して，画質を損ねることなく線量を10〜50％低減することが可能である．

オンライン動的管電流制御 "CARE Dose"

正弦関数により管電流を一律50％低減する方法は，従来通り一定の管電流を用いる場合に比較して何ら利点がないことが知られているが，シーメンスSOMATOMシリーズに搭載されているX線減弱係数に応じて管電流を90％以上まで低下させるオンライン管電流制御法（online adaptive angular current modulation）は，ファントム実験および複数の臨床トライアルで，線量低減に大きな有効性があることが示されている．被曝線量の10〜50％低減が可能となることから，1990年代にシーメンスは高速管電流制御の開発に傾注し，このCARE Doseをすべてのスキャナに標準仕様として搭載した．

以来，SOMATOMシリーズのX線発生装置，管球の性能は著しく進歩しており，最新の心臓CTにも対応できるようになっている．シーメンスの最新の変圧器は，管電流を精密，高速に制御することができる．X線発生器-ケーブル-管球ユニットの静電容量を非常に小さくし，電流制御回路を高速化，効率化することにより，たとえば管球出力を80 kWから3 kWまで30 msで立ち下げ，立ち上げが可能である．

このような出力変動は陰極に大きな負荷をかけることになるが，通常のソレノイド・フィラメントではこれほどの高速加熱に耐えることができず，また熱慣性のために高速に管電流を低下させることができない．そこでシーメンスのSTRATON管球は，超高速電流制御にも耐える平面エミッタを採用している．このような技術革新をもとに，シーメンスは電流制御システムをさまざまな臨床アプリケーションに組み込み，患者や術者への被曝低減を図っている．

表 8-2 水ファントムのサイズと被曝線量，画像ノイズの関係

ファントム径(cm)	10	14	20	25	30	40
画像ノイズ (HU)（管電流 150 mAs 一定の時）	1.9	2.8	5.2	8.5	14	38
mAs（画像ノイズ 14 HU 一定の時）	2.7	6.1	20	55	150	1108
CARE Dose 4D による mAs 設定	20	30	55	91	150	290
CARE Dose 4D 使用時の画像ノイズ	5.2	6.3	8.5	10.9	14	27.4

1段目に示すように，150 mAs で径 30 cm の腹部を撮像すると，ノイズレベルは 14 HU となる．一定の mAs で異なる大きさのファントムを撮像すると，最も小さなファントムのノイズは 1.9 HU，40 cm のファントムでは 38 HU となり，小さいファントムでは線量が，大きいファントムではノイズが不適当となる．2段目のように，ノイズを 14 HU で一定とすると，40 cm のファントムでは 1100 mAs 以上が必要となり，最も小さいファントムでは 2.7 mAs となる．シーメンスの自動露出制御機構 CARE Dose 4D は，3段目に示すような mAs を設定し，あらゆるサイズの被写体についてノイズレベルを適切に調整する．

管球の位置角に応じた管電流制御（Angular tube current modulation）"Hand CARE"

X 線減弱に基づく管電流制御に加えて，プリセットされた管球角度に応じた管電流制御も，ある種のプロトコルで被曝低減に有効である．CT ガイドのインターベンション手技では，線量率は低くとも長時間を要するために患者，術者への被曝が大きくなりうる．このような被曝を低減するため，シーメンスは管球の位置角に応じた管電流制御（angular tube current modulation）"Hand CARE" を導入している．これは，X 線管球が，正面，左側方，右側方の3つの位置角にあるときに，線量を減らしたりあるいは X 線をオフにする方法である．これにより患者の実効被曝線量を 35％，術者の手の被曝を 72％削減できる．これはシーメンスの CT には広く採用されており，画質を損なうことなくフレームレート 2 枚／秒のリアルタイム画像を可能としている．類似のアプローチとして，重要臓器に対する臓器依存性管電流制御（organ-based current modulation）がある．これは，眼のレンズ，女性乳房などの被曝低減を図るもので，たとえば乳腺の被曝を 30〜40％低減できる．このようなリアルタイムの管電流制御をさらに拡張したのが，次に述べる自動露出制御機構（automatic exposure control：AEC）である．

自動露出制御機構（AEC）"Care Dose 4D"

1990 年代半ばよりシーメンスは，患者サイズ，X 線減衰を評価して，それに応じて撮像条件を自動的に設定する方法を開発してきた．検査の最初に行われるスカウト撮像のデータを用いて，正面あるいは側面方向の X 線減衰を知ることができる．シーメンスは，誤差 20％以下の精度で，撮像方向の垂直方向の X 線減衰を推測するアルゴリズムを開発することに成功している．それぞれのスライス位置における正面および側面方向の X 線減衰を知ることができれば，必要な画質を得るための最適な条件をスライス毎に設定することが可能である．

異なる被写体のサイズ，異なる臓器について，いかに最適な画質を決定するかという点は，未解決の問題である．通常の X 線撮影装置では，AEC が受光器に一定レベルの信号が入力するように動作するが，CT の場合これはすべての画像に一定のノイズが加わる結果となる．初期には，ファントム実験が行われたが，診断用の画質の評価には，ファントム実験は実際的ではなく不適当であることが判明した．CT の画像ノイズの評価には，異なる大きさの均一な水ファントムによる評価が最適である．径 10〜40 cm の異なる大きさの円筒形ファントムを，異なる mAs で撮像した結果を**表 8-2** に示す．

たとえば，**表 8-2** の1段目に示すように，150 mAs で径 30 cm の腹部を撮像すると，ノイズレベ

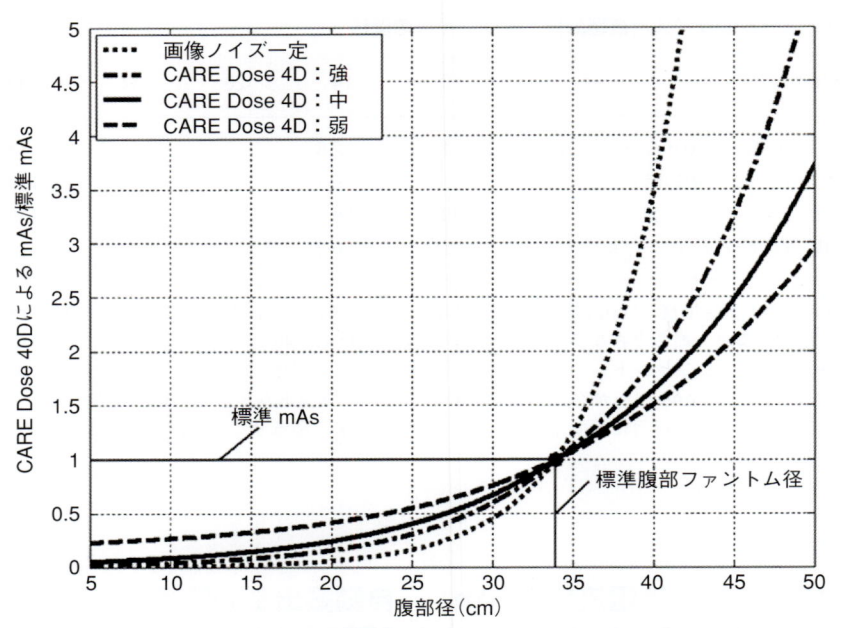

図 8-12 CARE Dose 4D による被写体サイズと mAs 設定　標準的な被写体(径 33 cm)に対する mAs を"標準 mAs"として比較している．AEC は被写体のサイズに応じて最適な mAs を設定する(実線)．ユーザはいくつかの曲線を選択することができる(破線)．点線は画像ノイズ一定とした場合．

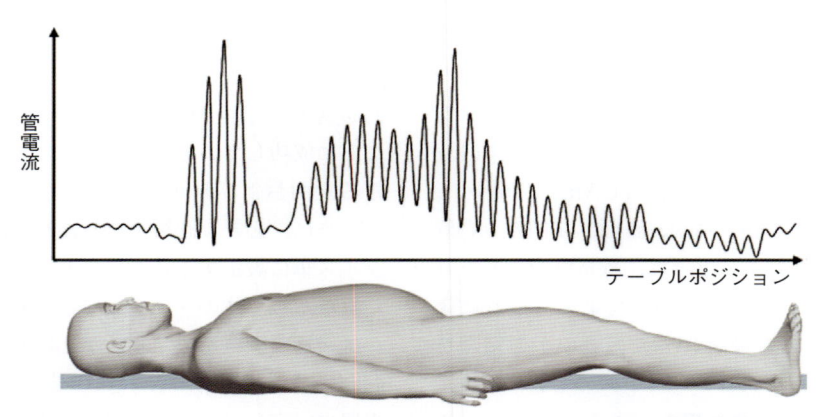

図 8-13 全身ヘリカルスキャンにおける CARE Dose 4D による管電流制御　管球の回転位置角，および z 軸方向のスライス位置による管電流制御の組み合わせにより，撮像位置に応じて最適な線量が照射される．特に肩や骨盤では，回転位置角による制御による線量低減，画質向上が図られる．

ルは 14 HU となる．一定の mAs で異なる大きさのファントムを撮像すると，最も小さなファントムのノイズは 1.9 HU，40 cm のファントムでは 38 HU となり，小さいファントムでは線量が，大きいファントムではノイズが不適当となる．2 段目のように，ノイズを 14 HU で一定とすると，40 cm のファントムでは 1100 mAs 以上が必要となり，最も小さいファントムでは 2.7 mAs となる．このような極端な条件設定は実際には可能であっても，通常の診断用 CT で用いられることはない．

臨床診断に最適な線量と画質は一連のシミュレーション，臨床研究により求められている．シーメンスは，いくつかの臨床施設において標準的な撮像データにノイズを付加して低線量撮像をシミュレートし，異なる臓器，異なる患者サイズについて多くの放射線科医により許容されるノイズレベルについて研究を重ねてきた．この結果，放射線科医によって求めるところは異なるが，ファントム，患者サイズが異なっても求められる相対的なノイズレベル（＝画質）はほぼ一定であることが明らかとなった．これをもとに，シーメンスは標準的な患者に対する"標準 mAs"（reference mAs）を設定し，患者サイズに応じて指数関数的（小さな患者では指数 0.5～大きな患者では指数 0.33）に，mAs を変化させる設定を採用した（図 8-12）．

このような実践的アプローチは，理論的には問題もあるが，最新の CT 撮像法に即して求められる画質を提供することができる非常に実際的な方法である．小児の場合，自動的に設定される mAs は，手動で設定する条件に非常に近く（表 8-1 参照），また肥満した患者で設定される mAs は，ベテランユーザの設定ともよく一致した．このほか多くの臨床研究で，この Care Dose 4D の有効性が実証されている．

このように mAs の絶対値設定と，スキャン中の X 線減衰計測に基づくリアルタイムな mA 制御の組み合わせにより，有効な被曝低減が実現されている（図 8-13）．CARE Dose 4D は 2003 年に導入され，現在ではシーメンスの CT の 90％以上に搭載され，最小限の線量で診断に求められる画質を提供している．

心臓 CT の被曝低減

1 回転 500 ms 以下の高速 MDCT の登場により，十分な空間分解能と時間分解能をもつ心臓 CT が可能となった．しかし，ヘリカル心臓 CT の導入後まもなく，大きな X 線被曝を伴う心臓 CT のリスクと有用性のバランスが議論の的となった．シーメンスは，心電同期管電流制御を導入して，患者被曝を大幅に軽減している．これは，画像再構成に利用されない拡張期のデータ収集時に，管電流を通常の 25％まで低減するものである．このいわゆる "ECG-Pulsing" といわれる方法は，心拍数にもよるが最大で被曝は 50％まで低減することができる．さらに大きな対照コホート研究でも，女性で 45％，男性で 48％の被曝低減が報告されている．

技術進歩によって，検出器が 16 列から 64 列，回転時間が 0.4 秒から 0.33 秒になり，空間分解能，時間分解能ともに格段に向上した．薄いスライス幅，再構成間隔の短縮は，一層の管電流を要求し，照射線量，被曝線量の増加を招くことになる．1035 名を対象とする大きな対照コホートによると，管電流が一定の場合の実効線量は，16 列 CT では 6.4 mSv，64 列 CT では 11.0 mSv であった．一方，心電同期管電流制御の場合は，管電圧 100 kVp で，痩せた患者の場合は線量を 37～64％低減し，実効線量は 5 mSv 以下とすることができた．

このような技術的進歩にもかかわらず，時間分解能 165～200 ms という制約は，特に心拍数が大きい場合には障害となり，β ブロッカーの投与が必要な場合もある．マルチセグメント再構成により時間分解能は向上するが，データ不整合を避けるために安定した心拍数が必要とされ，また非常に小さなピッチが必要なのでこれも被曝を増加させる結果となる．高心拍数下でも単一セグメントで再構成可能とするには時間分解能 100 ms，ガントリ回転速度 200 ms 以下が必要とされ，現状の最新 CT の機械的な条件をはるかに上回ることになる．

この限界を克服するために，2 つの X 線管球を使って同時にスキャンすることにより，時間分解能を 1/2 にするという発想が生れた．技術的には実際的といえるが，80 kW×2 の出力でスキャンすることは，被曝も倍加することになる．世界初のデュアルソース MDCT であるシーメンスの SOMATOM Definition は，被曝低減のためのさまざまな技術を導入し，結果的には通常のシングルソース MDCT よりも低線量を達成している．

まず第一に，X 線管球は心臓 CT 用に最適化されている．一般にすべての CT スキャナは，不均一な被写体形状に対応して線量を低減するための形状フィルタを備えている．しかし心臓の場合，状況は大きく異なる．被写体は胸郭の中央部にある小さな臓器だけであり，その周辺は撮像する必要がない．

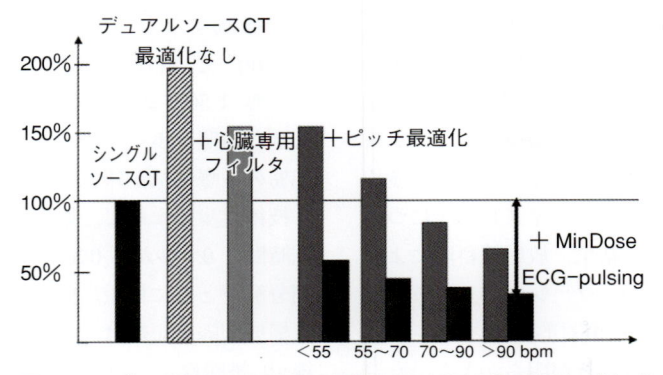

図 8-14 デュアルソース MDCT(SOMATOM Definition)における心臓 CT の被曝　シングルソース CT に比較して理論的に 2 倍の線量となるが，さまざまな技術の適用により被曝を 50% 以下まで低減することができる．特に高心拍数，大ピッチ，効率的な管電流制御により，MinDose はシーケンシャルモードのレベルまで被曝を低減する．

そこで，心臓以外の部分はほとんど X 線を遮蔽してしまうような極端な形状フィルタが使用されている．その効果は，$CTDI_{vol}$ 値によく表われており，通常の体部 CT では 7.2 mGy(100 mAs)であるのに対し，この心臓 CT では 21% 低減され，5.7 mGy(100 mAs)である．

　心臓 CT の線量増加の最大の原因は，その非常に小さなピッチである．心拍数 60 bpm 以下の場合，心臓全体をギャップなく複数の心位相で撮像するにはピッチ 0.18〜0.22 が必要である．心拍数がさらに大きい場合は，ピッチをそれに応じて大きくしても，まだ心臓全体をカバーすることができる．しかし，シングルソース CT はその時間分解能の制約のために，この関係を利用することができない．デュアルソース CT は，回転時間の 1/4，すなわち 83 ms という高時間分解能をもつため，心拍数 100 bpm 以上の場合，ピッチを 0.5 まで大きくすることができ，これは通常のシングルソース MDCT でさらに高心拍の場合にピッチ 0.2 とするときに比較して，60% の被曝低減となる．

　心電同期による管電流制御(ECG pulsing)も備わっているが，これは必須であり，必要なプロジェクションデータが 90°だけで済むデュアルソース CT は，心位相のなかで線量を低くできる時間が通常よりも長いため，シングルソース CT の場合よりも効率的に利用することができる．SOMATOM Definition では，管電流の立ち上がり，立ち下がりを高速化(500 mA から 100 mA まで 20〜30 ms)することにより，さらに最適化されている．期外収縮の自動検出機能は，不整脈がある場合も管電流の制御を可能としている．これは，期外収縮中の管電流は通常のままとして，その心周期の任意の部分から低ノイズ画像を再構成できるように利用するものであるが，この新しい方法はすべての心臓 CT に適用して被曝を低減することができる．

　このような技術の組み合わせにより，被曝は大幅に低減し，心拍数や撮像法によっては通常のシングルソース MDCT に比較して 50% 以下とすることができる．**図 8-14** は，SOMATOM Definition におけるさまざまな新施術と被曝低減の様子を示している．

　心機能検査が不要な場合は，CT 血管撮影(CTA)に利用するデータ以外の重要性は低い．この場合，利用しないと思われる部位の管電流を通常の 4% まで低下させたり(ECG pulsing MinDose)，あるいは心臓シーケンシャルモード(step-and-shoot mode)では完全に管電流をオフにしてしまうことができ(訳注：Adaptive Cardio Sequence)，いずれの場合も実効線量 2 mSv(100 kV)という低被曝を実現できる．このシーケンシャルモードによる低被曝スキャンは，シングルソース MDCT の場合は低心拍数の場合に限られるが，デュアルソース CT では心

拍数にかかわらず利用することができる．このような新たな発想が，さらなる低被曝心臓CTの推進力となっている．

今後の展望

近年の技術進歩により，あらゆるタイプのCTの被曝線量が低減しているが，さらなる前進が期待される．シーメンスは，X線スペクトルを分析して利用する新しいX線検出器を研究中である．これが実現すると，より低線量でコントラスト，画質に優れたシステムへの途を開くことができる．コンピュータの性能は格段に向上しており，これによって，より高度なノイズ低減アルゴリズムを，3次元のプロジェクションデータ，さらにはダイナミック検査では4次元のプロジェクションデータに適用することが可能である．近年，ボリュームデータ，コーンビームデータに適用できる新たな再構成アルゴリズムも登場している．たとえば，反復再構成法(iterative reconstruction)のような新しいアルゴリズムは，被曝低減，空間分解能の向上，ノイズ低減を互いにトレードオフなく実現できる可能性を秘めている．臨床に供されてすでに数十年を経たCTであるが，画質向上，被曝低減に向けてさらなる革新が待ち受けている．

謝辞

有益な技術的なアドバイスを頂戴した同僚のDr. Andreas Schaller，草稿に目を通して戴いたDavid Mathieson氏に謝意を表する．

東芝メディカルシステムズ

■ Richard Mather, PhD

ALARAの原則に則って，常に患者の安全を優先するべく，東芝メディカルシステムズ(以下，東芝)は，最小限の被曝で最高の画質を提供するCTを設計している．二焦点管球，高効率量子検出器，ノイズフリーDAS，^{SURE}Exposure3D管電流制御ソフトウェアから，最先端をいく動的再構成，ノイズ低減アルゴリズムまで備えたAquilionシステムは，最小限の被曝で最高の画質を提供している．

ハードウェアの設計

クァンタムディテクター(X線検出器)

線量効率のよいスキャナの基本は，入力信号が小さい状況でも効率よく動作する検出器とエレクトロニクスを備えたデータ収集システムである．クァンタムディテクター(Quantum detector)の心臓部は，東芝が特許をもつX線検出器である．独自の技術で焼結されたプラセオジム(Pr)含有酸硫化ガドリニウム(gadolinium oxysulfide：GOS)結晶が，東芝検出器の高い効率を生み出している．受光素子は99％以上の吸収率を有し，光学的に透明で，その出力はタングステン酸カドミウム($CdWO_4$)の2.3倍にも及ぶ．減衰率が大きく残光が少ないため，0.35秒/回転以下の高速スキャンにもアーチファクトなく対応できる．高精度かつノイズの少ないエレクトロニクスと相まって，クァンタムディテクターは低線量で最大の信号を出力することができる．

MegaCool管球

X線管球の陽極の振動は，X線ビームの不安定性の原因となり，これに対応するにはコリメーションを広くする必要から半影(penumbra)が拡大し，ひいては被曝線量の増大を招くことになる．東芝のMegaCool管球は，陽極の回転軸の両端にベアリングを装備することにより陽極とX線ビームの安定性を増し，0.35秒/回転という高速撮像における画質向上，半影による被曝の低減を図っている．さらにMegaCool管球は，焦点外電子を捕捉して余分なX線の発生を防止する新技術を備えている．焦点外電子が発生するX線は，アーチファクト，画質劣化，患者被曝の原因となるが，MegaCool管球は電

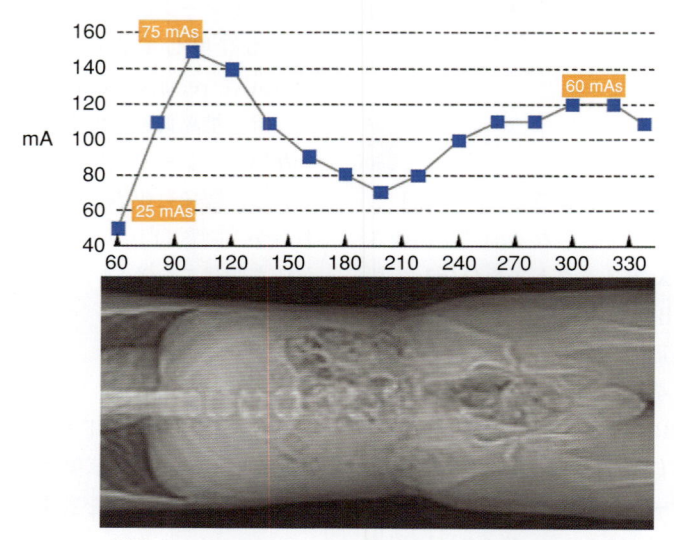

図 8-15 ^{SURE}Exposure3D は，個々の症例毎に線量を最適に制御する．上腹部，骨盤など密度の高い部位には大きな mAs が必要であるが，肺のように密度が低いところでは小さな mAs で十分である．画質を維持しつつ，被曝線量は全体で 40% も低減することができる．

気的に接地した陰極の近傍に正に帯電したグリッドを備え，これが焦点外電子を捕捉して除去する．このような技術により，MegaCool 管球は最小限の被曝で最高の画質を提供している．

管電流制御

人体の形状は正円ではなく，また均一でもないことから，全身の均質な画像を得るためには部位により異なる mAs が必要である．^{SURE}Exposure3D ソフトウェアは，実際の被写体のサイズ，X 線吸収に応じて迅速に mAs を制御する．これは，スカウトスキャンにおける正面および側面撮像のデータをもとに，ユーザが設定した画質を達成するために必要な mAs を決定するものである（図 8-15）．^{SURE}Exposure3D は，3 次元的に x 方向，y 方向，z 方向いずれについても mAs を制御できる[†10]．たとえばスキャン部位が肩から肺に移動すると，mAs は自動的に低下し（z 方向），管球の回転位置に応じて前後方向では側面よりも低線量となる（x-y 方向）．画質を一定とするとき，^{SURE}Exposure3D はこれを使わないときに比べて最大 40% の被曝低減を図ることができる．

冠動脈 CT の場合は，その特性を利用して管電流をさらに小さくすることができる．心拍数が遅く，一定の場合，画像再構成に適した心位相は R-R 間隔の 65% と 80% の間である．これ以外のデータは心機能の概要を知るために使われるだけなので，mAs をずっと小さくすることができる．心電同期 ^{SURE}Exposure3D では，収縮期の管電流を大きく下げることにより，50% もの被曝低減が可能である．

画質最適化アルゴリズム

Boost^{3D}（プロジェクションデータ補正）

最適な検出器と mAs 制御をもってしても，肩，骨盤など X 線吸収の大きい部位では，検出器に到

[†10] 訳注：日本では x-y 平面の制御は Real EC，z 方向も制御するものは Volume EC とよばれる．

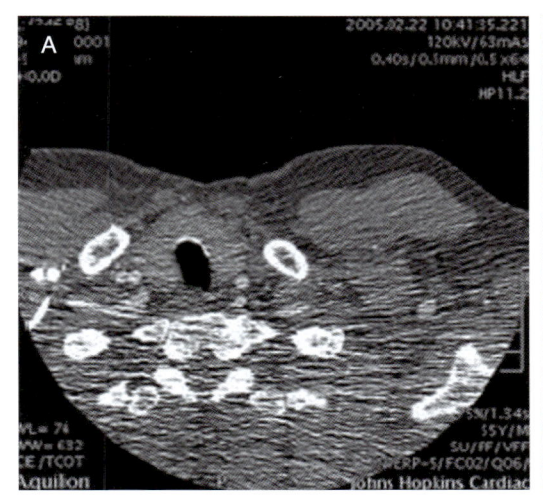

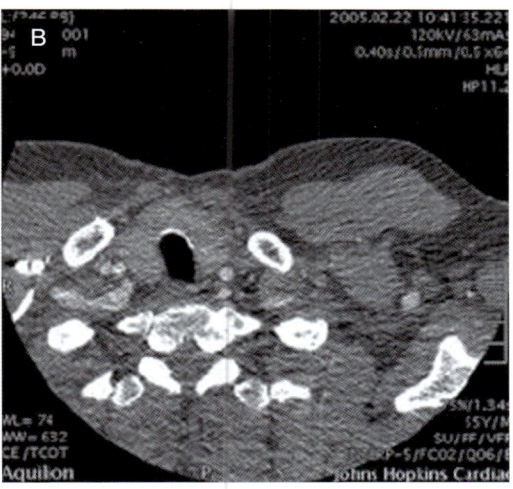

図 8-16 Boost^{3D}のX線光子量不足に対する効果　A：肩の撮像にみられる典型的なストリークアーチファクト．B：同じデータにBoost^{3D}を適用した場合．

達するX線光子量が不足する．このような局所的な光子量低下は，ノイズの増大，ストリークアーチファクトの発生による画質低下の原因となる．従来，これに対処するにはmAsあるいはkVpを大きくしてX線量を増やすほかに方法はなかった．しかし，撮像条件を上げれば被曝線量が増大する．東芝技術陣は，X線量が不足する部位でローデータを補正する動的な3次元アルゴリズムを開発した．Boost^{3D}とよばれるこのアルゴリズムは，X線信号が不均衡に低下するプロジェクションデータを検出し，3次元フィルタを局所的に適用して画像ノイズやストリークアーチファクトを低減するものである．X線信号が正常の場合には補正は行われず，もともとの画質は維持される．

この局所的，動的な補正方法は，必要なところだけにフィルタが適用されるため，最良の画像を得ることができる．さらに，X線光子量の不足を補えるので，通常のmAsを使用して画質を向上させたり，あるいは撮像条件を低くして被曝線量を低減する使い方もできる．図8-16Aには，低線量で撮像した冠動脈バイパス患者の肩の画像を示す．X線光子量不足による典型的なノイズとストリークアーチファクトがあるが，Boost^{3D}を適用することにより，ノイズは大幅に減少し，ストリークアーチファクトも消失することがわかる（図8-16B）．Boost^{3D}に代表される，低線量撮像におけるノイズ低減，画質向上の技術は，東芝の画像診断における患者優先アプローチの中核に位置するものである．

Quantum Denoising Software（量子ノイズ低減ソフトウェア）

撮像条件の最適化，ストリークアーチファクトの除去の後，再構成画像に最終的に残存するノイズを最小限に抑える技術が，東芝の**量子ノイズ除去ソフトウェア**（Quantum Denoising Software：QDS）である．QDSは，再構成画像上で，均一な濃度の部分に優先的に作用し，エッジ情報を保存するように働く動的ノイズ低減フィルタである．このアルゴリズムは，局所的に得られたエッジ情報を利用して，さまざまな強度のスムージングフィルタあるいはエッジ強調フィルタを適用する．たとえば，エッジが少なく濃度が均等な領域では，スムージングを行ってノイズを低減する方向に作用し，組織の境界部，複雑な構造のある部位などエッジが多い領域では，エッジを強調するように作用する．QDSは2次元方向，3次元方向のいずれにも作用し，画像ノイズを大きく削減して被曝線量を低減することができる．QDSを使用することにより，画質を損ねることなくmAsを50％にまですることができる．またQDSは，^{SURE}Exposure3DによるmAs自動制御とあわせて使用することができる．以上のように，Aquilionではさまざまな被曝低減ソフトウェアが

コンソール上に統合されている．

心臓CTの被曝低減

被曝が多いことで知られる冠動脈CTの被曝低減法については，多くの関心が払われてきた．シーケンシャルスキャンによるいわゆるstep and shoot法による被曝低減も一部で行われているが，東芝は，検出器のカバーする範囲が心臓よりも狭い場合は，このアプローチには本質的な制約があると考えた．最大の問題は，データが2心拍毎にしか得られないことで，この結果，検査時間が延長する．初期の研究では，データ収集毎にコントラストが変化し，1/4の症例で画像の不連続や診断不能な部分が発生した．この方法のもう一つの制約は，心拍数が65bpm以下でないと撮像できないことにある．

東芝の[SURE]Cardio Prospectiveソフトウェア[†11]は，ヘリカルスキャンにおける線量制御技術にさらなる改良を加えて心位相の一部でX線を完全にオフにすることにより，2心拍毎にデータを収集することに起因する画質の問題を回避している．この方法では，単純に収縮期にmAを小さくする場合に比べて格段に優れた被曝低減を図ることができる．その理由は，X線を最大出力の10〜15％に落とすよりも，完全にオフにするほうがはるかに短時間に可能であることにある．mAを単純に低くする場合，立ち上がり，立ち下がり時間の被曝が問題となる．[SURE]Cardio Prospectiveは，管電流，管電圧が同じ条件で比較すると，これを使わない場合に比べて最大80％の被曝低減を実現している．

[SURE]Cardio Prospectiveの最大の利点は，幅広い心拍数に対応できることにある．不整脈のない低心拍数の場合，約6秒の低線量で撮像可能である．心拍数が多い場合も，[SURE]Cardio Prospectiveの動的セグメント再構成を使用することにより，時間分解能を最適化することができる．さらに不整脈がある場合は，[SURE]Cardio Prospectiveは，自動的に通常のレトロスペクティブヘリカルモードに移行して確実に撮像する．この大きな柔軟性により，心臓CTを予測可能で一貫性のある検査とすることができる．step and shoot法と異なり，心拍数と解剖学的情報から検査時間を知ることが可能であり，造影剤の必要量も正確に知ることができる．[SURE]Cardio Prospectiveにより，毎回確実に診断に有用な画像を手にすることが可能となった．

可変ヘリカルピッチ

複数部位のCT血管撮影（CTA）が必要な場合がある．たとえば，胸痛の原因検索では，冠動脈，肺動脈，胸部大動脈，腹部大動脈を撮像する．このような場合，1回の造影剤注入で，小ピッチ，心電ゲート下に撮像するのが一般的であるが，心電ゲート法ではピッチを非常に小さくする必要があり，X線被曝が大きくなる問題がある．また，心電ゲートは冠動脈の撮像には必要であるが，それ以外の胸腹部大動脈については不要である．同様の問題は，冠動脈と同時に腎や四肢末梢の血管をフォローアップする状況でも発生する．この場合は，目的とする部位を撮像するために複数回の造影剤注入，複数回の撮像が必要となる．いずれにおいても，心臓以外の部位で心電ゲートを使わずに1回の検査にまとめることができれば，X線被曝や造影剤量を減らすことが可能である．

これを実現するため，東芝は**可変ヘリカルピッチ**（variable Helical Pitch：vHP）モードを開発した．vHPによりユーザはリアルタイムにヘリカルピッチを変更することができる．たとえば，冠動脈は心電ゲート用の小ピッチで撮像し，それ以降はピッチを標準に戻してテーブル移動をスピードアップし，腹部大動脈，腎動脈，そして必要なら下肢末梢まで，テーブルを止めることなく1回の造影剤注入で撮像できる．異なるテーブル移動速度に対応した再構成により全体を1つのスタディとすることも，あるいはいくつかの部分に分けることもできる．これにより，通常は相当量の造影剤を複数回注入し，X線被曝を要する検査も，1回の造影，低線量で撮像可能となる．

vHPにより被曝が低減できる理由は，心電ゲート不要部分をゲートなしで撮像できることにある．通

[†11] 訳注：日本ではFlash Helical Scanとよばれる．

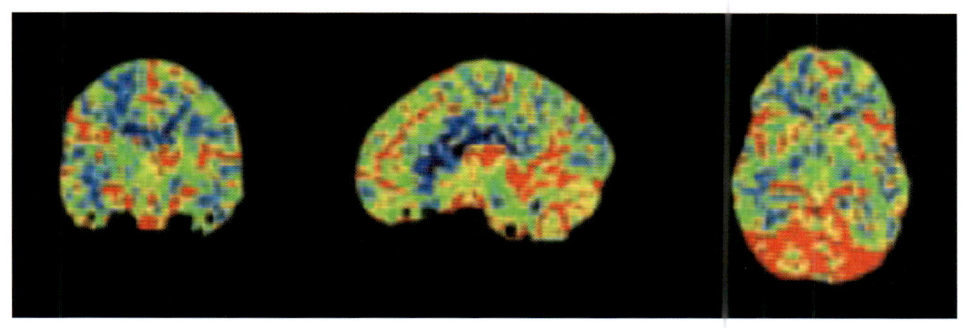

図 8-17 Aquilion ONE（320 列ボリューム MDCT）による 1 回のダイナミック撮像で得られたデータセットから再構成した全脳の灌流画像（冠状断，矢状断，横断）．

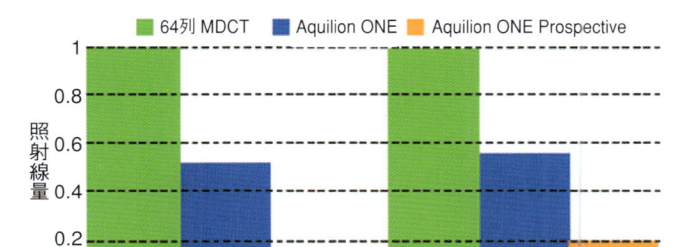

図 8-18 64 列 MDCT と Aquilion ONE（320 列 MDCT）の照射線量の比較

常の心電ゲート撮像のピッチは 0.2 で，1 回転毎に 80％のオーバーラップをすることになる．これは高速に拍動する心臓のスキャンには必要であるが，腹部には不要な高線量を照射することになる．冠動脈の撮像を終えた時点で通常ピッチに移行することで，腹部の被曝は約 70％低減できる．

冠動脈の後に腎，四肢末梢を撮像するような複数回撮像を要する検査の場合，被曝低減の理由は，撮像領域をオーバーラップすることなく 1 回で撮像することができ，ヘリカルスキャンのオーバーレンジを 1 回にすることができることにある．隣接する領域を 2 回に分けて撮像する場合，隙間なくカバーできるように多少オーバーラップさせることが多い．またヘリカルスキャンでは，スキャン範囲の両端を再構成するために必ずオーバーレンジが必要で，その量はピッチによって決まる（訳注：7 章，p.97 参照）．このため，オーバーレンジがスキャン全体に占める割合は，スキャン範囲が短いほど大きくなる．短い範囲を 2 回に分けて撮像すると，その範囲を 1 回で撮像する場合に比べて，被曝線量は 2 倍にもなりうる．したがって，vHP を使用して撮像範囲を 1 回でスキャンすることにより，撮像範囲のオーバーラップやヘリカルスキャンのオーバーレンジを回避し，被曝を低減することができる．

64 スライス MDCT を超えて

MDCT は，検査法，画像データ処理に大きな革新をもたらした．薄いスライスで広範囲を撮像，観察できる能力は，CT 診断の世界に新たな扉を開いたといえる．しかし，MDCT で臓器全体を撮像するためにはヘリカルスキャンが必要である．臓器全体の動態や灌流を検査する場合，MDCT の撮像範囲には制約があるため，部位によって撮像されるタイ

ミングが異なり，時間的に均質なデータとはいえない．

CT技術の次なる革新は，ガントリ1回転で臓器全体の等方向性データを収集することである．この技術により，フロー，動きを画像化し，臓器全体を一瞬にして撮像することができる．図8-17はAquilion ONE (320列×0.5 mm) で撮像した脳の灌流画像である．1回のダイナミックスキャンで，脳動脈の動脈相，静脈相，シネ画像だけでなく，脳血流量，平均通過時間などの定量値を得ることもできる．

Aquilion ONEは，臨床的な有用性だけでなく，X線被曝を大幅に減らすことができる．320列×0.5 mm，z軸方向に16 cmの撮像範囲があるため，冠動脈全体をガントリ1回転，350 msで撮像できるが，小ピッチでのヘリカル撮像が不要なため，同じ管電流，管電圧ならば被曝は80％低減できる．図8-18にAquilion ONEによる被曝低減の可能性を示す．

まとめ

X線被曝に影響を及ぼす要因は多い．東芝のMDCT Aquilionシリーズは，可能な限り低いX線被曝で，高画質を提供するべく効率的に設計されている(図8-18)．^{SURE}Exposure3D, QDS (quantum denoising software), Boost^{3D}などのソフトウェアは，被曝を低減すると同時に画質を最大限とするよう自動的に撮像条件，再構成条件を設定する．^{SURE}Cardio Prospective, vHP (variable helical pitch) のような新しいスキャンモードは，さらに被曝を減少させ，スキャナの新たな用途，ワークフローを生み出している．そして最後に，ボリュームCTはマルチスライスCTを超えて，1回転で広いボリュームデータを収集し，最小の被曝線量で最大の画質を撮像することができる．東芝はALARAの原則をすべてのAquilionスキャナに適用して，最小限の被曝，最大の画質を提供している．

結論

本章では，おもなCTメーカーによるさまざまな被曝低減の技術を紹介した．これらの技術を取り入れ，撮像プロトコルをカスタマイズして，日々の臨床において被曝を低減することは，結局のところエンドユーザの手に委ねられている．このようなCTの性能に加えて，臨床でいかに効率的に使用するかが被曝低減の切り札である．ユーザは，被曝に関する基礎知識を理解して，臨床における被曝を低減するように配慮する必要がある．CTのもつ力を最大限に利用するために，どんな小さなことであっても被曝による有害作用を低減するさまざまな手段を駆使しなくてはならない．

訳注：各社の放射線被曝対策の対比表

	GE	フィリップス	シーメンス	東芝
ハードウエア設計				
管球における オーバースキャン対策	Shutter mode collimator	Eclipse collimator	*Adaptive Dose Sheild*	*Active collimator*
検出器の高効率化（材質）	Gemstone™ HiLight™	Gadolinium Oxy-Sulfide	Ultra Fast Ceramic	Gadolinium Oxy-Sulfide
DASのノイズ低減	*VOLARA*™	Tach チップ（TACH2）	*High Speed DAS*	ステルス塗装[*1]
画質最適化アルゴリズム				
再構成法	ASIR	*iDose*	IRIS	*AIDR*
フィルタ[*2]	*Advanced Artifact Reduction*	*Adaptive Filter*	*Adaptive Signal Boost*	Boost^{3D}
	Neuro 3D Filter	*Cosmix Filter*	*Advanced Smoothing Algolithm*	量子ノイズ除去フィルター
管電流制御				
標準mAの決定法	Noise index	Automatic current selection	Reference mAs	Noise index
x-y 平面制御	SmartmA	D-DOM	CARE Dose, Hand CARE *X-CARE*	*Real EC* ^{SURE}Exposure
z 軸方向制御	AutomA	Z-DOM	Care Dose4D （X-Y-Zの制御）	*Volume EC* ^{SURE}Exposure3D （X-Y-Zの制御）
心臓CTの被曝低減				
心位相の一部でX線を低減	ECG mA modulation	Cardiac dose modulation	Min Dose	*ECG dose modulation*
心位相の一部でX線をオフ[*3]	SnapShot-Pulse	Step and Shoot	*Adaptive Cardio Sequence*	Cardio Prospective （*Flash Helical Scan*）

*1：DAS自体の機構ではなく，ガントリ内側にステルス塗装（電波自己吸収塗料）を行うことにより，外界からの電磁ノイズを遮断するもの．これによりDASのノイズ低減を行っている．
*2：上段はストリークアーチファクト抑制，下段は量子ノイズ除去の系統である．GEはadvanced Artifact ReductionとNeuro 3D Filterを総称してAdaptive Filterationと呼び，フィリップスではストリークアーチファクト抑制系のフィルタをAdaptive Filterとよんでいる．ストリークアーチファクト抑制系はローデータに対して，量子ノイズ除去フィルタ系はイメージデータに対してかけられる．
*3：東芝はヘリカルモード，他社はシーケンシャルスキャンである．

斜字体は，原著の本文中には記載がないもの．

9 ハイブリッドCT：PET-CTとSPECT-CT

　画像診断は，一般に形態画像と機能画像に大別されるが，疾患の診断，癌の治療計画，評価に当たってこの両者は相補的である．核医学の機能画像は，形態画像と統合することにより精度を向上することができる．PET-CT（positron emission tomography/CT），SPECT-CT（single-photon emission computed tomography/CT）のような2つのモダリティの組み合わせの急速な発展は，形態と機能を統合することの重要性を裏付けるものといえる．米国でPET-CTが初めて市場に出たのは2001年であるが，2007年現在，年間1500万件以上のPET-CTが撮像され，現在ではほとんどすべてのPET検査はPET-CTで施行されており，販売されているPETスキャナはほとんどがPET-CTである．同様の傾向は，SPECT-CTにも現われている．PET-CT，SPECT-CTのようなハイブリッドスキャナは，MDCTの登場によってはじめて実用化された技術である．

PET-CT

　CTとPETを統合する利点は多い．それぞれが体動なく正確に撮像されれば，2組のボリュームデータをオンラインで統合することができる．PETは放射性物質の分布による機能画像を表示し，CTは解剖学的局在を示すと同時に，X線吸収の補正マップを提供してPETの定量性を向上することができる．この場合のCTは，最高の精度で検査されないとしても，形態診断的に相応の情報を提供することができる．

　CTとPETを統合する，いわゆるハイブリッドイメージングの最大の利点は，CTが核種の分布に解剖学的なランドマークを提供することである．CTは核医学に比べて光子量が多いので，正確かつノイズが少なく，圧倒的に高画質である．CTは高分解能の解剖学的マップと同時に，正確なX線吸収補正のマップを同時に提供することができる．

　CTの平均X線エネルギーは100keV以下，PETの場合は511keVなので，送信系，受信系ともに相互干渉（cross talk）はほとんどない．現状のPET-CTは，画像はすべてシーケンシャルに撮像され同時に撮像できるわけではない．PET-CTは，単なるPETでも単なるCTでもない，まったく新しい画像診断装置である．PET-CTは，解剖学的な画像とX線吸収補正を提供するCT，機能画像を提供するPETを統合したものである．PET-CTは，それぞれ単独でCTのみ，あるいはPETのみを撮像することも，両者を組み合わせても撮像することができる．

　図9-1に，代表的なPET-CTスキャナを示す．CTとPETのガントリはそれぞれ平行に配置され，分離してメンテナンスや修理を行いやすいように並んでいる．患者テーブルはこの間を送られて，それぞれ同じ部位の撮像を行う．両者が統合されているとはいえ実際には並列されているということは，それぞれの技術開発の状況に応じて独立して新しい技術を取り込むことができることを意味している．

　実際のところ，多くのメーカーは1つのPETに

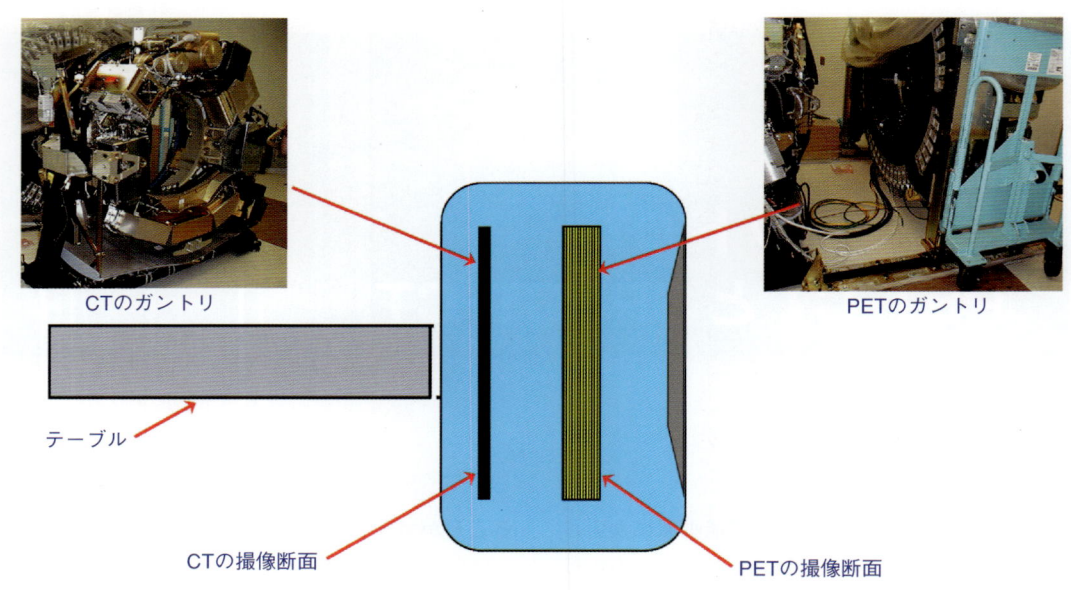

図 9-1 PET-CT のガントリ構造 CT のガントリの後ろに PET ガントリがある．

対して，スライス数，回転速度，管球数など性能が異なる複数の CT の組み合わせを提供していることが多い．たとえば，CTA が PET-CT の一部として求められる心血管系の検査では 64 列 MDCT のようなスライス数の多い CT が適切であるが，腫瘍性病変が目的であれば，よりスライス数の少ない 4 列あるいは 16 列 MDCT や低速の CT でも十分である．

PET と CT は互いに隣接しているが，同時にあるいは同部位で撮像するわけではないので，両者の整合性は非常に重要である．現状のシステムでは，同じ位置でそれぞれを撮像するには，テーブルが両者の間隔だけ正確に移動する必要がある．したがって，テーブルは"インライン (in-line)" にあること，すなわち CT と PET が 3 次元的にいずれの方向にも正確に整合していることが必須である．

PET-CT 開発の初期には，まずテーブルの安定性が課題となった．たとえば，テーブルを最大限に引き出してその上部が PET のガントリ内にあるような状況では，テーブルのわずかな屈曲やたわみが，患者の背側への変位を引き起こし，画像の統合時に大きなエラーの原因となる．テーブルの最大引き出し位置における安定性は，システム設計の大きな課題であった．

初期の設計では，テーブルはその移動距離にかかわらず"片持ち (cantilever)" であったため，特に体重のある患者の場合はテーブルを大きく引き出すと下垂してしまい，画像統合の際に PET の画像が CT よりも背側にずれてしまった．現在の装置では，さまざまな方法でこれを防ぐようになっているが，PET-CT の設置に当たっては，スキャナを設置する床面が平坦であること，テーブルがスムーズに，偏位なく移動するように細心の注意が必要である．

PET-CT の一般的な撮像法では，まず CT のガントリ内で CT を撮像し，次に PET のガントリに移動して同じ部位を撮像する．たとえば，外耳道から大腿まで全身 CT をまず撮像し，テーブルを移動して PET を撮像する．このとき，移動距離は CT と PET のガントリの間隔である．本章では，PET-CT における撮像パラメータ，被曝，品質管理，X 線防御，PET-CT に特有のアーチファクトなどについて述べる．

PET-CT の撮像パラメータ

PET-CT スキャナは，CT と PET が隣接しており，患者を載せたテーブルが精密に整合されたガントリ内を移動して，まず CT，ついで PET を撮像する．**図 9-2** に例を示す．得られた CT のデータは，

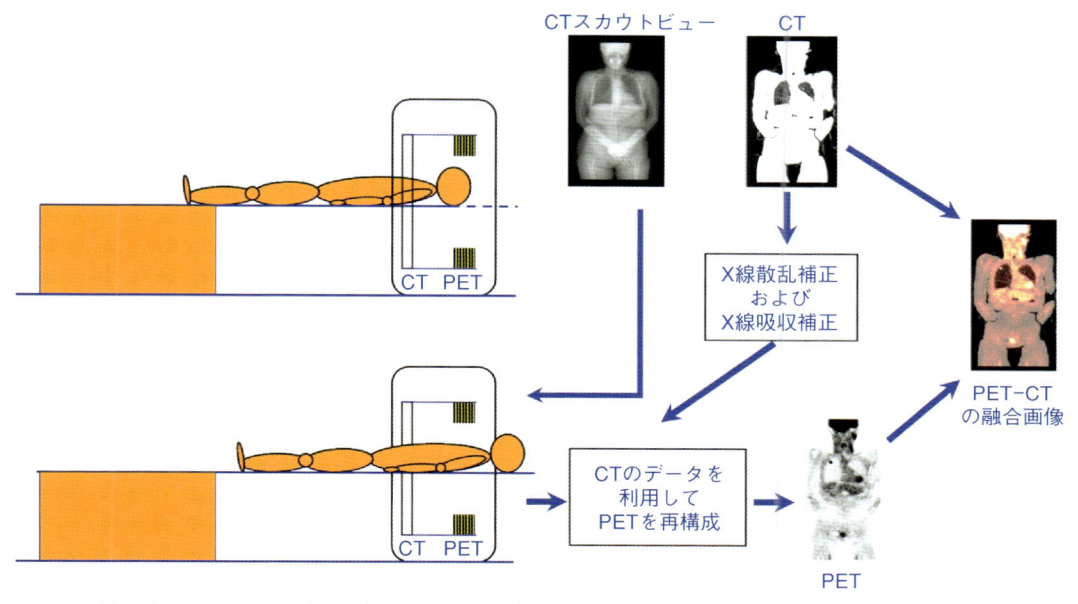

図 9-2 代表的な PET-CT の撮像プロトコル まず CT を撮像した後，同じ部位の PET を撮像する．CT の情報は，1) 解剖学的情報を PET 画像と融合するため，および，2) PET の画像再構成にあたって X 線散乱補正，X 線吸収補正を行うために用いられる．

2 つの目的に利用される．一つは PET の画像を統合するため，また診断に足るだけの画質であれば画像診断に利用するためである．もうひとつの目的は，PET の画像を再構成する際の散乱補正，X 線吸収補正である．PET-CT の画像は，横断（軸位断），冠状断，矢状断に再構成され，PET と CT の画像を並べて表示して臨床医の診断に供され，両者を同時に評価することにより適切な診断を下すことが可能となる．

代表的な全身 PET-CT の撮像パラメータを示す．このプロトコルは多くの外来画像センターで使用されているもので，造影剤は使用せず，必ずしも最高の画像というわけではないが，PET と組み合わせて重要な解剖学的情報を提供し，高精度の診断に有用な情報を提供できる．施設，装置によっても異なるが，一般には骨盤，肩など厚い部分の X 線透過性を考慮して管電圧は 140 kVp と大きめに設定される．施設によっては，被曝が少なく，通常の CT にも使用される 120 kVp を使うところもある．管電流は，体重に応じて可変として被曝を低減する．自動照射線量制御アルゴリズムを利用する装置もあるが，肩，骨盤など厚い部分の線量はしばしば不足

■ 表 9-1 全身 PET-CT の代表的な撮像パラメータ

パラメータ	撮像条件
管電圧	140 kVp（体厚の大きい部分も均等に透過するために）
管電流（体重に応じて）	80 mA（70〜90 kg） 60 mA（45〜70 kg） 40 mA（45 kg 以下） 120 mA（90 kg 以上）
ガントリ回転時間	1 秒/回転
ピッチ	1〜1.5

する．

表 9-1 に全身 PET-CT の代表的な管電流設定を示す．部位にもよるが，これは診断用のフルスタディ CT の撮像条件とは異なるものである．フルスタディの CT を PET-CT で撮像することも可能で，実際にこれを使用している施設もある．重要なパラメータとしてピッチがあるが，PET-CT の場合，CT の画像は PET のスライス幅に合わせて再構成されるので，ピッチ 1 以上でも十分である．しかし，

PET-CT における CT の利用形態は，単に吸収補正と基本的な解剖学的同定だけを目的とする低線量・大ピッチの撮像から，高線量・小ピッチの撮像，薄いスライスの CTA までさまざまなため，撮像条件の一般的な定式化は難しく，一つのプロトコルを決めることはできない．

もうひとつの PET-CT の特徴は，患者によらず部位によらず大きな FOV(field of view)が用いられることと，CT のスライス幅は PET のスライス幅に合わせて再構成されることである．装置によっては，小さな再構成 FOV を設定する"ズーム"機能を備えるものもあるが，たとえば頭部，頸部のように特定領域のみ選択的に撮像する場合以外はあまり利用されない．CT の再構成幅と PET のスライス幅を一致させることは重要である．MDCT 単独では最高の空間分解能で撮像できるが，PET-CT の場合は PET のスライス幅に一致させるのが原則である．

しかし，最近の新しいハードウェア，ソフトウェアは，薄いスライスの高空間分解能の画像を撮像して，補間した PET 画像と重ねることができるようになっている．初期の PET-CT では，CT と PET のスライス幅は常に同じであった．頸部から大腿まで撮像する場合，CT は 15〜35 秒で撮像できるが，PET の撮像には 15〜30 分を要する．一般に PET に正確な定量性を求めるために，CT の撮像には X 線吸収マップに影響を及ぼす造影剤は使用しない．PET の撮像中は，呼吸の影響を考えて浅い呼吸とする．MDCT は 0.4 秒/回転以下の撮像が可能であるが，PET-CT の場合は，体動アーチファクトを最小限とするために 0.5 秒よりやや長い回転時間が依然として用いられている．最適な回転速度は検証されていないが，特に自由呼吸下の撮像では撮像時間が長くなると画質が低下する．CT は，PET の正確な吸収補正のためにも PET と一致した部位の像を再構成する．

被曝線量

PET-CT における CT の被曝については慎重な評価が必要で，被曝低減に向けて多くの努力が払われている．PET-CT では PET，CT 双方の被曝があるが，CT の部分については必ずしも最高の画質

■ 表 9-2 PET-CT, SPECT-CT の実効線量（一般の診断用 CT との比較）

検査の種類	実効線量(mSv)
頭部 CT	1〜2
胸部 CT	5〜7
腹部・骨盤 CT	8〜11
PET-CT[*1]	5〜15
SPECT-CT[*2]	2〜5

[*1]：PET-CT の撮像範囲は外耳道から大腿中央部まで．PET-CT 実効線量は CT 撮像の部分のみ．PET 撮像(25 mCi FDG)の被曝は約 15 mSv．したがって，PET-CT 全体の実効線量は 20〜40 mSv．

[*2]：SPECT-CT の線量は，step and shoot 法，管電流 2.5 mA，ハーフスキャン（約 4 分の 3 周で撮像し，残り 4 分の 1 周の時間で次のスライスに移る），1 スライス 14 秒，1 回転 10 mm のスライス幅，範囲は外耳道から大腿中央まで撮像された場合，SPECT 単独の場合に比較して，SPECT-CT では 6〜12％の被曝増加となる．

を必要とするわけではなく，ALARA(as low as reasonable achievable)の原則に基づいて撮像条件を設定することができる．平均的な体格の患者における標準的な CT の撮像条件，たとえば 140 kVp, 80 mA, ピッチ 1.5 の場合，線量は 10 mSv(5〜15 mSv)程度である．これに加わる PET の被曝は，薬剤の投与量によっても異なるが一般に 10〜20 mSv で，合計 25 mSv(15〜35 mSv)程度の高線量検査と言える．

表 9-2 に一般的な実効線量を示す．CT の被曝は通常の診断用 CT に比べると小さいとはいえ，PET-CT の被曝の 40％を占めている．

腫瘍性病変に対する FDG PET-CT の被曝を調査したところ，CT の線量の PET の線量に対する比率は，頭蓋底から大腿中央部までのスキャンでは 60％，頭頂から大腿中央部までの場合は 61％，頭部から足尖の場合は 65％であった．また，CT の線量が PET-CT 全体に占める割合はそれぞれ 37％, 38％, 40％であった（詳細は巻末の文献を参照されたい）．PET-CT における CT は，通常の診断用 CT に比較して管電流を小さく，ピッチを大きく設定できるので，低線量である．まとめると，CT の実効線量は 5〜15 mSv で，PET-CT 全体の約 40％

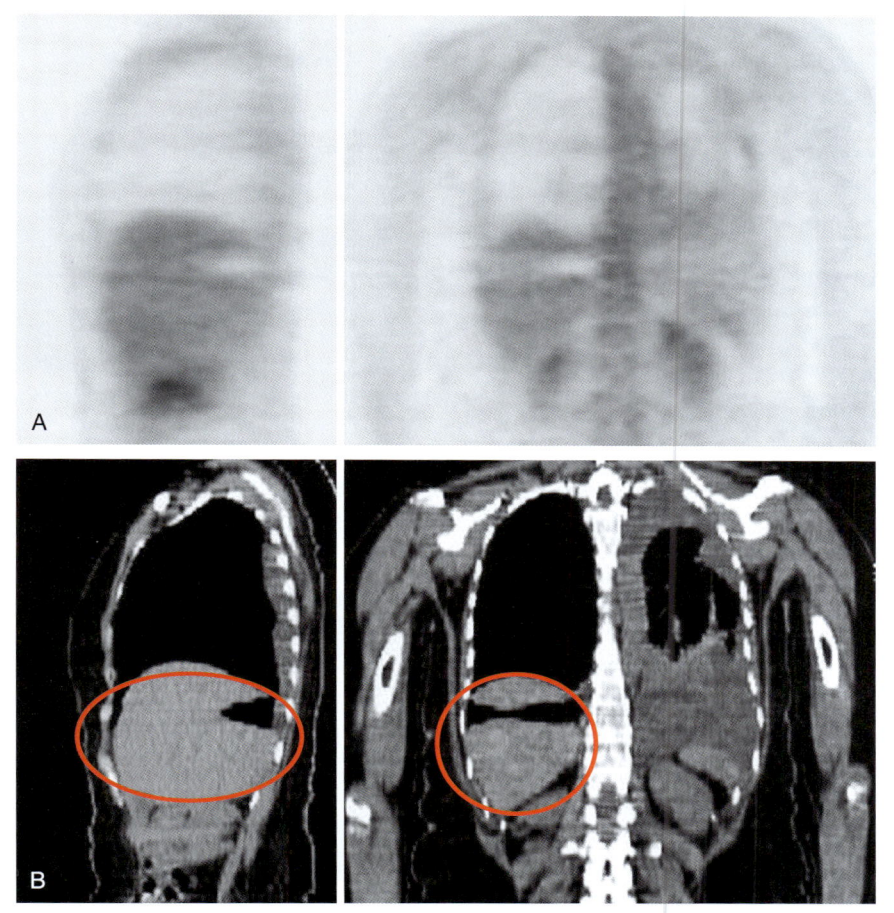

図 9-3 呼吸運動が CT と PET で異なるために PET 画像に発生するアーチファクト
A：PET．肝頂部にアーチファクトが認められる．B：CT．呼吸運動のため肝頂部が断裂したように見える（楕円内）．

と考えられる．

品質管理と遮蔽

CT の品質管理については 11 章「品質管理と放射線防護」に述べるが，ここでは PET-CT に特徴的な点について触れる．最も大切なことは，PET と CT の整合性である．放射性物質，X 線不透過性物質を同時に検査できる多くの球形ファントムがあるが，それぞれのファントムを PET と CT で撮像して，適切な位置にあることを確認することができる．これを定期的にチェックするが，特にスキャナやベッドを調整した場合には必須である．

CT スキャナの遮蔽についても 11 章に述べるが，PET-CT の場合は特殊な問題がある．一般に放射線量が最も大きいのは，患者がスキャンの前に 1 時間あるいはそれ以上滞在する部屋，すなわちスキャナルームに隣接する待機室である．したがって，待機室の遮蔽はスキャナルーム以上に厳密であることが求められる．スキャナルームにおける主たる放射線は CT スキャナの散乱線であるが，準備室の場合は患者自身が放射線源であり，これを周囲から遮蔽する必要がある．

PET-CT のアーチファクト

PET-CT には固有のアーチファクトがある．CT と PET は同時ではなく順次撮像されるので，体動，呼吸による位置のずれ（ミスレジストレーション misregistration）が発生する．上腕を体の脇におい

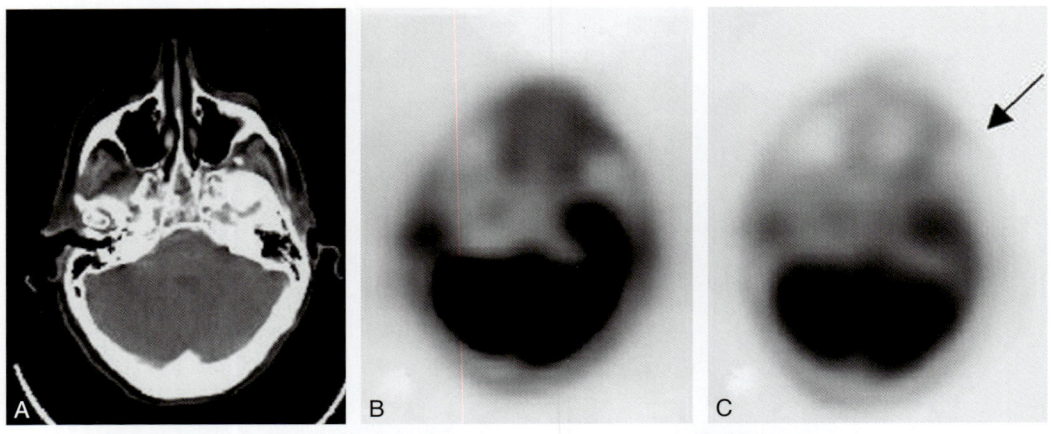

図 9-4 体動による PET 画像のアーチファクト　CT による補正後の PET 画像で，左顔面の核種集積低下があるようにみえる．CT（A）は PET 撮像時と頭の方向が異なっている．このため X 線吸収補正が不足して PET 画像上，集積低下（→）があるようにみえる（C）．補正前の PET-CT（B）では，集積低下はない．

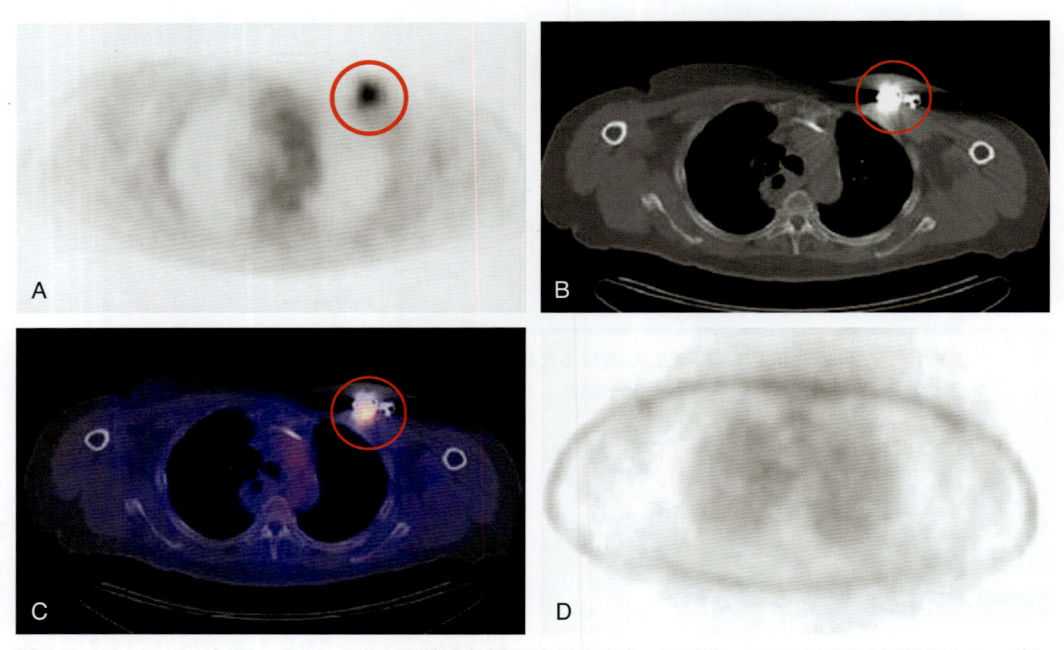

図 9-5 ペースメーカアーチファクト　X 線吸収補正後 PET（A），CT（B），PET-CT 融合画像（C）のいずれにもアーチファクト（○内）があるが，補正前の PET（D）にはアーチファクトはない．

て撮像すると，側面方向の X 線吸収が増加し，管電流が小さい撮像条件では側面に線状アーチファクトがしばしば発生する．よりよい画像を得るためには，浅い呼吸あるいは最大呼気位での息止めで CT を撮像するとよい．図 9-3 に代表的な呼吸による体動アーチファクトを示す．図 9-3 A は肝頂部の PET 撮像で，同部位の CT（図 9-3 B）では肝臓が断裂したようにみえるが，これは CT 撮像時の呼吸によるものである．この結果，PET の画像にも自動的に同じアーチファクトが混入している．

図 9-4 は，顔の左側で核種の集積が低下したようにみえており，誤診の原因となりうる画像である．これは，CT と PET の間に頭部が回旋したために，CT による X 線吸収補正が不足となった結果，左側

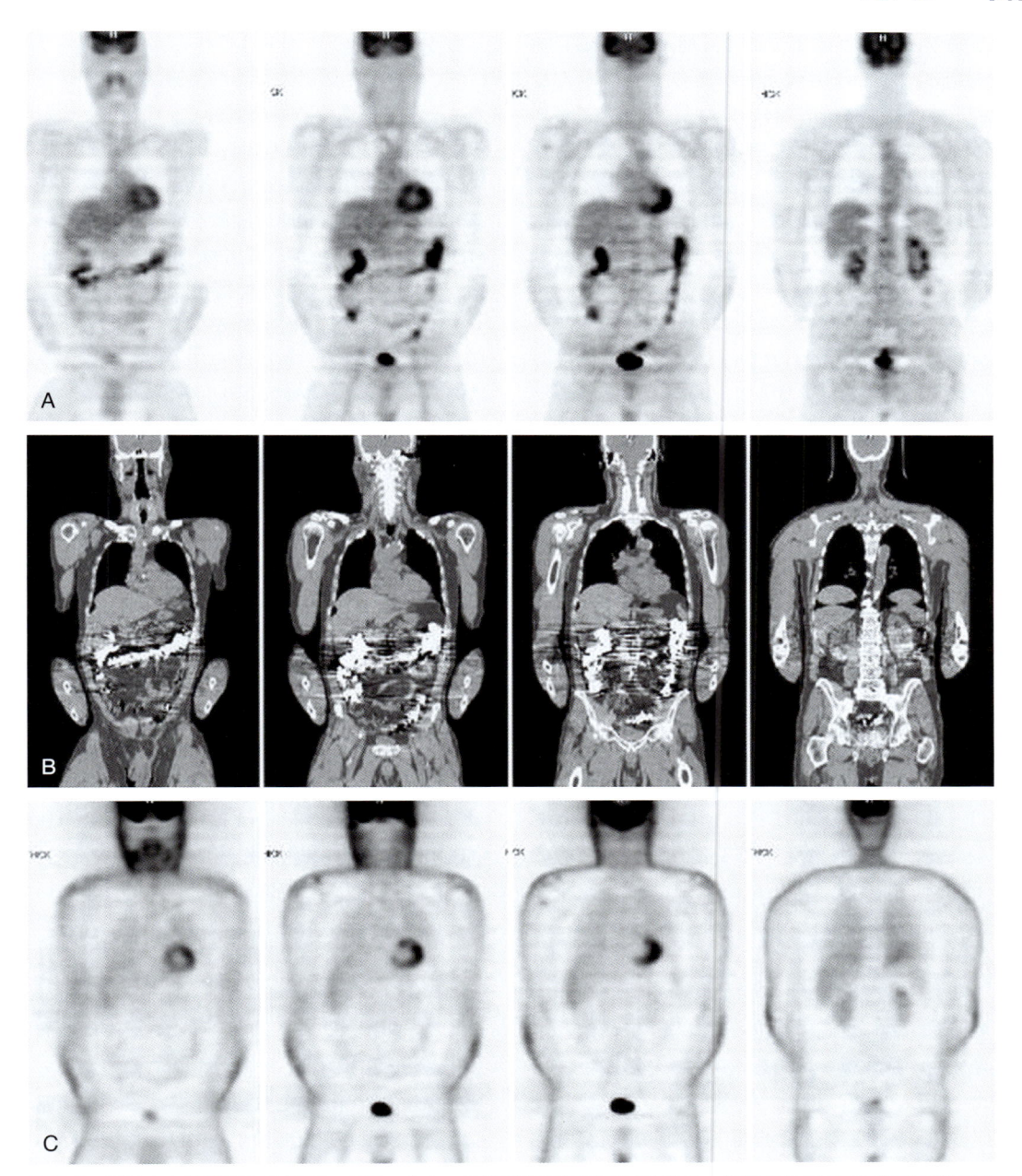

図 9-6　バリウム造影剤によるアーチファクト　X 線吸収補正後 PET(A)で，結腸全体に FDG 集積亢進があるようにみえるが，CT(B)を見るとわかるようにバリウム造影剤の残存によるものである．X 線吸収補正前の PET(C)では，結腸は正常である．

の集積が不良にみえているものである．

　このほか代表的なアーチファクトに，ペースメーカアーチファクトがある．これは吸収補正後のPET 画像，および統合画像で認められる(図 9-5)．CT，PET，吸収補正後の PET 画像，いずれにおいても左前胸壁に高濃度の部分があるが，吸収補正前の PET 画像にはこれを認めない．このように CT の X 線吸収に起因するアーチファクトを発見するためには，補正前後の PET 画像を確認することが重要である．図 9-6 は同じく高濃度のバリウム造影

剤によるアーチファクトである．補正後のPET画像には結腸にFDG集積亢進があるようにみえるが，CTでは結腸に高吸収のバリウムがみえておりこれが補正エラーの原因である．補正前のPET画像では，腸管は正常である．

SPECT-CT

PET-CTが市場に出るとほぼ同時期に，SPECT-CTが登場した．SPECT-CTはPET-CTと同様の利点を有するとともに，PETにおける同時計数，SPECTにおける単一光子計数のいずれでも患者固有のX線吸収補正が可能である．PETの場合，2つの光子エネルギーは常に511keVであるが，SPECTの光子エネルギーは使用する核種によって異なる．最も多く利用される^{99m}Tcのγ線は140keVであるが，X線CTは一般に40～60keV（管電圧120～140kVp）である．PET-CTと異なり，SPECT-CTではSPECTを撮像してからCTを撮像する．SPECT撮像直後にCTを撮像しても，残存核種からの放射線の影響は小さく，CTのX線に干渉することなく画質にも影響しない．

PET-CTでは，CTはすべてMDCTが組み込まれているが，SPECT-CTのCTには2つのタイプがある．一つはSPECTとMDCTが前後に並んでいるもので（図9-7），4, 6, 16, 64列のものがある．このタイプでは，PET-CTと同じく，すべてのCTプロトコルを撮像可能で，SPECT, MDCTそれぞれ単独で，あるいは両者を組み合わせて撮像することができる．フルコースの診断用CTを撮像することができるが，通常のハイブリッドスキャンでは，SPECTのX線吸収補正に必要十分な低線量が用いられる．一般的な撮像手順としては，まずMDCTでスカウト撮像を行い，ただちにSPECTを撮像し，その後MDCTを撮像する．スカウト画像は，SPECT画像とCT画像を統合するために利用される．CTのデータは，X線吸収補正にのみ使われ診断には供されない場合もあるが，CT-SPECTの画像融合が行われる場合もある．このタイプでは一般的なMDCTの機能をもつため，1回の検査でカルシウムスコア，CT血管撮影(CTA)などをあわせて撮像することも可能である．

もうひとつのタイプはこれと異なり，ヘリカルCTではなく，低出力管球，低速度のシーケンシャルモードで撮像する従来型のCTが組み込まれているものである．この場合は，1回転で10mmスライス幅の画像が1枚撮像できるが，最近のSPECT-CT装置では5mm厚の画像を4枚同時に撮像するMDCT類似の，しかし低出力，低速のスキャナを備えたものもある．この装置では，CTスキャナはSPECTカメラとSPECTガントリの間に位置する（図9-8）．これは，核医学専用SPECTと，フル装備のハイブリッド装置の中間的な位置にあると考えられる．

このタイプでは，X線管球と検出器は，ガンマカメラの反対側に取り付けられている．撮像に際しては，まずSPECTを撮像してからCTを撮像する．X線管球は油冷式固定陽極で，140kVp, 2.5mA（最大），検出器は10mm×1列あるいは5mm×4列（＝撮像範囲20mm）である．X線管球と検出器は26秒/回転あるいは13秒/回転で，同時に回転する．一般的な胸部CTの撮像範囲である30cmの撮像に要する時間は，7分（5mm×4列）あるいは14分（10mm×1列）である．全身用SPECT-CTのCT部分の被曝線量は2～5mSvで，SPECT単独の場合に比較して6～12％の被曝増となる．

2つのタイプのSPECT-CTそれぞれにおいてそのCTの位置づけはしばしば議論の的となる．ひとつには，部分的にしか利用されない高価な高性能MDCTをSPECTに備えることがはたして重要か，という疑問がある．しかし，このタイプの装置はさまざまな応用が利き，1回で追加の検査を終えることができる利点がある．その一方で，応用範囲も限られ，診断用CTを撮像するには別途検査が必要な低出力，低速，非ヘリカルCTを備えたタイプの有用性への疑問もある．しかし，このタイプは低価格のSPECT-CTを求めるニッチ市場の要求を満たしている．

このように現状では2つのタイプのSPECT-CTがあるが，メーカーの多くは，応用範囲の広い標準的なMDCTを備えた装置に力を注ぎつつある．

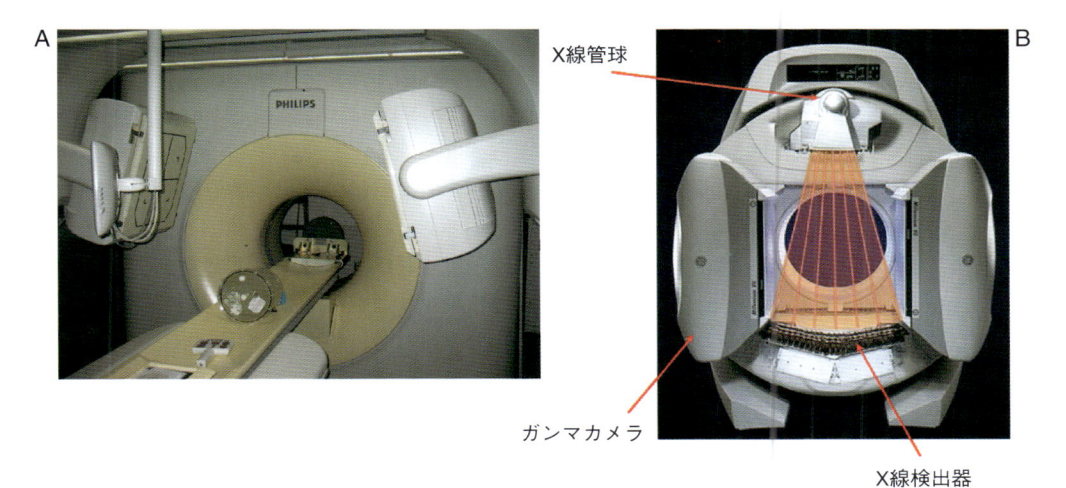

図 9-7　2 つのタイプの SPECT-CT　A：16 スライス MDCT を備えた SPECT-CT（フィリップス・メディカル・システムズ，Precedence）．B：従来型 CT を組み込んだ SPECT-CT（GE ヘルスケア，Infinia-Hawkeye）．

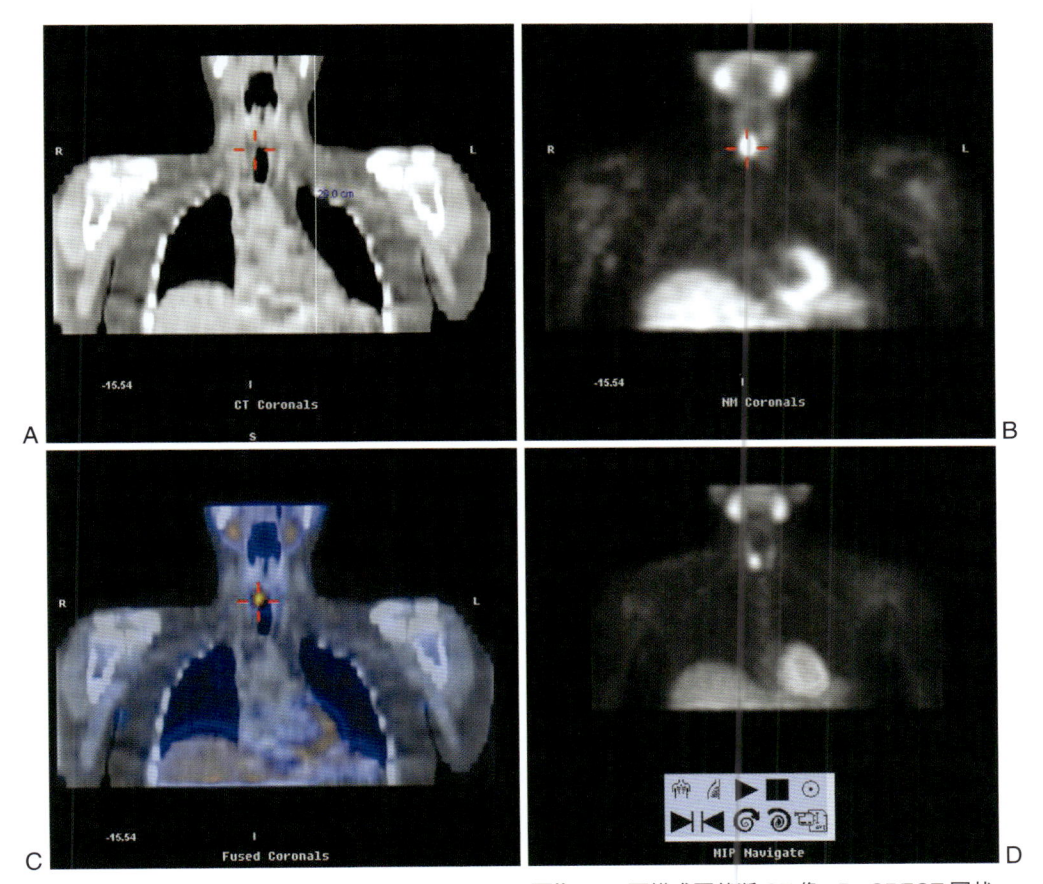

図 9-8　従来型 CT を組み込んだ SPECT-CT の画像　A：再構成冠状断 CT 像，B：SPECT 冠状断プラナー像，C：CT と SPECT の融合像，D：SPECT（MIP）像

まとめ

ハイブリッド CT は，腫瘍性疾患の診断，治療において最適なツールとして急速に普及している．さまざまな疾患において，PET，SPECT，CT 単独の場合に比較して一貫して有用であることを示す結果が数多く報告されている．正確な病変の局在診断は，診断，治療，予後を大きく変革している．実際のところ，PET-CT だけが，悪性腫瘍の究極の診断，治療ツールとなり得る可能性を有している．しかし，合理的な被曝で臨床の要求に適切に応ずるプロトコルの開発はまだ発展途上にあり，状況によっても異なるため，1 つの CT プロトコルですべてをカバーすることはできず，症例毎に個別の検討が必要であるのが現状である．以上まとめると，ハイブリッド CT はますます複雑化する診断・治療上の問題を解決するために有用である．近い将来には広く用いられる可能性を秘めている．

10

デュアルソース CT，320 列 MDCT と特殊な撮像法：CT 透視と CT 灌流画像

　MDCT の基本と検出器の設計については，既に 3 章で述べたが，近年の 2 つの大きな発展として，デュアルソース CT（dual-sourse CT：DSCT）と 256 列 MDCT，320 列 MDCT の登場がある．いずれもユニークな長所をもち，多くの新しいアプリケーションが開発されている．CT 透視，CT 灌流画像についてもあわせて解説する．

デュアルソース CT

　1 回転 330 ms の MDCT をしても，時間分解能は常に課題のひとつであった．望ましいのは 100 ms 以下であるが，パーシャルスキャンを使用しても 165〜185 ms でこれに及ばない．マルチセグメント再構成を利用すれば 100 ms 以下の分解能が可能であるが，こんどは空間分解能が犠牲となる．デュアルソース CT 開発の原動力は，この時間分解能の向上にあった．DSCT の構造は 64 スライス MDCT に似ているが，ガントリ内に 2 つの管球，2 つの X 線検出器が直交して配置されている点が異なっている（図 10-1）．

　管球の 1 つは，撮像視野（scan field of view：SFOV）50 cm の通常の管球であるが，2 番目の管球はガントリのスペースの制約から撮像視野 26 cm の小さな管球である（図 10-2）．2 組の管球-検出器を備えることにより，通常の MDCT に比較して半分の時間で撮像が可能である．ガントリ回転速度 0.33 秒/回転の場合，DSCT の空間分解能はその 1/4，すなわち約 83 ms となる（図 10-3）．

　64 スライス MDCT の場合と同じく，それぞれの検出器は 40 列からなり[†1]，中央の 32 列はスライス幅 0.6 mm，外側の各 4 列はスライス幅 1.2 mm で，z 軸方向に最大 28.8 mm を撮像できる．各検出器は z 軸方向にフライング・フォーカル・スポット（flying focal spot）を採用しており，2 つの連続する 0.6 mm×32 スライスのデータを合わせて 64 スライスのプロジェクションデータとする（2 組のデータの距離はアイソセンターで 0.3 mm）．こうして，32 列の検出器で 64 スライスの画像を得ることが可能となる．DSCT は 128 スライス MDCT であると誤解されることがあるが，実際には 2 組の X 線管球-検出器を備えた 64 列 MDCT であり，両者を組み合わせて時間分解能を向上させるものである．

　図 10-2 に示すように，2 つ目の検出器は小さいので，すべてのプロトコルにおいて 2 つの管球を使用することには制約がある．DSCT 開発の第一の理由は，心臓 CT において重要な時間分解能の向上にあるが，大きい管球のみを使用して，通常の 64 列 MDCT として使うこともできる．DSCT は心臓 CT にとどまらず，新たなアプリケーションも生みだしている．その一例として，デュアルエネルギースキャン（dual-energy scan）がある．デュアルエネルギースキャンは，単に X 線吸収の異なるデータを得るだけではなく，機能的，形態的な組織特性を

[†1] 訳注：この説明はシーメンスの MDCT を例にしている．（6 章，p. 91 参照）

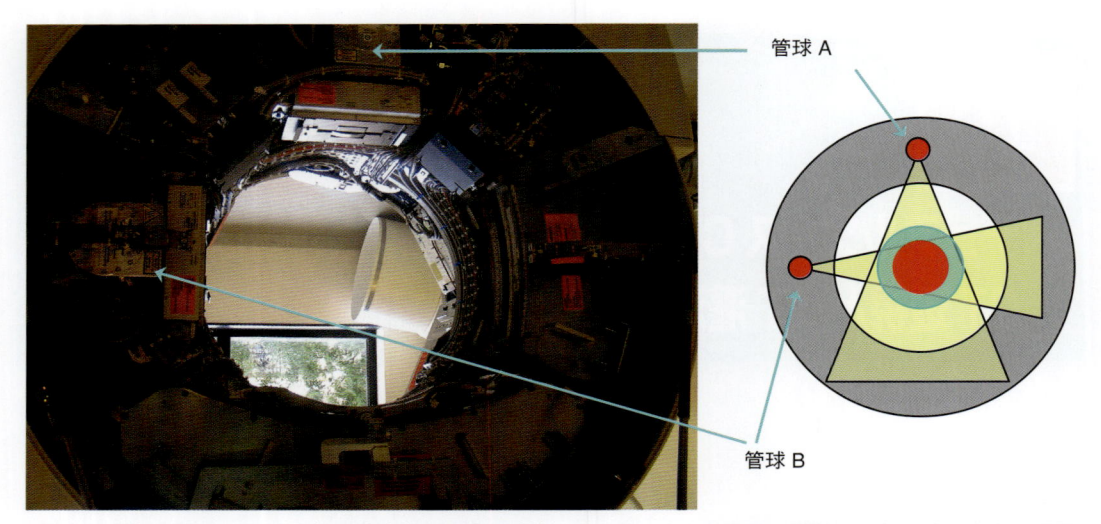

図10-1 デュアルソースCT(DSCT)(シーメンス社) ガントリ内に2組のX線管球,検出器が直交して配置されている.BはAよりも撮像視野が小さい.

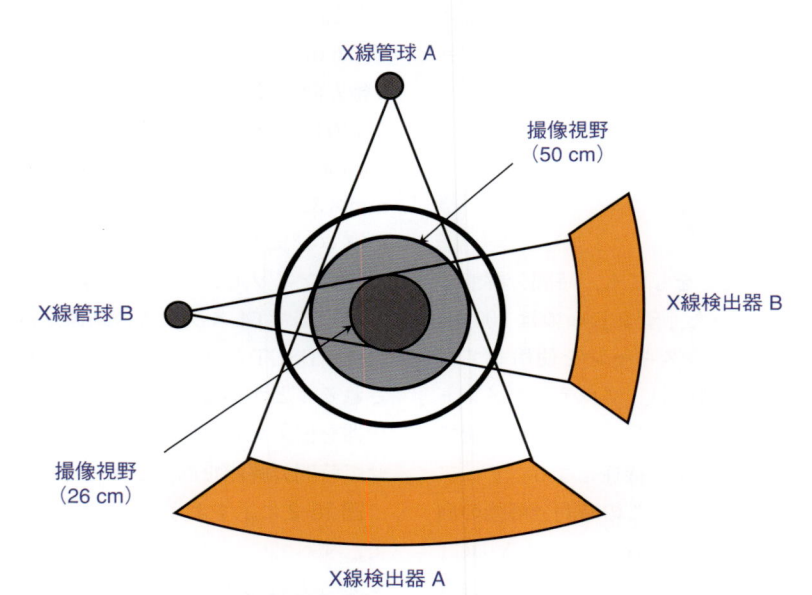

図10-2 DSCTの撮像視野 検出器Aは,通常の64スライスMDCTと同様に撮像視野全体(直径50 cm)をカバーする.検出器Bの撮像視野は小さい(直径26 cm).

知る検査法となる.

　DSCTは2つの管球に異なる管電圧を設定して同時にデータを収集することによりデュアルエネルギーCTを容易に撮像することができ,CTAにおける骨と血管の分離,腎結石やその他の病変の性状診断などが実現可能と考えられている.デュアルエネルギーを備えたDSCTをフル活用すれば,形態のみならず機能的な情報を得ることが期待できる.

デュアルエネルギーCTの応用

　デュアルエネルギーCT(dual-energy CT：DECT)は長年にわたって関心の的であったが,近

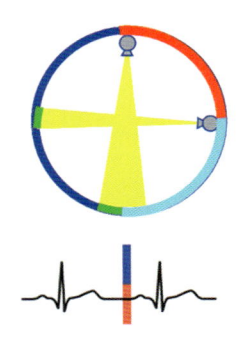

DSCTの時間分解能：約90ms
各管球が90°のデータを収集
スキャン速度：約330ms/回転

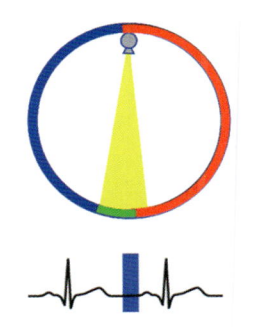

64スライスMDCTの時間分解能：約190ms
180°のデータを収集
スキャン速度：約330ms/回転

図10-3　DSCTと通常の64スライスMDCTの時間分解能の比較（シーメンス）　DSCTでは，それぞれの管球について1/4回転のデータで画像再構成できるので時間分解能が向上する．

年のDSCTの登場，高速に管電圧を変更できるX線管球，受光X線のエネルギーを分離する"サンドイッチ型"検出器[†2]，種々のエネルギーを識別する検出器(photon-counting detector)などの開発などにより，ようやく現実のものとなった．DECTは，形態情報のみならず機能情報も得られる可能性を秘めている．

64スライスCTを超えて：256スライスCTと320スライスCT

64スライスMDCTの最大撮像幅は40 mmに限られている．これは心臓CTの場合，心臓全体を撮像するには少なくとも3〜5回転必要であることを意味しており，シネ撮影に制約を生ずることとなる．また，CTAのような広範囲の撮像が必要な場合にも，レトロスペクティブ心電ゲートによる小ピッチ撮像では，大きなオーバーラップが必要となる結果，被曝が増大する(6章参照)．

空間分解能を維持しながら心臓のような臓器全体を1回で撮像する必要から，256列の装置が開発され，最近はさらに320列のMDCTが登場した(図10-4)．このようなスキャナは，64列装置と同様に幅広い検出器を備えており，0.5 mm×256列，あるいは0.5 mm×320列の検出器構成で，それぞれ128 mmあるいは160 mmをカバーする．320列装置では，心臓全体，頭部全体を1回転で撮像することができ，形態学的な撮像だけでなく，シネ撮影，機能撮像も可能となる．

256列MDCTでは，1回転でアイソセンターで12.8 cm，アイソセンターから離れた最も遠い位置で約10 cmの範囲をカバーする．同様に320列MDCTでは，それぞれ16 cm，12 cmを撮像できる．320列MDCTは，いくつかのコリメーションを連続的に使用することができ，たとえば320×0.5 mmのヘリカル撮像も，(64列MDCTと同様な)64×0.5 mmのヘリカル撮像も可能である．256列，320列MDCTで問題となるコーンビーム・アーチファクトについては，適切な補正，専用の再構成アルゴリズムによって対応する必要がある．

CT透視（CTフルオロスコピー）

CT透視(CT fluoroscopy)は，通常のCTと同様であるが，撮像データをリアルタイムに表示するこ

[†2] 訳注：検出器が，2層になっており，各層の下にフォトダイオードが組み込まれているのでサンドイッチ様になっている．2層の検出器のうち，浅い層は低いエネルギーを，深い層は高いエネルギーを検出する．

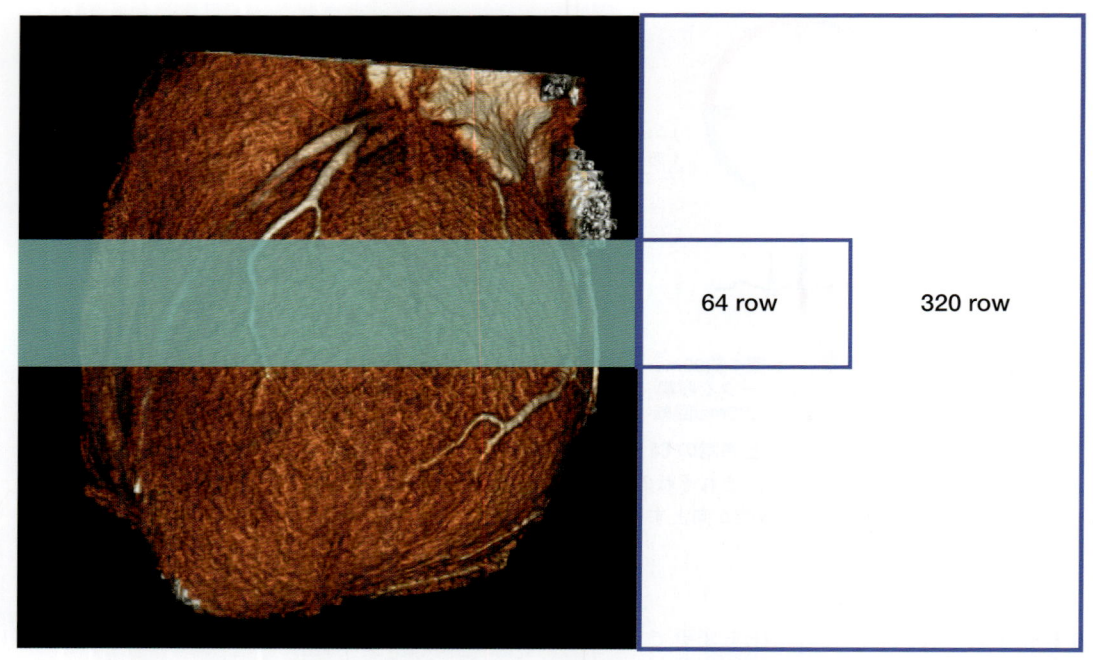

図 10-4 320 列 MDCT と 64 列 MDCT のスキャン範囲の比較（東芝メディカルシステムズ）　320 列 MDCT の最大撮像範囲はアイソセンターで 160 mm なので，心臓全体を 1 回転で撮像することができる．

とにより，X 線透視のような断層画像を表示するものである．X 線透視と異なり散乱線の少ない狭い X 線ビームで撮像するため，重なりのない，高コントラスト分解能の画像を表示することができる．CT 透視は，針生検，ドレーン挿入など，多くのインターベンション手技で有用性が示されている．

CT 透視を撮像するために，CT 装置はいくつかの技術的な要件を満たす必要がある．すなわち，テーブルをガントリから自由に出し入れすることができること（フローティングテーブル），生検針を速やかに穿刺できるような高精度のレーザ光マーカーなどに加え，撮像をコントロールする手動スイッチやフットスイッチ，ガントリのそばで観察することができる画像モニタなどが必要である．そして，フットスイッチを踏んでから撮像開始までの時間が最短であること（通常 250 ms 以下），画像表示までの時間が 200 ms 以下で，リアルタイムに表示されることが求められる．画像再構成には，パーシャルスキャン，および直前の画像の一部を利用する経時的オーバーラップ再構成などが用いられる．MDCT による CT 透視は，複数のスライスを撮像することにより，生検針の位置，ターゲットからのずれをより正確に描出することができ，生検針やテーブルの位置修正が容易となる（**図 10-5**）．

通常の X 線透視と同じく，CT 透視も同じ領域を繰り返し撮像するため，被曝線量が問題となる．長時間の X 線透視は被曝の積算による皮膚障害の危険性があることが知られているが，CT 透視でも同様である．

前述の通り，X 線による皮膚障害は非確率的影響であり，その他の生物学的効果は確率的影響である．通常の CT で問題となるのは確率的影響であるが，CT 透視の場合はこれに加えて非確率的影響も問題となる．非確率的影響は短期的影響で，一定の閾値以下では認められず，閾値以上では線量に比例して影響が増大し，数日ないし数週間で発生するものである．放射線皮膚紅斑，脱毛，白内障などがあり，致死的な場合もある．

ある種の放射線皮膚障害を引き起す線量の閾値は，2 Gy と考えられている．CT 透視は同部位に連続的に照射するため，管電流は通常（150〜600 mA）に比べて低く設定する（10〜50 mA）．しかし，積算

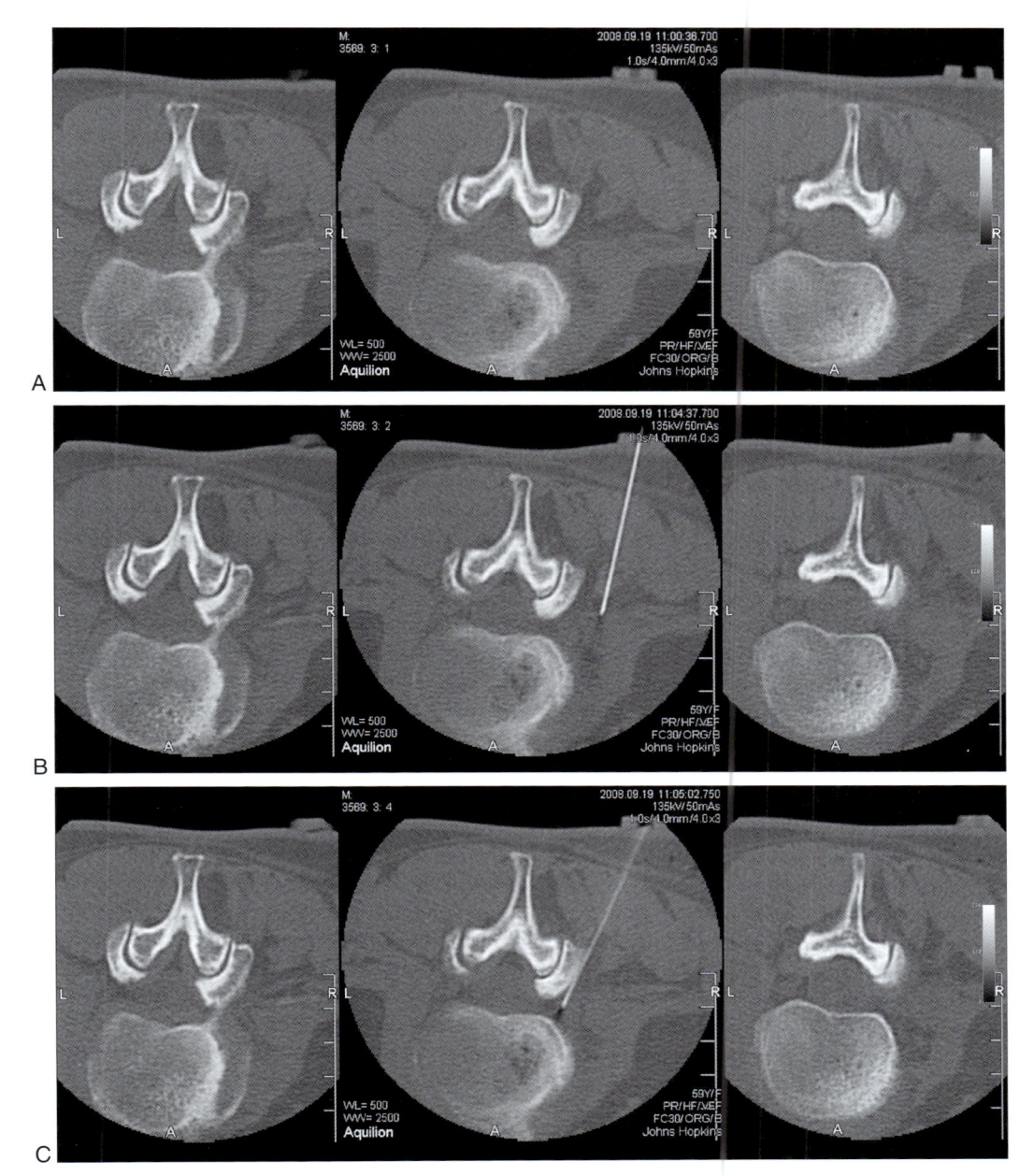

図10-5　64スライスMDCTによるCT透視　検査中は常に4mm厚の画像が3枚表示されている．薄いスライスが複数表示されることにより，穿刺針と目標の位置をより正確に知ることができ，穿刺針を正しく進めることが容易となる．A：穿刺前の目標位置確認．B：目標をやや外側にはずれており，穿刺方向を修正する必要がある．C：正しい位置が穿刺されている．

線量は照射時間に比例して決まるので，低管電流を使用しても通常の透視時間（1～400秒）では皮膚線量が2Gyのオーダーに達して，皮膚障害を惹起することは十分にありうる．したがって，照射時間をできる限り短くして放射線障害を最小限とすることが重要である．実際のCT透視のプロトコルでは，過剰照射を防止するために，一定時間を経過すると警告が出るように設定されている．

CT透視におけるもう一つの問題は，ガントリ近くの術者が散乱線のために相当量の被曝を受けるこ

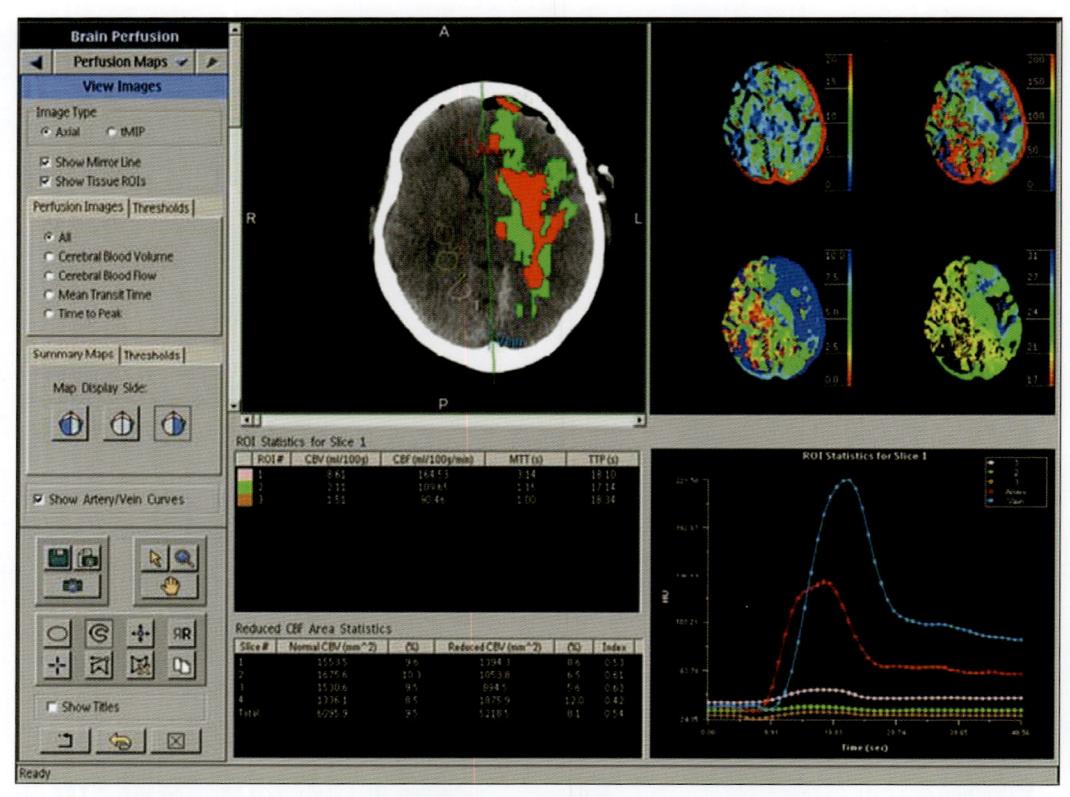

図10-6 代表的なCT灌流マップ 血流量，血液量，平均通過時間マップが示されている．動脈，静脈，関心領域の時間-濃度曲線も表示されている．

とである．CT透視の術者は，放射線防護の三原則，すなわち時間，距離，遮蔽を熟知していなくてはならない．すなわち，X線照射を間欠的にして時間を短縮し，ガントリからできるだけ離れて立ち(散乱線は距離の二乗に比例して減少する)，防護衣(鉛エプロン，甲状腺プロテクタなど)を着用することで，個人被曝を低減することができる．防護手袋(薄いものは無効．Wagner LK, Mulhern OR：Radiology 200：45-48, 1996)や，特殊な生検針ホルダーなども，術者の手を防護するために有用である．

CT透視は，迅速，低侵襲なインターベンションに有用なツールである．CT検査と同じ施設で生検まで可能であることは，患者にとっての大きな便宜である．しかし，X線透視と同様，CT透視は，患者，術者双方に大きな被曝を与える可能性があり，慎重なモニタが必要である．撮像時間0.5秒，高速な再構成が可能な最新のMDCT装置では，シーケンシャルモードによる通常のCT撮像が一層有用と

なりつつあり，CT透視と同程度に高速な撮像も可能となっている．

CT灌流検査法

CT灌流検査法(CT perfusion)は，急性期脳血管障害における脳血流の評価，慢性脳血管障害における心機能の評価，その他の臓器の機能診断などに広く用いられている．CT灌流検査法は，造影剤の臓器内での分布を解析することにより，機能的な血流情報を得るものである．対象臓器(脳，心臓，肝臓など)の同じ部位を，一定時間，予測される濃度変化に応じた一定間隔で，繰り返して撮像する．各ボクセル毎にCT値(HU)を経時的に追跡して時間-濃度曲線(time-density curve)を描き，この曲線を関心領域について解析し，各種の機能パラメータ画像を算出する．

灌流検査は，MRI，PET，SPECTなどでも撮像で

きるが，それぞれ利便性，コスト，侵襲性などに問題がある．一方，CT 灌流検査は，標準的なヘリカル CT でも迅速に，MDCT であればさらに高速に撮像可能であり，適当なソフトウェアさえあれば付属のワークステーションで短時間にマップを作成できる．CT 灌流画像の理論的解析法は 1980 年から文献的な研究があるが，ヘリカル CT，さらに MDCT の登場により初めて実際的なものとなった．

CT 灌流検査の主要パラメータは，血流量（blood flow），血液量（blood volume），平均通過時間（mean transit time）である．これらは，関心領域の造影剤ファーストパスにおける動脈，静脈，臓器実質の濃度-時間曲線により，濃度の経時的変化を解析して求めることができる（図 10-6）．

CT 灌流画像では，同じ部位を繰り返し撮像するため，被曝線量が放射線皮膚障害の閾値を超える可能性がある．管電圧 80 kVp，管電流 200 mAs，検出器構成 4×5 mm，照射線量 12 mGy の条件下でも，50 秒間の CT 灌流検査では 600 mGy（0.6 Gy）もの被曝となる．CT 灌流検査では，撮像プロトコルを最適化して，放射線皮膚障害の危険を最小とすることが必要である．

まとめ

DSCT や 256 列 MDCT あるいは 320 列 MDCT などの技術進歩は，CT 透視，CT 灌流検査，デュアルエネルギー CT など，新たなアプリケーションを生みだしている．このようなアプリケーションは，CT が従来の形態情報に加えて機能的な情報も提供しうる新たな確固たる技術へと進化し，さらに豊富なアプリケーション開発への糸口となるであろう．

11 品質管理と放射線防護

7章「放射線被曝」，8章「放射線被曝対策」では，MDCTの撮像パラメータや被曝線量などさまざまな側面について論じたが，最後に品質管理（quality control）と放射線防護（radiation protection）について触れなければ片手落ちであろう．放射線作業従事者の被曝防護に関する規制，関心が高まっている現在，放射線の安全性に関する理解はいっそう重要である．

これに加えて，世界的に増加しているCT検査件数は，地方，国家，さらには世界的なレベルで医療費を押し上げている．急騰する医療費を抑制すべく，米国の医療保険政策は，新しい検査法の妥当性を検証し，スキャナの性能を画質，放射線被曝の両面から評価して保険支払い額に反映させる方向にある．

画像診断の能力を検証する方法のひとつに，品質管理プログラムがある．品質管理への要求が高まり，CTの画質，性能を検証するプログラムは，公的機関，私企業の保険会社のいずれにも広く受容されている．MDCTの性能を定期的に調べる品質管理プログラムは重要かつ必須のものとなっており，このようなプログラムによって，システム全体の性能を調べると同時に，さまざまな撮像プロトコルの被曝線量も検証することができる．臨床用プロトコルについては線量制限があるわけではないが，被曝線量を測定し，施設毎に被曝線量と画質を標準値と比較することは有用である．しかし，放射線被曝は常に画質との関連において論じる必要がある．画質を顧みることなく一方的に照射線量を低くしても，画質不良のために再検が必要となって，結局のところ被曝低減にならないことがある．このように，画質と被曝量は複雑に関連していることを知ることが重要である．

本章では，品質管理，放射線防護に関するさまざまな側面を論じる．放射線の安全性と被曝低減の方法については，7章，8章で既に扱っている．放射線防護は，放射線作業従事者の防護，一般公衆の防護に大別される．ここでは，放射線の安全性について，個人被曝の問題，個人被曝の測定法，MDCT室のX線遮蔽に関連して述べることとする．これらの問題に関する詳しい解説は，多くの放射線物理学の教科書に記載されているが，ここではこれらの問題を略述し，日常診療に役立つ実際的なヒントを提供したい．

品質管理

日々の臨床においても，CTは急速な発展を続けている．MDCTの登場により，CT検査数はしばしば1年で2桁のパーセンテージの伸びを示すほど急速に増加しつつあるが，この増加はCTから得られる情報に対する臨床医の信頼と同時に，MDCTにおける画質，空間分解能の向上による新たな臨床アプリケーションの登場を反映するものである．CTの有用性については議論の余地がないが，CTの放射線被曝のリスクに関しては多くの議論がある．したがって，適切な品質管理により，スキャナの照射線量，画質の両面からCTの性能を評価することが

必須である．

ここでいう品質管理(quality control)とは，定期的にMDCTなどの装置の性能をテストし，標準的なデータと比較することである．スキャナの性能が適切でない場合は，本来の患者ケアの質を確保するためにその問題を解決すべく次のステップに進む必要があり，品質管理はより大きな品質保証プログラムの一部分と見なすことができる．"画像診断における品質管理(Papp's Quality Management in the Imaging Sciences)"によれば，品質保証(quality assuarance：QA)は，データをシステマチックに収集し，評価することにより完全な医療を確実なものとするための包括的な管理プログラムである．QAの第一の目的は患者ケアの向上にあるが，これは患者の選択，スケジューリング，マネジメント，部門運営，技術的効率，院内教育，画像診断の適正化などからなる．プログラムの主眼は，品質管理のばらつきの原因となる人的要因に置かれている．品質保証(QA)を品質評価(quality assessment)と混同してはならない．品質評価はある時点での品質レベルの測定であり，必ずしもケアのレベルを改善する努力とは呼応しない．一方，品質管理はQAの一部で，画質を左右する技術的問題を評価，メンテナンスするための技術である．品質管理の名前のもとに行う受入れ検査と定期的な性能評価が，MDCTの画質を保証するために二本柱として重要な役割を果す．

受入れ検査

受入れ検査(acceptance test)の目的は，新たに設置する装置が設計通りに機能すること，法規に準じていること，高画質の画像を出力することを確認することにある．受入れ検査に際して収集したデータは，後の品質管理のベースラインとして重要である．また，受入れ検査に際して，各種パラメータを運用上の要請に応じてカスタマイズすることができる．受入れ検査は，初期設置時はもちろんのこと，管球交換，検出器交換などスキャナに大きな変更が加えられた場合には常に実施する必要がある．計測値はすべてメーカーの仕様範囲内にあることが必要で，これが将来の品質管理の基本となる．法規によって受入れ検査が義務づけられている場合もあるが，義務の有無にかかわらず，新たな装置の初期性能を調べることはユーザにとって有用なことである．

受入れ検査として行われる一般的な試験は，CT値の精度，均一度，照射線量，画像ノイズ，スライス幅，低コントラスト分解能，高コントラスト分解能，空間分解能などである(表11-1)．これらの試験により，ユーザはスキャナの性能を知ると同時に，将来にわたってこれと比較することができる．

MDCTメーカーの多くは，性能検査用のファントムを提供しており(図11-1)，また，さまざまなパラメータを同時に評価できるように複数のパターンからなるモジュールを内蔵するファントムと，これによってスキャナの性能を自動的に解析するソフトウェアが用意されている場合もある(図11-2)．

さらに，標準ファントムを使用して線量を測定し，仕様と比較(±20〜30％)することが重要である(図11-3)．MDCTはすべて$CTDI_{vol}$を表示することが定められているが，受入れ検査時に実際の計測値と表示される値を知っておくことも重要であり，これによって，後日撮像プロトコルの被曝線量を推測する際にコンソールに示される数値に十分な信頼性を求めることができる．

定期的な品質管理

定期的な品質管理検査は，CTの性能を継続的に評価するうえで重要であり，その内容，頻度は受入れ検査の時に決定する．一般には資格のある医学物理士が検査の頻度，担当者をその施設とCT使用状況に基づいて決定する．最も一般的な検査は，毎日行うCT値の精度検査である．これはメーカー提供の標準水ファントムをスキャンして水のCT値を検証するものである．CT値はすべて水のCT値に対して較正されるので，この検査は重要である．受入れ検査に際して行われる検査のいくつかについては，これを年単位で繰り返して継続的に評価する(表11-1)．また，国や地域によってはそれぞれの法的規制に応じた追加の検査が必要となることもあろう．

MDCTの評価を目的とする品質管理検査の詳細については，米国医学物理士協会(American Association of Physicists in Medicine：AAPM)の作業グループ報告＃39，米国放射線科専門医会(Ameri-

■ 表11-1 受入れ検査，定期検査に推奨される測定項目

測定項目	受入れ検査・年次検査	定期検査
一次検査		
線量測定：CTDIの測定	○	
CT値の精度，均一性	○	○
スライス幅	○	
画質	○	
空間分解能（高コントラスト分解能）	○	○
低コントラスト分解能	○	○
画質の均一性	○	○
ノイズ	○	
アーチファクト	○	○
画像表示—デジタル系，ハードコピー	○	○
二次検査		
テーブル精度	○	
ロカライザー光	○	
線量分布	○	
安全性評価：目視点検	○	
散乱線測定	○	
標準プロトコルによる患者被曝測定	○	
その他，所轄官庁により定められた項目		

受入れ検査，年次検査の項目は定期検査プログラムの一部として推奨される．年次検査の内容，頻度，検査基準は，医学物理士が通常決定する．
ACRのCT認定プログラムガイドライン（ACR CT accreditation program guidelines）およびACRのCT評価基準（ACR technical standard for diagnostic medical physics performance monitoring of computed tomography equipment）により要求される検査項目．

can College of Radiology：ACR）のCT評価基準（Technical standard for diagnostic medical physics performance monitoring of CT equipment），同CT認定ガイドライン（ACR CT accreditation program guidelines）などがある．

CT装置メーカーに依存しない品質管理プログラムも普及している．その例として，ACRのCT値認定プログラム（ACR accreditation program for CT）があり，これは4つのモジュールからなる専用のCTファントムを使ってスライス幅，空間分解能，コントラスト分解能，CT値，均一度を測定することができる（図11-4）．米国ではCTの認定は任意であるが，保険会社のなかには保険金支払いの条件として認定を求めるところがあり，これが趨勢となりつつあることから，CTの認定は近いうちに必須要件となる可能性がある．

放射線安全性

放射線科医，循環器内科医，放射線技師など，医療従事者の被曝は，一般に十分小さい値である．CT透視を除けば，スキャン中の検査室内に患者以外が立ち入ることはなく，検査室は遮蔽されているので医療従事者の被曝は最小限に抑えられるからである．一方，CT透視の場合は，術者の被曝はガントリとの距離に応じて大きなものとなり，個人被曝計測用のモニタを装着する必要がある．個人被曝線量は法定基準以内におさまる必要があり，米国の場合，放射線作業従事者の年間最大許容線量は50 mSv（5 rem）である（表11-2）．

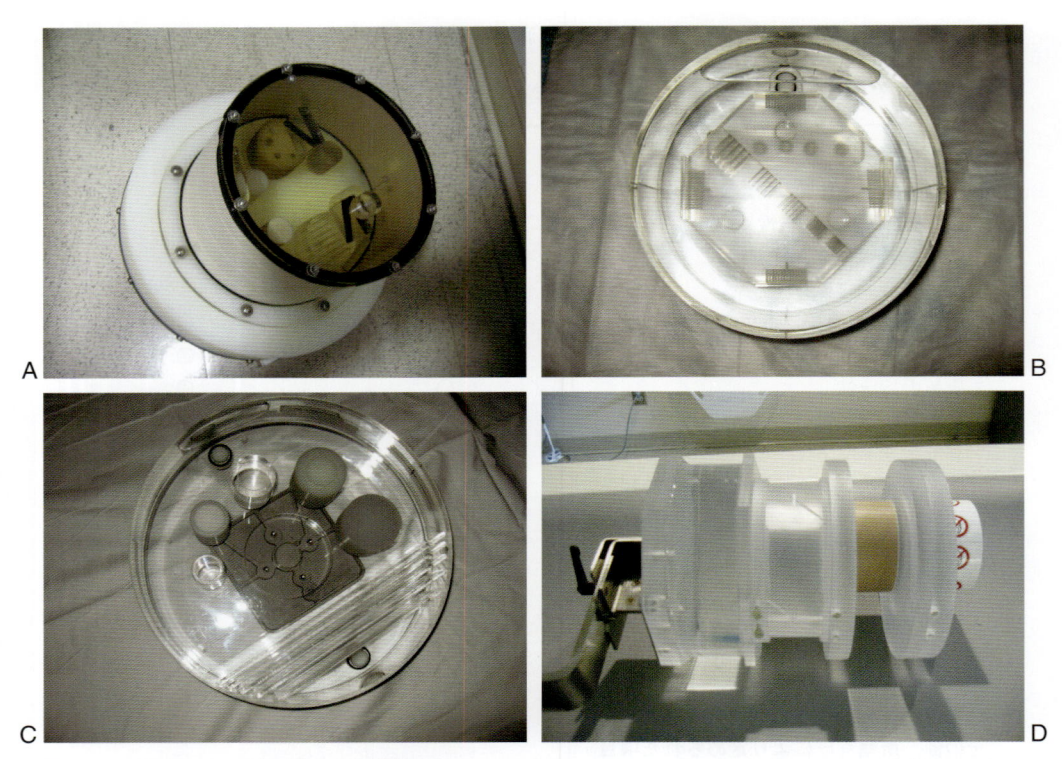

162　11章　品質管理と放射線防護

図 11-1　**各メーカーが提供する品質管理用ファントム**　**A**：フィリップス，**B**：GE，**C**：東芝，**D**：シーメンス．いずれもさまざまなパラメータを計測するためにいろいろなパターンを内蔵している．

品質管理用ファントム

品質管理画像

16スライス MDCT の解析画面

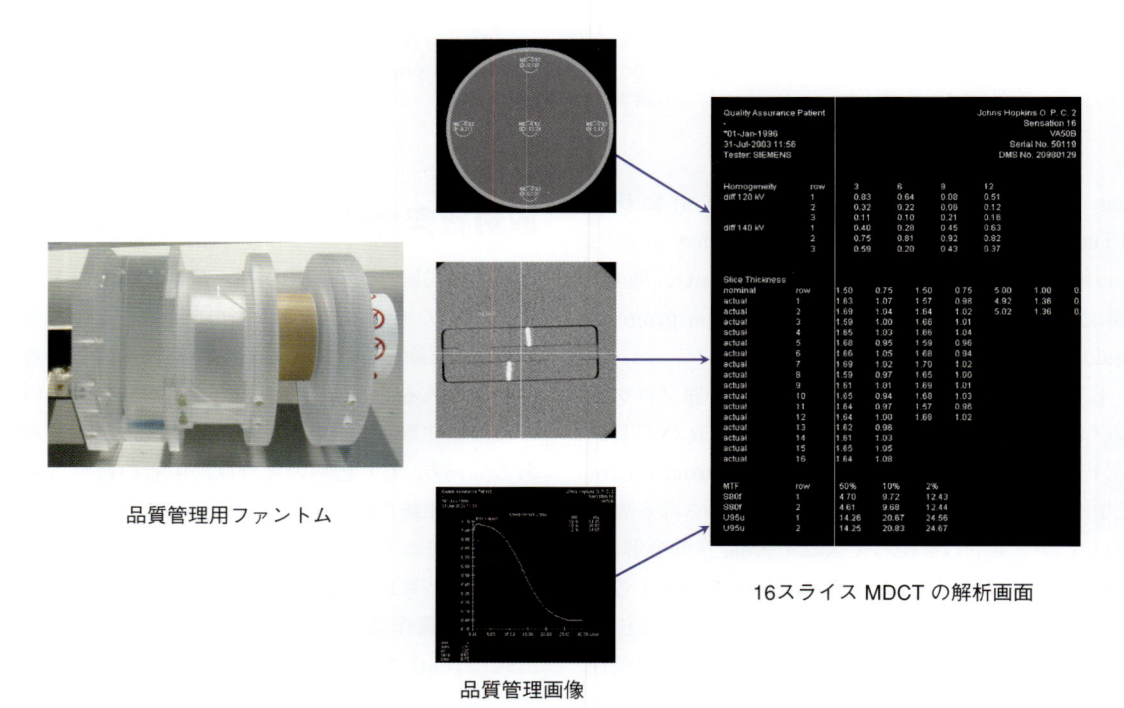

図 11-2　さまざまなモジュールからなる品質管理用ファントム，その CT 像と，16 スライス MDCT の自動品質管理プログラムの出力結果．（シーメンスより許可を得て掲載）．

放射線遮蔽 **163**

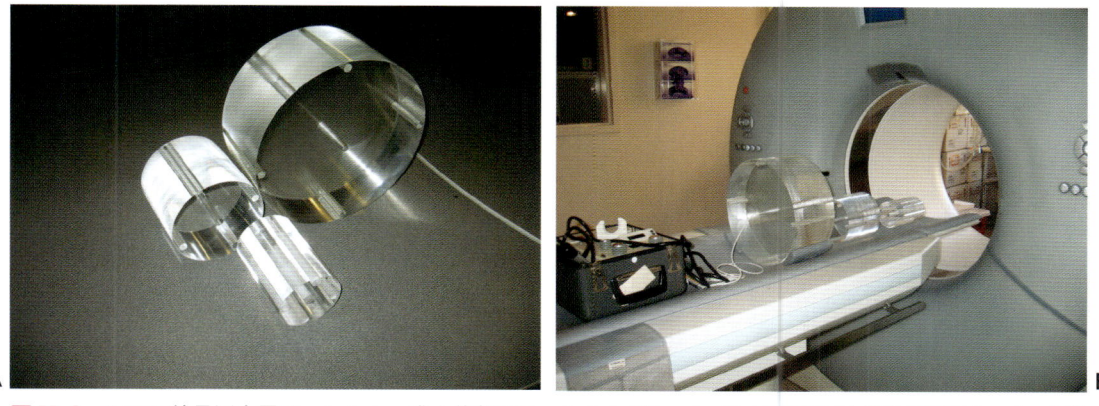

図11-3 A：CT線量測定用ファントム．成人体部用ファントム（32 cm），成人頭部用／小児体部用（16 cm），小児頭部用（10 cm），B：線量測定の様子．

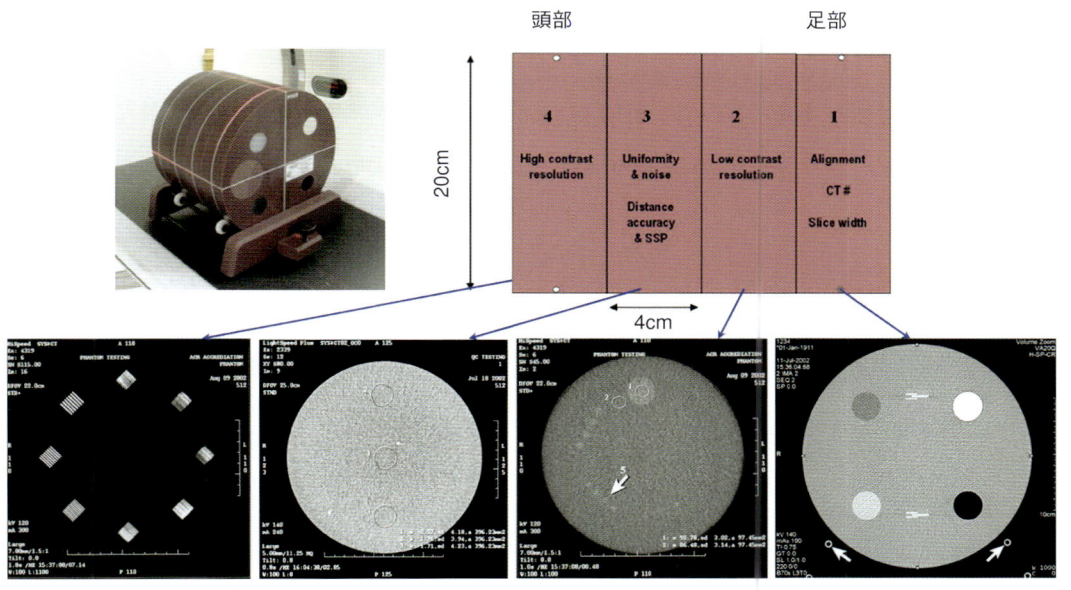

図11-4 **ACRのCT認定用ファントム** さまざまなパラメータを評価するために4つのモジュールからなる．下段は各モジュールのCT像．（ACRの許可を得て掲載）．

放射線遮蔽

　検査室（スキャナルーム）の遮蔽（shielding）の主たる目的は，その周辺で作業する医療従事者を被曝から守ることにある．X線ビーム幅がますます広くなるMDCTでは，作業者を保護すると同時に，法規制に準じるためにも検査室の遮蔽が重要なものとなっている．従来，放射線装置は主として放射線物理士の管理下にある放射線科内に設置されてい た．しかし，MDCTが放射線科の枠を超えて臨床各科にまで普及するようになり，遮蔽に関するミスを防止し，安全にMDCTを使用できるように，いっそう慎重な放射線防護が求められている．

　そのためには当然のことながら，MDCT導入計画時から適切な遮蔽を設計し，検査室の工事に際して適切にこれを施し，スキャナ搬入後に検証する必要がある．遮蔽を検証する最適なタイミングは，検査室が完成する前の工事中の段階である．こうする

表11-2 年間最大許容線量（米国放射能規制委員会 Nuclear Regulatory Commission）[*1]

カテゴリー		最大許容線量	
		mSv[*2]	rem
放射線作業従事者 （職業人）	全身[*3]	50[†]	5
	水晶体	150	15
	皮膚あるいは四肢（手，足）	500	50
	年少者（18歳未満）	成人の10%	成人の10%
妊婦（全妊娠期間9か月を通じて）		5	0.5
公衆（非職業人）	全身	1	0.1
	水晶体	15	1.5
	皮膚あるいは四肢（手，足）	50	5.0
非管理区域[*4]		任意の連続する 1時間につき0.02	任意の連続する 1時間につき0.002

*1：US NRC Regulatory Guide 8.29 Revision（1996年2月発行）
*2：1 mSv＝100 mrem
*3：自然放射線，および個人が医療目的で被曝した線量は除く．
*4：放射線施設周囲の線量は0.02 mSv/時間を超えてはならない．この値はCT施設の遮蔽を算定するうえの基準となる．
†訳注：この値は日本で参考にしているICRP1990では20（特定の5年間の平均）になっている．

ことにより，検査室完成後に必要となる面倒な計測手続を省略することができる．遮蔽の状態を医学物理士が確認するようにすれば，法的不備が後日発見されて検査室の運用を中断するような事態を避けることができる．以下，CTスキャナの放射線遮蔽について述べる．

スキャナルームの遮蔽にあたって，コリメーションされたX線ビーム幅（N×T）で定義される一次X線は，あまり問題とはならない．遮蔽上問題となるのは，患者から放射される非指向性放射線（isotropic radiation），すなわち散乱線（scatter radiation）である．この場合，X線検出器が一次遮蔽となり，検査室の壁は二次遮蔽と考えられる．CTメーカーが提供する散乱線強度分布図は，一定のmAsについてシングルスライスを撮像した場合のアイソセンターを中心とする等線量図である（図11-5 A）．散乱線は，ガントリを中心として蝶型に広がる．これは散乱線源（＝患者）においてガントリが大きな吸収壁の役割を果たすためである．散乱線はガントリの両側で最大となり，これから離れるほど減少する．一般に線量は線源からの距離の二乗に反比例するの

で，散乱線は散乱線源であるガントリ内の患者からの距離の二乗に応じて減少する．またガントリが吸収壁となるため，散乱線はガントリの真横の位置で最小となる（図11-5 B）．

診断用X線装置の遮蔽に関する技術的な情報は，NCRP報告 No. 147（Structural Shielding Design for Medical X-ray Imaging Facilities）（2004年）に記載されている．CT検査室の遮蔽については，いくつかのファクターが関与する．放射線防護の大原則ALARA（as low as reasonably possible）の法則は放射線遮蔽についても適用され，実行可能な限り線量は低く抑えなくてはならない．遮蔽を設計するために考慮すべきファクターとしては，1週間にスキャンする平均患者数，1患者あたりのスキャン回数，1スキャンあたりの平均撮像条件から算出されるワークロード（平均照射レベル）である．さらに，検査室の大きさ，スキャナ周囲の**占有率**（occupancy factor[†1]），特定の放射線への**曝露率**（use factor[†2]）なども考慮される．

さらに職業人（放射線作業従事者），非職業人（公衆，非放射線作業従事者）の最大被曝量は，法規に定

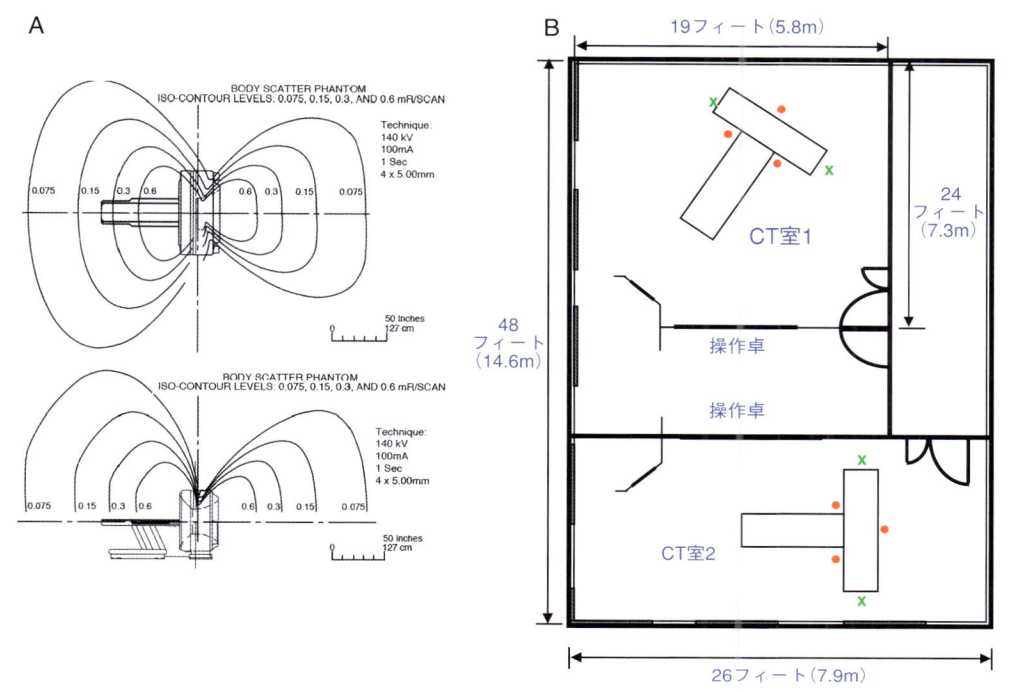

図11-5 **A**：散乱線強度分布．ガントリを中心として蝶型の分布となる．**B**：CT検査室の設計図．
● ：散乱線の多いところ．× ：散乱線の少ないところ．

められた値を超えてはならない．たとえば米国では，職業人の年間最大被曝線量は50 mSv（5 rem），非職業人では1 mSv（1 rem）と定められている．また，非管理区域（検査室に接する一般の廊下，階段，オフィス）の等価線量は0.02 mSv/時間を超えてはならない．

放射線遮蔽を計算する場合，通常は"週"を単位として考える．たとえば，非管理区域の最大許容線量は0.02 mSv（2 mrem）/週，管理区域では1 mSv（100 mrem）/週である（**表11-2**）．ついで，検査室の周囲，階下，階上について占有率（occupancy factor）を考慮する．所轄官庁によって定められた遵守条件を理解することは，CT室で作業に従事する個人を保護すると同時に，検査室の運用を円滑にするうえでも重要である．

スライス枚数が増加し，16×0.625 mm ＝ 10 mm，64×0.625 mm ＝ 40 mm，320×0.5 mm ＝ 160 mm といったようにX線ビーム幅が大きくなるにつれて散乱線も増加する（**図11-6**）ので，遮蔽もそれに応じて考慮する必要がある．一般に米国では，1/16インチ（1.58 mm）の鉛板を5/8インチ（15.9 mm）の石膏ボードに貼り付けた既製品を放射線遮蔽に使用している．標準的なワークロードの16スライスMDCTを6 m×9 mの部屋に設置する場合は，1/16インチの鉛板で十分ある．しかし，64スライスあるいは320スライスMDCTの場合，遮蔽条件は厳しくなり，隣接区域の占有率に応じて1/8インチ以上の鉛板が必要となる場合がある．64スライス（16×0.625 mm ＝ 40 mm）MDCTと16スライス（16×0.625 mm ＝ 10 mm）MDCTを比較すると，ガントリ近傍の散

---

†1 **訳注**：occupancy factor（T）：隣接する空間がどの程度使用されるかを示す目安．たとえば作業区域，生活区域は T＝1，人が通る廊下は T＝1/4，倉庫は T＝1/16 などとされる．
†2 **訳注**：use factor（U）：特定の壁面が放射線に曝露される程度を示す目安．たとえば恒常的に照射される壁，床は U＝1，恒常的には照射されない壁，床は U＝1/4，恒常的に照射されない天井は U＝1/16 とされる．二次遮蔽壁は常に U＝1 である．

16-列 MDCT　　　　　　　　　　　　　　　　**64-列 MDCT**

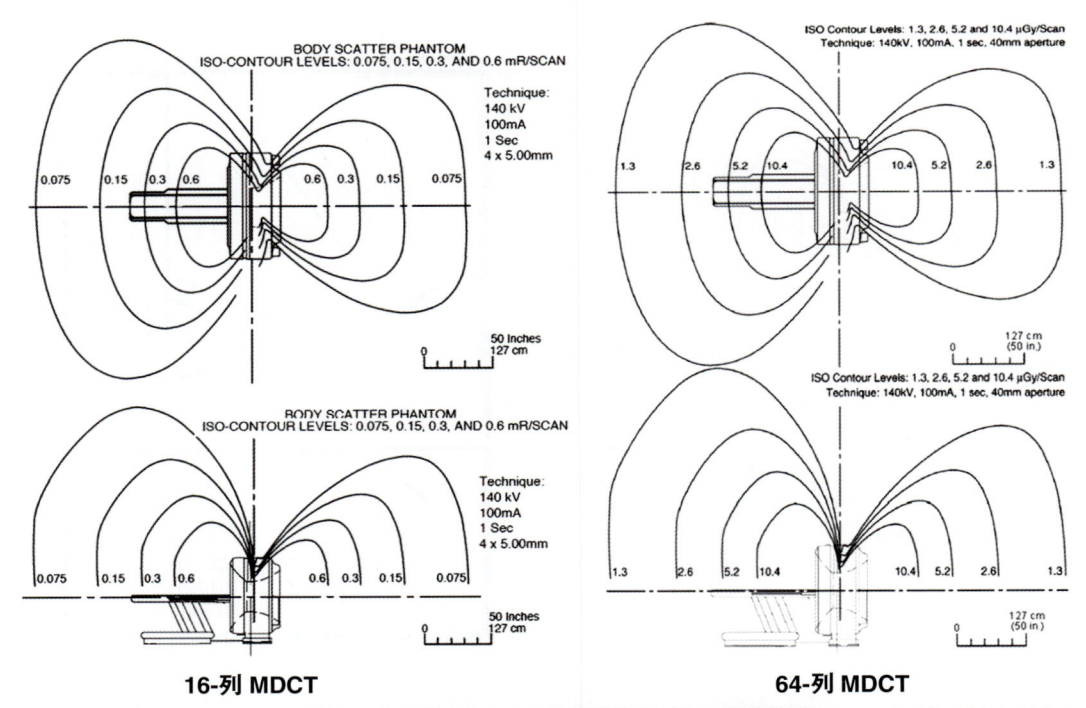

図 11-6　同一メーカーの 16 列および 64 列 MDCT の散乱線強度分布の比較（体部ファントム）　両者は似ているが，X 線ビーム幅が 16 列 MDCT は 20 mm，64 列 MDCT は 40 mm と異なるので，64 列のほうが散乱線も強い．したがって，検査室の大きさ，その他の条件によっては 64 列 MDCT では 16 列 MDCT よりも遮蔽の追加を必要とする場合がある．（GE ヘルスケアの許可を得て掲載）．

乱線強度は大きく異なる（図 11-6）．MDCT の遮蔽は，妥当なワークロードを仮定したうえで，メーカーが用意する散乱線強度分布図をスキャナルームの図面に重ねて検討する．このようにして，隣接領域に働く作業者を保護するために必要な遮蔽を求めることができる．

たとえば，64 スライス MDCT を 6 m×9 m のスキャナルームに設置し，主として心臓 CT を 20 症例/日，5 日間/週で検査する条件で遮蔽を考える場合，法規によって 0.02 mSv/週以下（非職業人については 1 mSv/年）であることがまず必要で，スキャナをオフィススペースから隔てる最も近い壁はガントリから 3 m の位置にあり，厚さ約 1.5 mm の鉛板が必要である．遮蔽に関する計算法，遮蔽物質に関する詳細については，NCRP 報告 No.147 (Structural Shielding Design for Medical X-ray Imaging Facilities)（2004 年）に記載されている．適切な遮蔽を施し，法的不備が後日発見されて検査室の運用を中断するような事態を避けるためにも，遮蔽の状態を医学物理士が確認することが推奨されると同時に，所轄官庁がこれを求める場合もある．

まとめ

品質管理と放射線防護は，CT の日々の運用に欠くことのできない部分である．適切な品質管理によって，CT を円滑に運用できると同時に，事前に正すべき問題を発見して修正し，予期せぬダウンタイムを避けることができる．放射線防護は，CT 従事者の安全を確保するとともに，所轄官庁の基準，規制を遵守するためにも重要である．

12 MDCT の将来動向

　つい最近まで，MDCT の将来を予測することは容易であった．4 列 MDCT が発売されて以来（図12-1），各メーカーがより多くのスライス枚数を競う"**スライス戦争**(slice war)"が繰り広げられた．CT スキャナをスライス数の順に並べると，CT の歴史となる．すなわち，1 スライス，2 スライス（ノンヘリカル，ヘリカル），4，6，16，32，40，64 スライス，そして最新のものは 256，320 スライスという現状である（図12-1）．また，MDCT のなかには，スライス数と同じ数の検出器を備えるものと，X 線ビームを偏向することによりスライス数より少ない検出器で撮像するものがある．いずれにせよ，1998〜2008 年の過去 10 年間で，MDCT の技術は飛躍的な発展を遂げた．

　CT 検査の 80％が，頭部，胸部，腹部，骨盤腔のルーチーン検査であるといわれており，その範囲では，現在の MDCT は十分すぎるほどの空間分解能，時間分解能を備えている．より高速，高分解能の MDCT は，血管イメージングに代表される新たな臨床応用の分野を切り拓いてきた．64 列 MDCT の主たる活躍の場は心臓領域であり，その優れた空間分解能，時間分解能により，冠動脈 CT の画質は大きく向上している．

　保険会社のなかには，心臓疾患の評価に 64 列 MDCT を（義務づけないまでも）推奨しているところがある．しかし，心臓全体を 1 回転でスキャンし，なおかつ空間分解能，時間分解能を維持できるような性能を求めて，MDCT の開発はなおも進められている．1 回のスキャンで心臓全体を撮像するという目標は既にある程度まで達成されているが，なお課題は多く，将来の発展が期待されるともに，予測しがたいところでもある．しかし，以下に述べるような分野では，MDCT の今後の動向を推測することも可能である．

デュアルエネルギー CT

　デュアルソース CT（dual-source CT：DSCT）の導入により，エネルギー依存イメージング（energy-dependent imaging）への関心が高まっている．エネルギーの違いによる X 線吸収の差を利用するデュアルエネルギーイメージングの考え方は，古くから存在し，初期の CT までさかのぼることができる．デュアルエネルギー CT（dual-energy CT：DECT）の技術は，異なるエネルギーをもつ X 線から得られる画像から，有用な情報を取り出す技術である．減衰特性を利用して，骨，軟部，造影剤などの物質を識別することが既に試みられているが，このアプローチは，従来の解剖学的情報に加えて，機能情報をも提供する画像検査への途を拓くものといえる．

　DECT は DSCT によって容易かつ現実のものとなった．DSCT では，それぞれの管球を異なる管電圧に設定することにより，デュアルエネルギー撮像が簡単に行えるからである．CT メーカーのなかには，通常のシングルソースの MDCT を使って，管電圧の高速スイッチングと高速検出器を組み合わせたり，あるいはエネルギースペクトルを識別可能な

12章 MDCTの将来動向

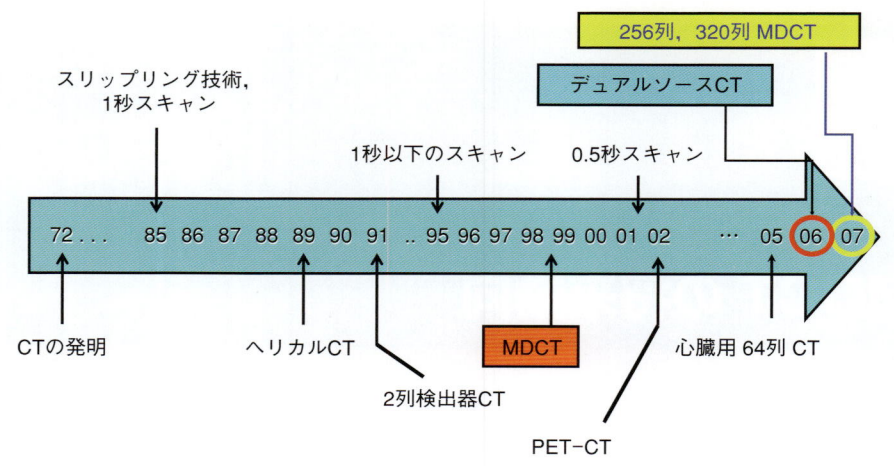

図12-1　CT開発の歴史

- CTの発明：72...
- スリップリング技術, 1秒スキャン：85-88
- ヘリカルCT：89
- 2列検出器CT：91
- 1秒以下のスキャン：95
- MDCT：98
- PET-CT：01
- 0.5秒スキャン：02
- 心臓用64列CT：05
- デュアルソースCT：06
- 256列, 320列 MDCT：07

検出器を上下に重ねたり，光子計数検出器（photon-counting detector）を使用するなどの方法でデュアルエネルギー撮像を実現しているものもある．数多くの新しいDECTアプリケーションが開発されており，その一部は検証段階にある．DECTはまだ萌芽期にあるが，今後長期にわたって発展する大きな可能性を秘めている．

放射線被曝

　米国内外におけるCTスキャナ稼働数の急速な増大に伴い，放射線被曝の問題は大きな関心事となっている．2006年の米国放射線防護計測審議会（National Council on Radiation & Measurements：NCRP）の委員会報告（SC 6-2）*によると，米国民の医療放射線による実効線量は，過去25年でおよそ600％増と見込まれている．さらに詳しくみると，医療被曝の約50％がCTに由来するものであることは驚くにあたらない（**図12-2**）．この報告はCTの個人リスクに関する指標を与えるものではないが，CTによる公衆被曝に関する注意を喚起している．

　MDCT技術の進歩，MDCTスキャナの普及は，多くの新しいアプリケーションを生みだしている．2007年の調査では，米国内に約1万台のCTが稼働しており，その80％がMDCTである．世界的にも同様なCT台数，CT件数の増加傾向が認められ，やはり放射線被曝の問題は注目を集めている．CTその他のX線検査の実効線量に関する情報は，公衆の疫学的リスクの調査には有用であるが，CT撮像を必要とする個々の患者についてこれを一方的にあてはめることはできない．個々人のレベルでは，その状況に応じた利益とリスクを勘案する必要があり，利益がリスクを上回る限りにおいて，CT撮像は診断，治療に常に有用と判断される．しかし，個々のCT検査における利益とリスクの算定は難しい作業で，特にCTの繰り返し撮像については困難である．繰り返し撮像は多くの関心を集めており，十分な調査に値する問題である．利益とリスクに基づくCT撮像の妥当性評価法の確立は，近い将来重要な問題となるであろう．

　撮像条件の最適化による被曝低減の努力は，今後のMDCT開発の優先的課題のひとつである．ここでは，線量制御技術のさらなる高精度化が重要となる．従来，CTの放射線被曝は，ユーザ側（臨床医），メーカー側，いずれの眼中にもない問題であった．しかし，近年のメディアの関心の高まり，ならびに多くの研究報告の結果，放射線被曝低減は中核的技術と考えられるようになり，ユーザ，メーカー，さらには行政側も特別な関心を払うようになっている．

　もう一つの問題は，CTの線量測定技術である．従来，CTの線量測定は，16 cmあるいは32 cm径の円形ファントムに長さ100 mmのペンシル型電離

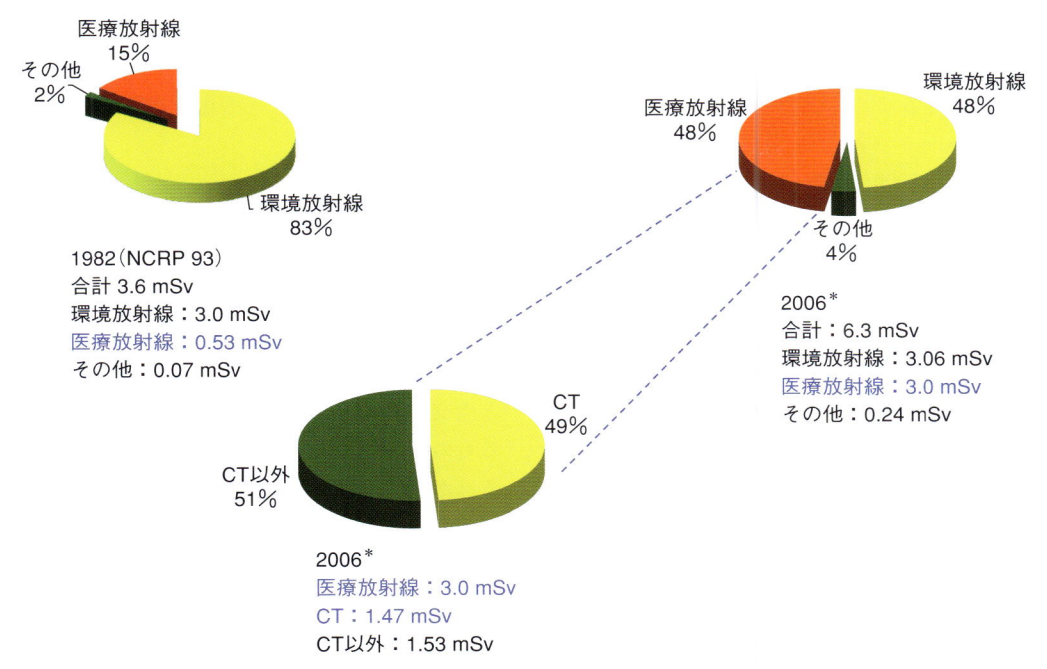

1982（NCRP 93）
合計 3.6 mSv
環境放射線：3.0 mSv
医療放射線：0.53 mSv
その他：0.07 mSv

2006*
合計：6.3 mSv
環境放射線：3.06 mSv
医療放射線：3.0 mSv
その他：0.24 mSv

2006*
医療放射線：3.0 mSv
CT：1.47 mSv
CT以外：1.53 mSv

図 12-2 米国における 1 人当たりの実効線量（*Mettler FA, et al：Health Physics 2008；95：502-507）. 医療被曝の 49% を CT が占める.

箱を挿入して測定されてきたが，X 線ビーム幅が 14〜16 cm に及ぶ 256 列あるいは 320 列 MDCT の登場により，新たな線量測定法，画質評価法の開発が大きな課題となっている.

被曝低減の努力は，新たな画像再構成アルゴリズムの開発も促している．たとえば**反復再構成法**（iterative reconstruction）は，従来核医学で広く用いられてきたが，計算時間が遅いために CT には不適と考えられていた方法である．しかし MDCT における被曝への関心，ならびに高速なコンピュータの開発に伴い，反復再構成法の実用化に向けた開発努力が進められている．反復再構成法を使用すると，画質を損なうことなく被曝を低減することが可能であることが示されているからである．これに加えて，1 回転当たりのスライス枚数の増加は，X 線ビーム幅の増大，すなわちコーンビーム角（cone beam angle）の増大をもたらしたが，このため従来の再構成アルゴリズムではコーンビームアーチファクトを避けることができず，ここでも新たな再構成アルゴリズムの開発が必要とされている．

CT による全身スクリーニング

MDCT によって，CT による全身スクリーニング（whole-body CT screening）を可能になったが，無症候者を対象とする全身スクリーニングには多くの議論がある．無症候者の全身スクリーニングには，放射線被曝のリスクを上回る利益に関する十分なエビデンスが存在しないことが問題で，また低線量による全身 CT は偽陽性が多く，その確認検査のためにさらに被曝が増す結果となることが示されている．実際のところ，多くの専門家団体が全身 CT スクリーニングへの反対意見を表明しており，検査センターの過剰競争，国内外の経済情勢の影響もあってこのような全身スクリーニングは減少の途にある．しかし，適切な臨床試験でこの方法の利益を示すことができれば，全身 CT スクリーニングが無症候者のルーチン検査として推奨される可能性も残っている．

MDCT の技術により可能となった仮想大腸内視鏡（virtual colonoscopy）は，通常の内視鏡検査と同程度に有用であることが最近示された．仮想大腸内

視鏡は，放射線被曝にもかかわらず内視鏡検査の代替検査として認識され，高齢者の定期検査として推奨されたのである（50歳から5年毎．米国がん協会American Cancer Societyの推奨．CA Cancer J Clin 59：27-41, 2009.）．CTの全身スクリーニングについても同様な研究が必要とされ，現在進行中である．その有用性が確立されれば，全身スクリーニングCTが再び推奨されることも可能である．その有用性が確立されれば，全身スクリーニングCTが再び脚光を浴びることもありうることである．余分な検査回数の削減，放射線被曝の低減，ひいては増大の一途をたどる医療費の抑制にも資する可能性がある．

フラットパネルCT

臓器全体を1回で撮像するという目標の下に開発されたのが，フラットパネルCT（flat-panel CT）である．30 cm×45 cmのフラットパネルを備えたプロトタイプが開発段階にあるが，これが臨床に供されるまでには幾多の課題をのり超える必要がある．なかでも，大撮像領域に伴う散乱線の増大，CT本来の利点である低コントラスト分解能の低下は大きな問題である．増加する散乱線に対処するにはある種のグリッドが必要であるが，グリッドの使用は被曝線量の増加を意味する．また，フラットパネルの小さなピクセルサイズによる空間分解能の増大も被曝増加の一因である．CTの被曝がすでに大きな関心を集めている現在，このような問題が解決されない限りフラットパネルCTの臨床応用は茨（いばら）の道である．

一方，フラットパネルCTの開発は，通常のX線装置，透視装置によるCT型の撮像法を生み出した．たとえば，フラットパネルによるインターベンション用透視システムは，CTのような画像を作ることができる．最新のフラットパネルによるインターベンション用透視装置は，回転血管撮影により画像を収集し，特別な再構成アルゴリズムによってCTのような断層画像を作り出すことができる．1/2秒以下で撮像できるMDCTと異なり，スキャン時間は数秒のオーダーである．MDCTに比較して時間分解能，空間分解能ともに低く，被曝線量はかなり大きい．しかし，このような機能をインターベンション用透視装置に加えることにより，インターベンション手技の直後に，その場でCTを撮像できる利点が生まれている．

特殊なニッチ市場のCT

CTのような画像を撮像できるコーンビームCTは，放射線治療部門に広く普及している．コーンビームCTは，リナックのような治療装置に，これと直交する形でX線管球とフラットパネルを備えるものが多く，放射線治療の位置の確認に用いられるほか，画像ガイド下放射線治療（imaging-guided radiation therapy：IGRT）に際して非常に有用性が高いことが示されている．

またコーンビームCTは，歯科，ニューロ領域でも普及している．コーンビームCTは頭蓋顔面領域に適しており，廉価なX線管球，高精度の検出器，強力なパーソナルコンピュータを備えることにより，さらに利用しやすい環境が整っている．既に歯科用CT，ニューロ用CTといったニッチ市場（niche market）をねらったコーンビームCTが市販されている．

小動物イメージングは，マイクロCTをPET，SPECTなどのハイブリッドで利用するものである．低出力のX線管球とフラットパネルを備えたマイクロCTで形態情報を撮像し，PETやSPECTで機能情報を収集する．分子イメージング（molecular imaging）の発達に伴い，小動物イメージングシステムの将来性に期待が集まっている．

まとめ

CTが開発されて40年経ち，一時期"CTは死んだ"（CT is dead）といわれた時もあった．しかし，これが現実のものとなる前に技術革新によりCTは以前にも増して強力，堅固な領域となった．まず1980年代のヘリカルCTの導入による連続撮像，ついで1990年代のMDCTの登場はこのような幻影を打ち砕いた．事実，CTはまだその幼年期にあり，今後さらに多くの発展の余地を残している．現在のハードウェア，ソフトウェアの進歩は，CTを形態

情報のみならず機能情報のイメージングシステムにも押し上げた．多くのスライスを高速に生成する現在のMDCTであるが，その被曝増加への関心が高まるなか，我々は"スライス戦争(slice war)"の終結と同時に，新たな"線量戦争(dose war)"の始まりを目撃しつつあると言えよう．"線量戦争"がさらに激化することは，CTにとっては好ましいことであり，将来CTが低線量画像検査と見なされる日が来るかもしれない．"作りさえすれば人は来る(if you build it, they will come)"という野球場式アプローチ†は，CT技術，特にMDCT技術にもそのまま通用する．MDCTの開発にあたっては，しばしば解答(MDCTスキャナ)が問題(アプリケーション)を生み出してきた．技術開発の結果，より高速，精密なイメージングが可能となり，さらに多くのアプリケーションが開発されている．

筆者は個人的に，過去数年間，ローラーコースターに乗ったような心持ちでCT技術とともに歩んできたが，CTの領域では，今後も同じような興奮が続くものと期待している．CTは健在である．そして診断学の地平を大きく塗り替えている．今後もCTが診断，治療の世界を変革し続けるものと信じてやまない．

---

†**訳注**：ケビン・コスナー主演の映画"フィールド・オブ・ドリームス"で，何もない畑の中に，突然野球場をつくって観客を呼び込んだエピソード．しっかりしたハードがあれば，ソフトは後から付いてくるということを著者は言わんとしている．

付録 I

参考文献

1. AAPM (American Association of Physicists in Medicine), Specification and Acceptance Testing of Computed Tomography Scanners. Task Group Report 2. College Park, MD: American Association of Physicists in Medicine, 1993. Available at: http://www.aapm.org/pubs/reports/RPT_39.pdf. Accessed February 18, 2009.
2. AAPM (American Association of Physicists in Medicine), The Measurement, Reporting and Management of Radiation Dose in CT, Task Group Report 96. College Park, MD: Association of Physicists in Medicine; 2003. Available at: http://www.aapm.org/pubs/reports/RPT_96.pdf. Accessed February 18, 2009.
3. NAS/NRC (National Academy of Sciences/National Research Council), Health Risks From Exposure to Low Levels of Ionizing Radiation, BEIR V. Washington, DC: National Academy Press; 1990.
4. ICRP 1991 Recommendations of the International Commission on Radiological Protection. ICRP publication 60. Ann ICRP 1991; 21(1–3).
5. NAS/NRC (National Academy of Sciences/National Research Council), Health Risks From Exposure to Low Levels of Ionizing Radiation, BEIR VII, Phase 2. Washington, DC: National Academy Press; 2006.
6. NCRP (National Council on Radiation Protection and Measurements), Ionizing Radiation Exposure of the Population of the United States, NCRP Report No. 93. Bethesda, MD: National Council on Radiation Protection and Measurements; 1987.
7. NCRP (National Council on Radiation Protection and Measurements), Limitation of Exposure to Ionizing Radiation, NCRP Report No. 116. Bethesda, MD: National Council of Radiation Protection and Measurements; 1993.
8. NCRP (National Council on Radiation Protection and Measurements), Structural Shielding Design for Medical X-ray Imaging Facilities. NCRP Report No. 147. Bethesda, MD: National Council on Radiation Protection and Measurements, Bethesda; 2004.
9. The 2007 Recommendations of the International Commission on Radiological Protection. ICRP publication 103. Ann ICRP 2007; 37:1–332.
10. Amis ES Jr., Butler PF, Applegate KE, et al. American College of Radiology white paper on radiation dose in medicine. *J Am Coll Radiol*. 2007; 4:272–284.
11. Ammann E, Kutschera W. X-ray tubes—continuous innovative technology. *Br J Radiol*. 1997; 70 Spec No:S1–S9.
12. Baum U, Anders K, Steinbichler G, et al. Improvement of image quality of multislice spiral CT scans of the head and neck region using a raw data-based multidimensional adaptive filtering (MAF) technique. *Eur Radiol*. 2004;14:1873–1881.
13. Becker CR, Jakobs TF, Aydemir S, et al. Helical and single-slice conventional CT versus electron beam CT for the quantification of coronary artery calcification. *AJR Am J Roentgenol*. 2000; 174:543–547.
14. Becker CR, Kleffel T, Crispin A, et al. Coronary artery calcium measurement: agreement of multirow detector and electron beam CT. *AJR Am J Roentgenol*. 2001; 176:1295–1298.
15. Becker CR, Knez A, Leber A, et al. Detection of coronary artery stenoses with multislice helical CT angiography. *J Comput Assist Tomogr*. 2002; 26:750–755.
16. Bild DE, Detrano R, Peterson D, et al. Ethnic differences in coronary calcification: the Multi-Ethnic Study of Atherosclerosis (MESA). *Circulation*. 2005; 111:1313–20.

17. Blodgett TM, Meltzer CC, Townsend DW. PET/CT: form and function. *Radiology*. 2007; 242:360–385.
18. Boiselle PM, Hasegawa I, Nishino M, et al. Comparison of artifacts on coronal reformation and axial CT pulmonary angiography images using single-detector and 4- and 8-detector multidetector-row helical CT scanners. *Acad Radiol*. 2005; 12:602–607.
19. Bomma C, Dalal D, Tandri H, et al. Evolving role of multidetector computed tomography in evaluation of arrhythmogenic right ventricular dysplasia/cardiomyopathy. *Am J Cardiol*. 2007; 100:99–105.
20. Brenner D, Elliston C, Hall E, Berdon W. Estimated risks of radiation-induced fatal cancer from pediatric CT. *AJR Am J Roentgenol*. 2001; 176:289–296.
21. Brenner DJ. Radiation risks potentially associated with low-dose CT screening of adult smokers for lung cancer. *Radiology*. 2004; 231:440–445.
22. Brenner DJ. Is it time to retire the CTDI for CT quality assurance and dose optimization? [Letter] *Med Phys* 2005; 32:3225–3226.
23. Brenner DJ, Elliston CD. Estimated radiation risks potentially associated with full-body CT screening. *Radiology*. 2004; 232:735–738.
24. Brenner DJ, Hall EJ. Computed tomography—an increasing source of radiation exposure. *N Engl J Med*. 2007; 357:2277–2284.
25. Brenner DJ, Mossman KL. Do radiation doses below 1 cGy increase cancer risks? *Radiat Res*. 2005; 163:692–693.
26. Brisse HJ, Madec L, Gaboriaud G, et al. Automatic exposure control in multichannel CT with tube current modulation to achieve a constant level of image noise: experimental assessment on pediatric phantoms. *Med Phys*. 2007; 34: 3018–3033.
27. Brix G, Nagel HD, Stamm G, et al. Radiation exposure in multi-slice versus single-slice spiral CT: results of a nationwide survey. *Eur Radiol*. 2003; 13:1979–1991.
28. Brix G, Nissen-Meyer S, Lechel U, et al. Radiation exposures of cancer patients from medical X-rays: How relevant are they for individual patients and population exposure? *Eur J Radiol*., 2008 August 21.
29. Budoff MJ, Achenbach S, Duerinckx A. Clinical utility of computed tomography and magnetic resonance techniques for noninvasive coronary angiography. *J Am Coll Cardiol*. 2003; 42:1867–1878.
30. Bushberg JT, Siebert JA, Leidholdt EM, et al. *The Essential Physics of Medical Imaging*. Baltimore: Lippincott Williams and Wilkins; 2002.
31. Choi HS, Choi BW, Choe KO, et al. Pitfalls, artifacts, and remedies in multi-detector row CT coronary angiography. *Radiographics*. 2004; 24:787–800.
32. Cody DD, Mahesh M. AAPM/RSNA physics tutorial for residents: technologic advances in multidetector CT with a focus on cardiac imaging. *Radiographics*. 2007; 27:1829–1837.
33. Cody DD, Moxley DM, Krugh KT, et al. Strategies for formulating appropriate MDCT techniques when imaging the chest, abdomen, and pelvis in pediatric patients. *AJR Am J Roentgenol*. 2004; 182:849–859.
34. Cohade C, Osman M, Nakamoto Y, et al. Initial experience with oral contrast in PET/CT: phantom and clinical studies. *J Nucl Med*. 2003; 44:412–416.
35. Cohade C, Wahl RL. Applications of positron emission tomography/computed tomography image fusion in clinical positron emission tomography-clinical use, interpretation methods, diagnostic improvements. *Semin Nucl Med*. 2003; 33:228–237.
36. Crawford CR, King KF. Computed tomography scanning with simultaneous patient translation. *Med Phys*. 1990; 17:967–982.
37. de Denaro M, Bregant P, Severgnini M, de Guarrini F. In vivo dosimetry for estimation of effective doses in multislice CT coronary angiography. *Med Phys*. 2007; 34:3705–3710.
38. Deak P, van Straten M, Shrimpton PC, Zankl M, Kalender WA. Validation of a Monte Carlo tool for patient-specific dose simulations in multi-slice computed tomography. *Eur Radiol*. 2008; 18:759–772.
39. Desjardins B, Kazerooni EA. ECG-gated cardiac CT. *AJR Am J Roentgenol*. 2004; 182:993–1010.
40. Detrano RC. Coronary artery scanning using electron beam computed tomography. *Am J Card Imaging*. 1996; 10:97–100.
41. Dixon RL. A new look at CT dose measurement: beyond CTDI. *Med Phys*. 2003; 30:1272–1280.
42. Dixon RL. Restructuring CT dosimetry—a realistic strategy for the future Requiem for the pencil chamber. *Med Phys*. 2006; 33:3973–3976.
43. Earls JP, Berman EL, Urban BA, et al. Prospectively gated transverse coronary CT angiography versus retrospectively gated helical technique: improved image quality and reduced radiation dose. *Radiology*. 2008; 246:742–753.

44. Einstein AJ, Henzlova MJ, Rajagopalan S. Estimating risk of cancer associated with radiation exposure from 64-slice computed tomography coronary angiography. *Jama.* 2007; 298:317–323.
45. Fayad ZA, Fuster V, Nikolaou K, Becker C. Computed tomography and magnetic resonance imaging for noninvasive coronary angiography and plaque imaging: current and potential future concepts. *Circulation.* 2002; 106:2026–2034.
46. Felmlee JP, Gray JE, Leetzow ML, Price JC. Estimated fetal radiation dose from multislice CT studies. *AJR Am J Roentgenol.* 1990; 154:185–190.
47. Fishman EK, Kuszyk B. 3D imaging: musculoskeletal applications. *Crit Rev Diagn Imaging.* 2001; 42:59–100.
48. Fishman EK, Magid D, Ney DR, et al. Three-dimensional imaging. *Radiology.* 1991; 181: 321–337.
49. Johnson PT, Fishman EK. IV Contrast selection for MDCT: current thoughts and practice. *AJR Am J Roentgenol.* 2006:406–415.
50. Flohr T, Stierstorfer K, Bruder H, et al. Image reconstruction and image quality evaluation for a 16-slice CT scanner. *Med Phys.* 2003; 30:832–845.
51. Flohr T, Stierstorfer K, Raupach R, et al. Performance evaluation of a 64-slice CT system with z-flying focal spot. *Rofo.* 2004; 176:1803–1810.
52. Flohr TG, Joseph Schoepf U, Ohnesorge BM. Chasing the heart: new developments for cardiac CT. *J Thorac Imaging.* 2007; 22:4–16.
53. Flohr TG, McCollough CH, Bruder H, et al. First performance evaluation of a dual-source CT (DSCT) system. *Eur Radiol.* 2006; 16:256–268.
54. Flohr TG, Schaller S, Stierstorfer K, et al. Multidetector row CT systems and image-reconstruction techniques. *Radiology.* 2005; 235:756–773.
55. Flohr TG, Stierstorfer K, Suss C, et al. Novel ultrahigh resolution data acquisition and image reconstruction for multi-detector row CT. *Med Phys.* 2007; 34:1712–1723.
56. Flohr TG, Stierstorfer K, Ulzheimer S, et al. Image reconstruction and image quality evaluation for a 64-slice CT scanner with z-flying focal spot. *Med Phys.* 2005; 32:2536–2547.
57. Fox SH, ed. *CT Tube Technology.* Madison: Advanced Medical Publishing, 1995.
58. Frush D. Strategies of dose reduction. *Pediatr Radiol.* 2002; 32:293–297.
59. Frush D. CT and radiation risks: what pediatric health care providers should know. *Pediatrics.* 2003; 112:289–291.
60. Frush D. Computed tomography: important considerations for pediatric patients. *Expert Rev Med Devices.* 2005; 2:567–575.
61. Gerber B, Rosen BD, Mahesh M, et al. Physical Principles of Cardiovascular Imaging. In: St. John Sutton M, Rutherford J, eds. *Clinical Cardiovascular Imaging: A Companion to Braunwald's Heart Disease.* Philadelphia: Elsevier-Saunders; 2004:1–77.
62. Gerber TC, Kuzo RS, Morin RL. Techniques and parameters for estimating radiation exposure and dose in cardiac computed tomography. *Int J Cardiovasc Imaging.* 2005; 21:165–176.
63. Gerber TC, Stratmann BP, Kuzo RS, et al. Effect of acquisition technique on radiation dose and image quality in multidetector row computed tomography coronary angiography with submillimeter collimation. *Invest Radiol.* 2005; 40:556–563.
64. Gies M, Kalender WA, Wolf H, et al. Dose reduction in CT by anatomically adapted tube current modulation. I. Simulation studies. *Med Phys.* 1999; 26:2235–2247.
65. Goske MJ, Applegate KE, Boylan J, et al. Image Gently(SM): a national education and communication campaign in radiology using the science of social marketing. *J Am Coll Radiol.* 2008; 5:1200–1205.
66. Gralla J, Spycher F, Pignolet C, et al. Evaluation of a 16-MDCT scanner in an emergency department: initial clinical experience and workflow analysis. *AJR Am J Roentgenol.* 2005; 185:232–238.
67. Grass M, Manzke R, Nielsen T, et al. Helical cardiac cone beam reconstruction using retrospective ECG gating. *Phys Med Biol.* 2003; 48: 3069–3084.
68. Hall EJ, Brenner DJ. Cancer risks from diagnostic radiology. *Br J Radiol.* 2008; 81:362–378.
69. Husmann L, Valenta I, Gaemperli O, et al. Feasibility of low-dose coronary CT angiography: first experience with prospective ECG-gating, *Euro Heart J,* 2008; 29:191–197.
70. Hendee WR, Ritenour R. *Medical Imaging Physics.* St. Louis: Mosby; 1992.
71. Herzog C, Mulvihill DM, Nguyen SA, et al. Pediatric cardiovascular CT angiography: radiation dose reduction using automatic anatomic tube current modulation. *AJR Am J Roentgenol.* 2008; 190:1232–1240.
72. Heuschmid M, Kuettner A, Schroeder S, et al. ECG-gated 16-MDCT of the coronary arteries: assessment of image quality and accuracy in detecting stenoses. *AJR Am J Roentgenol.* 2005; 184:1413–1419.

73. Hofer M. *CT Teaching—A Systematic Approach to CT Reading*. Stuttgart, Germany: Thieme; 2003.
74. Hoffmann MH, Shi H, Schmid FT, et al. Noninvasive coronary imaging with MDCT in comparison to invasive conventional coronary angiography: a fast-developing technology. *AJR Am J Roentgenol*. 2004; 182:601–608.
75. Hohl C, Suess C, Wildberger JE, et al. Dose reduction during CT fluoroscopy: phantom study of angular beam modulation. *Radiology*. 2008; 246:519–525.
76. Hounsfield GN. Historical notes on computerized axial tomography. *J Can Assoc Radiol*. 1976; 27:135–142.
77. Hounsfield GN. Nobel Award address. Computed medical imaging. *Med Phys*. 1980; 7:283–290.
78. Hounsfield GN. Computerized transverse axial scanning (tomography): Part I. Description of system. 1973. *Br J Radiol*. 1995; 68:H166–H172.
79. Hsieh J. A general approach to the reconstruction of x-ray helical computed tomography. *Med Phys*. 1996; 23:221–229.
80. Hsieh J. Analytical models for multi-slice helical CT performance parameters. *Med Phys*. 2003; 30:169–178.
81. Hsieh J. *Computed Tomography—Principles, Design, Artifacts and Recent Advances*. Bellingham, WA: SPIE-The International Society for Optical Engineering; 2003.
82. Hsieh J, Londt J, Vass M, et al. Step-and-shoot data acquisition and reconstruction for cardiac x-ray computed tomography. *Med Phys*. 2006; 33:4236–4248.
83. Hu H. Multi-slice helical CT: scan and reconstruction. *Med Phys*. 1999; 26:5–18.
84. Huda W, Vance A. Patient radiation doses from adult and pediatric CT. *AJR Am J Roentgenol*. 2007; 188:540–546.
85. Hui H, Pan T, Shen Y. Multislice helical CT: image temporal resolution. *IEEE Trans Med Imaging*. 2000; 19:384–390.
86. Hundt W, Siebert K, Wintersperger BJ, et al. Assessment of global left ventricular function: comparison of cardiac multidetector-row computed tomography with angiocardiography. *J Comput Assist Tomogr*. 2005; 29:373–381.
87. Hunold P, Vogt FM, Schmermund A, et al. Radiation exposure during cardiac CT: effective doses at multi-detector row CT and electron-beam CT. *Radiology*. 2003; 226:145–152.
88. IEC. Medical Electrical Equipment. part 2-44: Particular Requirements for the Safety of X-ray Equipment for Computed Tomography. Geneva, Switzerland: IEC Publications No. 60601-2-44; 2002.
89. ImPACT Technology Update. Multi-Slice CT Scanners. London: ImPACT; 1999.
90. Jakobs TF, Becker CR, Ohnesorge B, et al. Multi-slice helical CT of the heart with retrospective ECG gating: reduction of radiation exposure by ECG-controlled tube current modulation. *Eur Radiol*. 2002; 12:1081–1086.
91. Javadi M, Mahesh M, McBride G, et al. Lowering radiation dose for integrated assessment of coronary morphology and physiology: first experience with step-and-shoot CT angiography in a rubidium 82 PET-CT protocol. *J Nucl Cardiol*. 2008; 15:783–790.
92. Jennifer C. O'Daniel DMS, Dianna D. Cody. Reducing radiation exposure from survey CT scans. *AJR Am J Roentgenol*. 2005:509–515.
93. John M. Boone EMG, J. Anthony Seibert, Sandra L. Wootton-Gorges. Dose reduction in pediatric CT: a rational approach. *Radiology*. 2003; 228:352.
94. Johnson PT, Horton KM, Mahesh M, Fishman EK. Multidetector computed tomography for suspected appendicitis: multi-institutional survey of 16-MDCT data acquisition protocols and review of pertinent literature. *J Comput Assist Tomogr*. 2006; 30:758–764.
95. Justin Campbell MKK, Rizzo S, Maher MM, Shepard J. Scanning beyond anatomic limits of the thorax in chest CT: Findings, radiation dose, and automatic tube current modulation. *AJR Am J Roentgenol*. 2005:1525–1530.
96. Kacherliess M, Schaller S, and Kalender W. Advanced single slice rebinning in cone beam spiral CT. *Med Phys*. 2000; 27: 754–772.
97. Kachelriess M, Ulzheimer S, Kalender WA. ECG-correlated image reconstruction from subsecond multi-slice spiral CT scans of the heart. *Med Phys*. 2000; 27:1881–1902.
98. Kalender WA. Thin-section three-dimensional spiral CT: is isotropic imaging possible? *Radiology*. 1995; 197:578–580.
99. Kalender WA. *Computed Tomography—Fundamentals, System Technology, Image Quality, Applications*. Erlangen, Germany: Publicis Corporate Publishing; 2005.
100. Kalender WA, Buchenau S, Deak P, et al. Technical approaches to the optimisation of CT. *Phys Med*. 2008; 24:71–79.
101. Kalender WA, Polacin A. Physical performance characteristics of spiral CT scanning. *Med Phys*. 1991; 18:910–915.
102. Kalender WA, Schmidt B, Zankl M, et al. A PC program for estimating organ dose and effective

dose values in computed tomography. *Eur Radiol*. 1999; 9:555–562.
103. Kalender WA, Seissler W, Klotz E, et al. Spiral volumetric CT with single-breath-hold technique, continuous transport, and continuous scanner rotation. *Radiology*. 1990; 176:181–183.
104. Kalender WA, Wolf H, Suess C. Dose reduction in CT by anatomically adapted tube current modulation. II. Phantom measurements. *Med Phys*. 1999; 26:2248–2253.
105. Kalra M, Maher MM, Toth TL, et al. Radiation from "extra" images acquired with abdominal and/or pelvic CT: effect of automatic tube current modulation. *Radiology*. 2004; 232:409–414.
106. Kalra M, Maher MM, Toth TL, Leena et al. Strategies for CT radiation dose optimization. *Radiology*. 2004; 230:619–628.
107. Kalra MK, Maher MM, Toth TL, et al. Techniques and applications of automatic tube current modulation for CT. *Radiology*. 2004; 233:649–657.
108. Katsevich A. Analysis of an exact inversion algorithm for spiral cone beam CT. *Phys Med Biol*. 2002; 47: 2583–2598.
109. Khursheed A, Hillier MC, Shrimpton PC, et al. Influence of patient age on normalized effective doses calculated for CT examinations. *Br J Radiol*. 2002; 75:819–830.
110. Kinahan PE, Townsend DW, Beyer T, et al. Attenuation correction for a combined 3D PET/CT scanner. *Med Phys*. 1998; 25:2046–2053.
111. Klingenbeck-Regn K, Flohr T, Ohnesorge B, et al. Strategies for cardiac CT imaging. *Int J Cardiovasc Imaging*. 2002; 18:143–151.
112. Klingenbeck-Regn K, Schaller S, Flohr T, et al. Subsecond multi-slice computed tomography: basics and applications. *Eur J Radiol*. 1999; 31:110–124.
113. Knollmen F, Coakley F. *Multislice CT*. Philadelphia: Saunders-Elsevier; 2006.
114. Lee CI, Haims AH, Monico EP, et al. Diagnostic CT scans: assessment of patient, physician, and radiologist awareness of radiation dose and possible risks. *Radiology*. 2004; 231:393–398.
115. Linton OW, Mettler FA Jr. National conference on dose reduction in CT, with an emphasis on pediatric patients. *AJR Am J Roentgenol*. 2003; 181:321–329.
116. Ludlow JB, Ivanovic M. Comparative dosimetry of dental CBCT devices and 64-slice CT for oral and maxillofacial radiology. *Oral Surg Oral Med Oral Pathol Oral Radiol Endod*. 2008; 106:106–114.
117. Mahesh M. Search for isotropic resolution in CT from conventional through multiple-row detector. *Radiographics*. 2002; 22:949–962.
118. Mahesh M. Next-generation x-ray CT units will provide <500 msec images with 3D resolution comparable to today's projection radiography. For the proposition. *Med Phys*. 2003; 30: 1543–1544.
119. Mahesh M. Cardiac Imaging—technical advances in MDCT compared with conventional X-ray angiography. In: Boulton E, ed. US Cardiology 2006. *The Authoritative Review of the Clinical and Scientific Issues Relating to Cardiology With Perspectives on the Future*. London, UK: Touch Briefings (www.touchcardiology.com); 2006:115–119.
120. Mahesh M. Slice Wars versus Dose Wars in Multiple-row Detector CT. *J Am Coll Radiol*. 2009; In Press.
121. Mahesh M, Cody DD. Physics of cardiac imaging with multiple-row detector CT. *Radiographics*. 2007; 27:1495–1509.
122. Mahesh M, Scatarige JC, Cooper J, Fishman EK. Dose and pitch relationship for a particular multislice CT scanner. *AJR Am J Roentgenol*. 2001; 177:1273–1275.
123. Mahnken AH, Wildberger JE, Koos R, Gunther RW. Multislice spiral computed tomography of the heart: technique, current applications, and perspective. *Cardiovasc Intervent Radiol*. 2005; 28:388–399.
124. Martin CJ. Effective dose: how should it be applied to medical exposures? *Br J Radiol*. 2007; 80:639–647.
125. McCollough CH. Patient dose in cardiac computed tomography. *Herz*. 2003; 28:1–6.
126. McCollough CH, Bruesewitz MR, McNitt-Gray MF, et al. The phantom portion of the American College of Radiology (ACR) computed tomography (CT) accreditation program: practical tips, artifact examples, and pitfalls to avoid. *Med Phys*. 2004; 31:2423–2442.
127. McCollough CH, Schueler BA. Calculation of effective dose. *Med Phys*. 2000; 27:828–837.
128. McCollough CH, Zink FE. Performance evaluation of a multi-slice CT system. *Med Phys*. 1999; 26:2223–2230.
129. McLean D, Malitz N, Lewis S. Survey of effective dose levels from typical paediatric CT protocols. *Australas Radiol*. 2003; 47:135–142.
130. McNitt-Gray MF, Cagnon CH, Solberg TD, et al. Radiation dose in Spiral CT: The relative effects of collimation and pitch. *Med Phys*. 1999; 26:409–414.
131. Menke J. Comparison of different body size parameters for individual dose adaptation in body CT of adults. *Radiology*. 2005; 236:565–571.

132. Mettler FA Jr., Huda W, Yoshizumi TT, et al. Effective doses in radiology and diagnostic nuclear medicine: a catalog. *Radiology.* 2008; 248:254–263.
133. Mettler FA Jr., Thomadsen BR, Bhargavan M, et al. Medical radiation exposure in the U.S. in 2006: preliminary results. *Health Phys.* 2008; 95:502–507.
134. Michael G, Kalender WA, Wolf H, and Suess C. Dose Reduction in CT Anatomically Adapted Tube Current Modulation. *Med Phys.* 1999; 26: 2235–2247.
135. Morgan HT. Dose reduction for CT pediatric imaging. *Pediat Radiol.* 2002; 32:724–728.
136. Morgan-Hughes GJ, Marshall AJ, Roobottom CA. Multislice computed tomography cardiac imaging: current status. *Clin Radiol.* 2002; 57:872–882.
137. Mori S, Endo M, Obata T, et al. Clinical potentials of the prototype 256-detector row CT-scanner. *Acad Radiol.* 2005; 12:148–154.
138. Morin RL, Gerber TC, McCollough CH. Radiation dose in computed tomography of the heart. *Circulation.* 2003; 107:917–922.
139. Nagel HD, ed. *Radiation Exposure in Computed Tomography: Fundamentals, Influencing Parameters, Dose Assessment, Optimisation, Scanner Data, Terminology.* Hamburg: COCIR; 2002.
140. Nakanishi T, Kayashima Y, Inoue R, et al. Pitfalls in 16-detector row CT of the coronary arteries. *Radiographics.* 2005; 25:425–438; discussion 438–440.
141. Nasir K, Budoff MJ, Post WS, et al. Electron beam CT versus helical CT scans for assessing coronary calcification: current utility and future directions. *Am Heart J.* 2003; 146:969–977.
142. Nickoloff E, Dutta AK, Lu ZF. Influence of phantom diameter, kVp and scan mode upon computed tomography dose index. *Med Phys.* 2003; 30:395.
143. Nickoloff EL, Alderson PO. Radiation exposures to patients from CT: reality, public perception, and policy. *AJR Am J Roentgenol.* 2001; 177: 285–287.
144. Nieman K, van Ooijen P, Rensing B, et al. Four-dimensional cardiac imaging with multislice computed tomography. *Circulation.* 2001; 103:E62.
145. Nikolaou K, Flohr T, Knez A, et al. Advances in cardiac CT imaging: 64-slice scanner. *Int J Cardiovasc Imaging.* 2004; 20:535–540.
146. Nikolaou K, Flohr T, Stierstorfer K, et al. Flat panel computed tomography of human ex vivo heart and bone specimens: initial experience. *Eur Radiol.* 2005; 15:329–333.
147. Ohnesorge B, Flohr T, Fischbach R, et al. Reproducibility of coronary calcium quantification in repeat examinations with retrospectively ECG-gated multisection spiral CT. *Eur Radiol.* 2002; 12:1532–1540.
148. Ohnesorge BM, Hofmann LK, Flohr TG, et al. CT for imaging coronary artery disease: defining the paradigm for its application. *Int J Cardiovasc Imaging* 2005; 21:85–104.
149. Osman MM, Cohade C, Nakamoto Y, et al. Respiratory motion artifacts on PET emission images obtained using CT attenuation correction on PET-CT. *Eur J Nucl Med Mol. Imaging* 2003; 30:603–606.
150. Pages J, Buls N, Osteaux M. CT doses in children: a multicentre study. *Br J Radiol.* 2003; 76:803–811.
151. Pandharipande P, Krinsky, GA, Rusinek, H, et al. Perfusion imaging of the liver: current challenges and future goals. *Radiology.* 2005; 234:661–673.
152. Pannu HK, Alvarez W Jr., Fishman EK. Beta-blockers for cardiac CT: a primer for the radiologist. *AJR Am J Roentgenol.* 2006; 186:S341–345.
153. Pannu HK, Flohr TG, Corl FM, et al. Current concepts in multi-detector row CT evaluation of the coronary arteries: principles, techniques, and anatomy. *Radiographics* 2003; 23 Spec No:S111–125.
154. Pannu HK, Jacobs JE, Lai S, et al. Coronary CT angiography with 64-MDCT: assessment of vessel visibility. *AJR Am J Roentgenol.* 2006; 187:119–126.
155. Philips Medical Systems. Philips DoseWise: What's behind the perfect image? Andover, MA: Philips Healthcare, US; 2004.
156. Prokop M, Galanski M. *Spiral and Multislice Computed Tomography of the Body.* Stuttgart, Germany: Thieme; 2003.
157. Reimann AJ, Rinck D, Birinci-Aydogan A, et al. Dual-source computed tomography: advances of improved temporal resolution in coronary plaque imaging. *Invest Radiol.* 2007; 42: 196–203.
158. Royal HD. Effects of low level radiation—what's new? *Semin Nucl Med.* 2008; 38:392–402.
159. Shechter G, Koehler Th, Altman A, and Proksa R. The frequency split method for helical cone-beam reconstruction. *Med Phys.* 2004; 31: 2230–2236.
160. Schoder H, Erdi YE, Larson SM, and Yeung HW. PET/CT: a new imaging technology in nuclear medicine. *Eur J Nucl Med Mol Imaging.* 2003; 30:1419–1437.

161. Schueler BA. Incorporating radiation dose assessments into the ACR appropriateness criteria. *J Am Coll Radiol.* 2008; 5:775–776.
162. Schoenhagen P, Stillman AE, Halliburton SS, et al. Non-invasive coronary angiography with multi-detector computed tomography: comparison to conventional X-ray angiography. *Int J Cardiovasc Imaging.* 2005; 21:63–72.
163. Schoepf UJ, Becker CR, Obuchowski NA, et al. Multi-slice computed tomography as a screening tool for colon cancer, lung cancer and coronary artery disease. *Eur Radiol.* 2001; 11: 1975–1985.
164. Schroeder T, Malago M, Debatin JF, et al. "All-in-one" imaging protocols for the evaluation of potential living liver donors: comparison of magnetic resonance imaging and multidetector computed tomography. *Liver Transpl.* 2005; 11:776–787.
165. Seeram E. *Computed Tomography: Physical Principles, Clinical Applications, and Quality Control.* Philadelphia: W.B. Saunders; 2009.
166. Segars WP, Mahesh M, Beck TJ, et al. Realistic CT simulation using the 4D XCAT phantom. *Med Phys.* 2008; 35:3800–3808.
167. Shepp LA, Kruskal JB. Computerized tomography: the new medical x-ray technology. *Am Math Mo.* 1978; 85:420.
168. Shepp LA, Logan EC. The Fourier reconstruction of a head section. *IEEE Trans Nucl Sci.* 1974; 21:2.
169. Shope TB, Gagne RM, Johnson GC. A method for describing the doses delivered by transmission x-ray computed tomography. *Med Phys.* 1981; 8:488–495.
170. Silverman PM, Kalender WA, Hazle JD. Common terminology for single and multislice helical CT. *AJR Am J Roentgenol.* 2001; 176:1135–1136.
171. Smith RA, Cokkinides V, and Brawley OW. Cancer screening in the United States, 2009: a review of current American Cancer Society guidelines and issues in cancer screening. *CA Cancer J Clin.* 2009; 59:27–41.
172. Stierstorfer K, Wolf H, Kuehn U, et al. Principle and Performance of a Dynamic Collimation Technique for Spiral CT. *RSNA Scientific Assembly and Annual Meeting Program* 2007;268.
173. Tack D, De Maertelaer V, Gevenois PA. Dose reduction in multidetector CT using attenuation-based online tube current modulation. *AJR Am J Roentgenol.* 2003; 181:331–334.
174. Taguchi K, Anno H. High temporal resolution for multislice helical computed tomography. *Med Phys.* 2000; 27:861–872.
175. Taguchi K, Aradate H. Algorithm for image reconstruction in multi-slice helical CT. *Med Phys.* 1998; 25:550–561.
176. Taguchi K, Aradate H, Saito Y, Zmora I, Han KS, Silver MD. The cause of the artifact in 4-slice helical computed tomography. *Med Phys.* 2004; 31:2033–2037.
177. Taguchi K, Chiang BS, Hein IA. Direct cone-beam cardiac reconstruction algorithm with cardiac banding artifact correction. *Med Phys.* 2006; 33:521–539.
178. Thibault JB, Sauer KD, Bouman CA, et al. A three-dimensional statistical approach to improved image quality for multislice helical CT. *Med Phys.* 2007; 34:4526–4544.
179. Toth TL, Bromberg NB, Pan TS, et al. A dose reduction x-ray beam positioning system for high-speed multislice CT scanners. *Med Phys.* 2000; 27:2659–2668.
180. Townsend DW. Physical principles and technology of clinical PET imaging. *Ann Acad Med Singapore.* 2004; 33:133–145.
181. Townsend DW, Beyer T. A combined PET/CT scanner: the path to true image fusion. *Br J Radiol.* 2002; 75 Spec No:S24–30.
182. Townsend DW, Beyer T, Blodgett TM. PET/CT scanners: a hardware approach to image fusion. *Semin Nucl Med.* 2003; 33:193–204.
183. Townsend DW, Carney JP, Yap JT, et al. PET/CT today and tomorrow. *J Nucl Med.* 2004; 45(suppl 1):4S–14S.
184. Ulzheimer S, Kalender WA. Assessment of calcium scoring performance in cardiac computed tomography. *Eur Radiol.* 2003; 13:484–497.
185. van der Moolen A and Geleijns J. Overranging in multisection CT: quantification and relative contribution to dose-comparison of four 16-section CT scanners. *Radiol.* 2007; 242:208–216.
186. Wagner LK and Mulhern OR. Radiation-attenuating surgical gloves: effects of scatter and secondary electron production. *Radiol.* 1996; 200:45–48.
187. Wahl RL. Why nearly all PET of abdominal and pelvic cancers will be performed as PET/CT. *J Nucl Med.* 2004; 45(suppl 1):82S–95S.
188. Wessling J, Esseling R, Raupach R, et al. The effect of dose reduction and feasibility of edge-preserving noise reduction on the detection of liver lesions using MSCT. *Eur Radiol.* 2007;17:1885–1891.
189. Weinreb JCL, Woodard PA, Stanford PK, et al. American College of Radiology Clinical Statement on Noninvasive Cardiac Imaging. *Radiology.* 2005; 235:723–727.

190. Wintermark M, Maeder P, Verdun FR, et al. Using 80 kVp versus 120 kVp in perfusion CT measurement of regional cerebral blood flow. *AJNR Am J Neuroradiol.* 2000; 21:1881–1884.
191. Wintersperger BJ, Nikolaou K, von Ziegler F, et al. Image quality, motion artifacts, and reconstruction timing of 64-slice coronary computed tomography angiography with 0.33-second rotation speed. *Invest Radiol.* 2006; 41:436–442.
192. Wrixon AD. New ICRP recommendations. *J Radiol Prot.* 2008; 28:161–168.
193. Wrixon AD. New recommendations from the International Commission on Radiological Protection—a review. *Phys Med Biol.* 2008; 53:R41–60.
194. Nakayama Y, Awai K, Funama Y, et al. Abdominal CT with low tube voltage: preliminary observations about radiation dose, contrast enhancement, image quality, and noise. *Radiology.* 2005; 237:945–951.
195. Yoshizumi TT, Goodman PC, Frush DP, et al. Validation of metal oxide semiconductor field effect transistor technology for organ dose assessment during CT: comparison with thermoluminescent dosimetry. *AJR Am J Roentgenol.* 2007; 188:1332–1336.
196. Zatz L, ed. *General Overview of Computed Tomography Instrumentation.* St. Louis: Mosby; 1981.

付録 II

表 A-1 放射線被曝に関連する単位

量	慣用単位	SI 単位	換算法
照射線量[*1]	R(レントゲン)	C/kg(クーロン/kg)	1 C/kg=3876 R (1 R=2.58×10 C/kg)
吸収線量[*2]	rad(ラド)	Gy(グレイ)	1 Gy=100 rad
実効線量[*3]	rem(レム)	Sv(シーベルト)	1 Sv=100 rem

*1:電離放射線によって単位体積の空気に与えられる電荷量.
*2:放射線によって単位体積の物質に付与されるエネルギー.
*3:異なる生物学的影響を比較するための量.

表 A-2 実効線量・吸収線量の慣用単位/SI 単位変換

実効線量(a)	吸収線量
1 Sv=100 rem	1 Gy=100 rad
100 mSv=10 rem	100 mGy=10 rad
10 mSv=1 rem	10 mGy=1 rad
1 mSv=0.1 rem=100 mrem	1 mGy=0.1 rad=100 mrad
0.1 mSv=0.01 rem=10 mrem	0.1 mGy=0.01 rad=10 mrad
0.01 mSv=0.001 rem=1 mrem	0.02 mGy=0.001 rad=1 mrad
0.001 mSv=1 μSv=0.1 mrem	0.001 mGy=1 μGy=0.1 mrad

*:MDCT をはじめとする医用 X 線では 0.01〜50 mSv(1 mrem〜5 rem)の範囲が用いられることが多い.

■ 表 A-3　CT 被曝の実効線量を求めるための臓器・組織別加重係数（WT）

臓器・組織	加重係数（WT）	
	ICRP 60	ICRP 103[*1]
乳腺	0.05	0.12
赤色骨髄，結腸，肺，胃	0.12	0.12
その他の組織[*2]	0.05	0.12
生殖腺	0.20	0.08
膀胱，肝，甲状腺，食道	0.05	0.04
皮膚，骨表面	0.01	0.01
脳，唾液腺		0.01

注：現在のところ CT 被曝の実効線量は，ICRP60（1991 年発行）に基づいて算出される．ICRP103（2007 年発行）では係数の一部が変更されており，胸部，骨盤領域の実効線量に影響を及ぼす可能性がある．
*1：Wrixon AD：New ICRP recommendations. J Radiol Protect 2008；28：161-168.
*2：副腎，腎，小腸，大腸（の一部），筋肉，膵，脾，胸腺，子宮などを含む．

■ 表 A-4　おもな CT 検査における成人の実効線量*

検査部位・方法	実効線量（mSv）	文献値の範囲（mSv）
頭部	2	0.9〜4.0
頸部	3	…
胸部	7	4.0〜18.0
胸部（肺塞栓）	15	13〜40
腹部	8	3.5〜25
骨盤	6	3.3〜10
肝（3 相造影）	15	…
脊椎	6	1.5〜10
冠動脈	16	5.0〜32
カルシウムスコア	3	1.0〜12
仮想大腸鏡	10	4.0〜13.2

*：Mettler FA Jr, Huda W, Yoshizumi TT, Mahesh M：Effective doses in radiology and diagnostic nuclear medicine：a catalog. Radiology 2008；248：254-263.

和文索引

あ
アーチファクト　70, 88
　——，エッジ強調　59
　——，金属　73
　——，光子量不足　72
　——，コーンビーム　55, 74, 169
　——，散乱線　74
　——，ストリーク　71, 90
　——，体動　72
　——，バンド　71, 88
　——，ビームハードニング　73
　——，風車状　75
　——，部分容積　71
　——，ブルーミング　90
　——，ペースメーカ　147
　——，モーション　72
　——，リング　71
アイソセンター　18
アダプティブ・シールディング　55

い・う
インクリメンタルスキャン　45

ウィンドウ設定　62
ウィンドウ値　63
ウィンドウ幅　63
受入れ検査　160

え
エッジ強調アーチファクト　59
エネルギー依存イメージング　167
エネルギー識別検出器　74
エルシント社　17

お
オーバービーム　65, 105, 126
オーバーレンジスキャン　97, 126

か
拡張 SFOV　62
確率的影響　99
画素　5
仮想 SFOV　62
画像ガイド下放射線治療　170
画像拡大　62
画像再構成アルゴリズム　58
仮想大腸内視鏡　169
画像ノイズ　63
ガドリニウム酸化イオウ（GOS）　120, 133
可変管電流方式　104
可変線量方式　55
可変ヘリカルピッチ（vHP）　136
カレンダー教授　13
管球熱容量　37
関心領域（ROI）　63
管電圧　46, 101
管電流　49, 101
ガントリ　35
　——，オープンフィールド・　62
ガントリ回転時間　51
ガントリ回転速度　78

き
幾何学的効率　64
吸収線量　93
共役データ　30
近似再構成法　121
金属アーチファクト　73

く
クイックスキャン　46
空間周波数特性（MTF）　66
空間分解能　65, 66
クロストーク　64

け
限界周波数　66

検査の反復　104

こ
光子計数検出器　168
光子量不足アーチファクト　72
コーマック　8
コーンビームアーチファクト　55, 74, 169
コーンビーム角　31, 169
コリメータ　40
　——，エクリプス・　122
　——，後置　40
　——，シャッターモード　113
　——，前置　40
コントラスト・ノイズ比（CNR）　78
コントラスト分解能　65, 69

さ
再構成間隔　60
撮像視野　55, 61
サンドイッチ型検出器　153
320 列 MDCT　31
散乱線　164
散乱線アーチファクト　74
酸硫化ガドリニウム（GOS）　120, 133

し
シーケンシャルスキャン　45, 79
ジオメトリ　8, 20
時間-濃度曲線　156
実効 mAs　50, 101
実効線量　93, 98
自動管電流選択機能（ACS）　122
自動照射制御技術　104
自動露出制御（AEC）　116
自動露出制御機構　129
シネ撮影　153
遮蔽　105
摺動子　11

照射線量　93
焦点外 X 線　38, 111
小児用カラーコード　115
信号雑音比(SN 比)　41
心電同期法　81

す
ズーム　62
ズームファクター　62
スカウトスキャン　45
スキャン間遅延時間　11, 45
スキャン時間　51
スキャン長　54, 107
スキャンモード　45
ストラトン管球　39
ストリークアーチファクト　71, 90
スパイラル CT　11
スライス厚　58
スライス感度プロファイル　69
スライス戦争　167
スライス幅　58
スリップリング　11, 35

せ
制動 X 線　46
セクション幅　58
絶対前方遅延　82
絶対戻し遅延　82
線減弱係数　70
線質硬化　47
全身 CT スクリーニング　169
占有率　164
線量効率　105
線量戦争　171
線量レポート　97

そ
相対遅延　82
総和値投影　6

た
第 1 世代 CT　9
第 2 世代 CT　9
第 3 世代 CT　10
第 4 世代 CT　10
対向データ　30
対称型検出器　20
　——, 非　20, 21

体動アーチファクト　72
ダイナミック・コリメーション　55
ダイナミックマルチスキャン　46
大容量 X 線管球　12
多列検出器型 CT(MDCT)　15, 17

つ・て
ツイン CT　17

低コントラスト分解能　69
データ収集システム　17
テーブル　35, 43
適応型統計学的反復再構成 (ASIR)　115
テストボーラススキャン　46
デュアルエネルギー CT(DECT)　152, 167
デュアルソース CT(DSCT)　31, 91, 151, 167
電子ビーム CT(EBCT)　15, 77

と
動的線量制御(DDOM)　123
等方向性分解能　19, 66, 69

な・ね
軟線　47

熱慣性　118

の
ノイズインデックス　115
脳血液量(CBV)　157
脳血流量(CBF)　157

は
パーシャルスキャン　46
　——再構成法　82
ハーフスキャン　51
ハイブリッドイメージング　141
ハイブリッド型検出器　20, 21
ハイブリッドスキャナ　141
背面通過型フォトダイオード　113
ハウンズフィールド　8
ハウンズフィールド単位(HU)　62

曝露率　164
半影　64
半値幅　69
反跳電子　39
バンドアーチファクト　71, 88
反復再構成アルゴリズム　114
反復再構成法　169

ひ
ビームコリメーション　56
ビームハードニングアーチファクト　73
ビーム幅　56
非確率的影響　99
ピクセル　5
非指向性放射線　164
ピッチ　14, 52, 87, 101
　——, コリメータ　52, 53
　——, スライス　52
　——, ダイナミック　54
　——, ディテクタ　52
　——, バリアブル　54
　——, ビーム　53
　——, ボリューム　52
ピッチファクター　53
表示視野　61
標準 mAs　131
品質管理　159
　——, 定期的な　160
品質評価　160
品質保証(QA)　160

ふ
ファンビーム　10
フィルタ　41
　——, 適応型　113
　——, 平板　41
　——, ボウタイ　41, 112
　——, X 線ビーム　112
フィルタ補正逆投影法　8
風車状アーチファクト　75
部分容積アーチファクト　71
部分容積効果　61, 71
フライング・フォーカル・スポット　151
ブラシ　11
フラットパネル CT　170
フルスキャン　51
ブルーミングアーチファクト　90

フローティングテーブル　154
プロスペクティブ心電トリガ法
　79
分解能　65
分子イメージング　170

へ
平均通過時間　157
ペースメーカアーチファクト
　147
ヘリカルCT　11
ヘリカルスキャン　46
ペンシルビーム　9

ほ
放射線安全性　161
放射線遮蔽　163
放射線防護　159
補間アルゴリズム　13, 30
　──，線形　30
ボクセル　5

ま
マイクロCT　170
マグニフィケーション　62
マルチサイクル再構成モード
　124
マルチセグメント再構成法　82

み・も
水当量径　122

モーションアーチファクト　72
モデルベース反復再構成（MBIR）
　114

ら
ラージボア　62
ラインペア数　66

り
量子ノイズ低減ソフトウェア
　135
リングアーチファクト　71

れ・ろ
レトロスペクティブ心電ゲート法
　80

ローデータ　58

欧文索引

A
AAR 113
absolute delay-forward 82
absolute delay-reverse 82
absorbed dose 93
acceptance test 160
ACS 122
active beam tracking system 112
Adaptive Dose shield 126
Adaptive Filtration 113
adaptive shielding 55
adaptive statistical iterative reconstruction (ASIR) 115
Advanced Artifact Reduction (AAR) 113
AEC 116, 129
ALARAの原則 109
approximation reconstruction method 121
artifact 70
―, band 71, 88
―, beam-hardening 73
―, blooming 90
―, cone beam 55, 74
―, edge-enhanced 59
―, metal 73
―, motion 72
―, partial volume 71
―, photon starvation 72
―, ring 71
―, scatter 74
―, streak 71, 90
―, windmill 75
ASIR 115
attenuation coefficient 5
AutomA 116
automatic current selection (ACS) 122
automatic exposure control (AEC) 116

B
backlit photodiode 113
beam collimation 56
beam hardening 47
beam width 56
blood flow 157
blood volume 157
Boost^{3D} 134
brushes 11

C
Cardiac Dose Modulation 125
CARE Dose 128
Care Dose 4D 129
CNR 78
collimator 40
―, eclipse 122
―, postpatient 40
―, prepatient 40
cone beam angle 169
conjugated data 30
contract-to-noise ratio (CNR) 78
contrast resolution 65, 69
Cormack (Alan M.) 8
cross-talk 64
CT angiography (CTA) 45, 77
CT coronary angiography 77
CT dose index 93
CT fluoroscopy 46, 153
CT perfusion 46, 156
CTA 45, 77
CTDI 93
CTDI$_{vol}$ 95
CT 冠動脈撮影 77
CT 灌流画像 46
CT 灌流検査法 156
CT 血管撮影 (CTA) 45, 77
CT 線量指標 93
CT 値 62
CT 透視 46, 153
CT フルオロスコピー 153

D
DAS 17
data acquisition system (DAS) 17
DDOM 123
DECT 152, 167
DFOV 61
display field of view (DFOV) 61
DLP 54, 96
dose efficiency 105
dose length product (DLP) 54, 96
dose modulation technique 55
dose war 171
dose-modulation 104
dose-report 97
DSCT 91, 151, 167
dual-energy CT (DECT) 152, 167
dual-sourse CT (DSCT) 91, 151, 167
dynamic collimation 55
dynamic dose modulation (DDOM) 123
dynamic multiscan 46

E
EBCT 15, 77
effective dose 93, 98
electron beam CT (EBCT) 15, 77
energy-dependent imaging 167
energy-discriminating detector 74

F
fan beam 10
filter 41
―, bow-tie 41, 112

filtered back-projection　8
Flash Helical Scan　136
flat-panel CT　170
flying focal spot　151
full rotation　51
full-width at half maximum
　（FWHM）　69
FWHM　69

G
gadolinium oxysulfide（GOS）
　120,133
gantry　35
――, open-field　62
gantry time　51
Gemstone^{TM}シンチレータ　113
geometric efficiency　64
geometry　8,20
GOS　120,133

H
Hand CARE　128
helical CT　11
helical scan　46
HiLight^{TM}　113
Hounsfield Unit（HU）　62
Hounsfield（Godfrey N.）　8
HU　62
hybrid array detector　20

I
IGRT　170
imaging-guided radiation thera-
　py（IGRT）　170
incremental scan　45
interscan delay　11,45
isocenter　18
isotropic radiation　164
isotropic resolution　19,66,69
iterative reconstruction　169
iterative reconstruction algo-
　rithm　114

K・L
Kalender（Willi）　13

large bore　62
limiting frequency　66
linear attenuation coefficient　70

linear interpolation algorithm
　30
low contrast resolution　69

M
mA　49
magnification　62
mAs　49
　――, effective　50,101
　――, reference　131
MBIR　114
MDCT　15,17
mean transit time　157
milliamperes second（mAs）　49
model-based iterative recon-
　struction（MBIR）　114
modulation transfer function
　（MTF）　66
molecular imaging　170
MPR　61
MTF　66
multicycle reconstruction mode
　124
multidetector-row CT（MDCT）
　15,17
multiple planar reconstruction
　（MPR）　61
multiple-segment reconstruction
　82

N
Neuro 3D Filter　114
noise index　115
non-uniform or adaptive array
　detector　20

O
occupancy factor　164
off-focal radiation　38,111
over-ranging scan　97
overbeaming　65,105,126

P
partial scan　46,82
partial volume averaging　71
partial volume effect　61
patient table　35
peak tube voltage　101
pencil beam　9

penumbra　64
PET-CT　141
photon-counting detector　153,
　168
pitch　14,52
　――, collimator　52
　――, detector　52
　――, dynamic　54
　――, slice　52
　――, variable　54
　――, volume　52
positron emission tomography/
　CT（PET-CT）　141

Q
QA　160
quality assessment　160
quality assuarance（QA）　160
quality control　159
Quantum Denoising Software
　135
quick scan　46

R
radiation exposure　93
radiation protection　159
raw data　58
ray sum　6
Real EC　134
reconstruction algorithm　58
reconstruction interval　60
region of interest（ROI）　63
relative delay　82
resolution　65
retrospective ECG gating　80
ROI　63
rotate-rotate 方式　10

S
scan field of view（SFOV）　55,61
scan mode　45
scan time　51
scatter radiation　164
scout scan　45
SDCT　14,17
section width　58
sequential scan　45
SFOV　55,61
　――, extended　62

――, virtual　62
shielding　105, 163
Shutter mode collimation　113
signal-to-noise ratio (SN 比)　41
single detector-row CT (SDCT)　14, 17
single-photon emission computed tomography/CT (SPECT-CT)　141, 148
slice thickness　58
slice war　167
slice width　58
slice-sensitivity profile　69
slip ring　11, 35
SmartmA　117
SnapShot-Pulse 法　118
SN 比　41
soft X ray　47
spatial resolution　65, 66
SPECT-CT　141, 148
spiral CT　11
step-and-shoot 法　45, 79
Straton tube　39
SURECardio Prospective ソフトウェア　136

SUREExposure3D　134

T
TACH2　120
Tach チップ　120
test bolus scan　46
thermal inertia　118
time-density curves　156
topograph scan　45
translate-rotate 方式　9
tube current　49
tube voltage　46
twin CT　17

U
UFC　126
Ultra Fast Ceramic (UFC)　126
uniform or matrix array detector　20
use factor　164

V
variable Helical Pitch (vHP)　136
vHP　136
virtual colonoscopy　169

Volume EC　134
voxel　5

W
water equivalent diamter　122
whole-body CT screening　169
window level　63
window width　63

X
X-ray beam filtration　112
X-ray tube　35
X 線管球　12, 35
X 線吸収補正　141
X 線検出器　42
X 線減衰係数　5
X 線ビーム追跡システム　112
X 線利用効率　63

Z
Z-DOM　123
Z-filter interpolation　30
zooming　62
zooming factor　62
Z フィルタ補間　30

MDCT の基本 パワーテキスト
CT の基礎からデュアルソース・320 列 CT まで

定価（本体 5,200 円＋税）

2010 年 9 月 15 日発行　第 1 版第 1 刷 ©

著　者　マハデバッパ マヘシュ
監訳者　陣崎　雅弘（じんざき まさひろ）
訳　者　百島　祐貴（ももしま すけたか）
発行者　株式会社 メディカル・サイエンス・インターナショナル
　　　　代表取締役　若松　博
　　　　東京都文京区本郷 1-28-36
　　　　郵便番号 113-0033　電話 (03)5804-6050

印刷：三報社印刷／表紙装丁：トライアンス

ISBN 4-89592-652-2 C3047

JCOPY 〈(社)出版者著作権管理機構 委託出版物〉
本書の無断複写は著作権法上での例外を除き禁じられています．複写される場合は，そのつど事前に，(社)出版者著作権管理機構（電話 03-3513-6969, FAX 03-3513-6979, info@jcopy.or.jp）の許諾を得てください．